临床骨与脊柱常见病处置

LINCHUANG GU YU JIZHU CHANGJIANBING CHUZHI

董 玮 主编

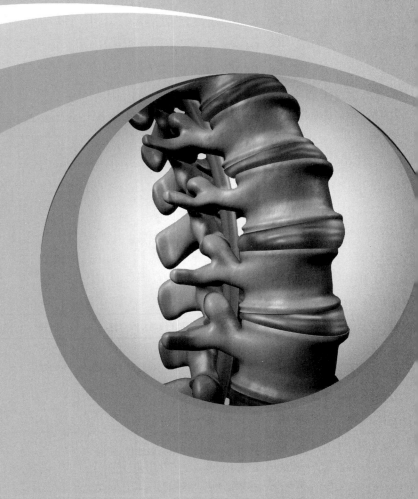

中国纺织出版社有限公司

图书在版编目（CIP）数据

临床骨与脊柱常见病处置 / 董玮主编. -- 北京：
中国纺织出版社有限公司, 2022.3
ISBN 978-7-5180-9342-7

Ⅰ.①临…　Ⅱ.①董…　Ⅲ.①骨疾病—常见病—诊疗
②脊柱病—常见病—诊疗　Ⅳ.①R68

中国版本图书馆CIP数据核字（2022）第020370号

责任编辑：樊雅莉　　　责任校对：高　涵　　　责任印制：王艳丽

中国纺织出版社有限公司出版发行
地址：北京市朝阳区百子湾东里A407号楼　邮政编码：100124
销售电话：010—67004422　传真：010—87155801
http://www.c-textilep.com
中国纺织出版社天猫旗舰店
官方微博 http://weibo.com/2119887771
唐山玺城印务有限公司印刷　各地新华书店经销
2022年3月第1版第1次印刷
开本：889×1194　1/16　印张：9
字数：269千字　定价：78.00元

编 委 会

主　编　董　玮　梁天舒　李　晶　朱德志　韩超前

副主编　王胜浪　李增益　铁伟宾　贺振秋　王　爽

编　委　(按姓氏笔画排序)

　　　　王　雨　济南市历城区柳埠镇卫生院

　　　　王　爽　北部战区总医院

　　　　王胜浪　阳江市中医医院

　　　　车建伟　中国人民解放军联勤保障部队第九八〇医院

　　　　朱德志　菏泽市牡丹人民医院

　　　　李　晶　石河子大学医学院第一附属医院

　　　　李增益　揭阳市人民医院（中山大学附属揭阳医院）

　　　　邹拓南　北部战区空军医院

　　　　陈　滔　重庆市开州区人民医院

　　　　周志斌　北部战区总医院

　　　　郑耿彦　广州市第十二人民医院

　　　　贺振秋　哈尔滨医科大学附属第四医院

　　　　铁伟宾　河南省洛阳正骨医院（河南省骨科医院）

　　　　梁天舒　佳木斯大学附属第二医院口腔医院

　　　　董　玮　深圳市宝安区石岩人民医院

　　　　韩超前　内蒙古医科大学第二附属医院

前　言

　　随着社会经济的发展和人民生活水平的提高，材料学、生物力学、生物材料、光纤技术、激光技术的发展和成熟，骨科学成为当今临床医学中发展最为活跃的一个学科。关于骨科疾病治疗的新理论、新方法不断涌现，并广泛应用于临床治疗，有效减轻了患者经济负担，提高了患者的生活质量。

　　本书较全面地阐述骨科常见疾病与损伤的外科治疗以及脊柱外科疾病的微创及手术治疗等相关内容，内容夯实，覆盖面广，突出临床实用性，注重理论与实践相结合，可为各基层医院的骨科住院医生、主治医生及医学院校本科生、研究生提供参考。

　　在本书编写过程中，由于作者较多，写作方式和文笔风格不一，再加上时间有限，难免存在疏漏和不足之处，望广大读者提出宝贵的意见和建议，谢谢。

编　者

2021 年 11 月

目 录

第一章

骨科手术原理及技术进展

过去 20 年，骨科手术的原理和技术进展迅速。人们对健康及美学等方面的更高要求迫使传统的手术观念和方法发生改变，医学模式向生物—心理—社会模式转变，这推动了骨科整体治疗观念的形成，改变了过去重局部、轻全身的治疗方式，代之以人性化、个体化的治疗思想。新的治疗思想的形成，又带来了手术观念和手术技术的更新，同时，电子学，光学，材料学，计算机技术以及工程学新理念、新技术的发展，也为外科手术新观念、新技术的形成与实现创造了条件。骨科手术治疗在这种新的医学模式和多学科的相互交叉中，向着微创化、个体化和智能化（可视化/数字化）方向发展。

第一节 骨科手术微创化

微创治疗是指采用对全身和局部尽可能小的创伤，达到治愈病损的目的。与传统的手术方法相比，它不是单纯地追求更小的手术切口，而是注意对病损和（或）其周围环境的保护，避免全身性反应或使其最小化，降低并发症的发生，缩短康复时间。简而言之，就是以最小的代价换取最佳的治疗效果。20 世纪中期关节镜的问世就是典型的代表。

微创概念的形成和发展，在骨科手术治疗领域具有里程碑式的意义。这种新理念的形成带来了几乎所有骨科手术技术的更新，包括手术方式的改变、手术器械的革新、术前准备及术后护理的调整，甚至医患之间的相互认知和医院机构与人员结构的改变。与微创概念相对应的微创技术有着比内镜技术、腔镜技术、介入技术、显微外科技术更广泛的内涵，其形式也随着影像学、信息学、计算机技术的发展而更加丰富，出现了计算机辅助手术、机器人手术、异地手术、不用手术刀的手术以及集成式（一体化）手术工作室等革命性医疗模式与理念。

一、骨折手术微创化

（一）理论基础

骨折内固定治疗的近代观念发生两次重大转变。从早期偏重简单外固定到 20 世纪中期开始广泛应用的通过手术达到解剖学复位和坚强内固定，再到今天逐渐为人们所接受的生物学固定理念。这不仅是手术方式的转变，更是对骨折愈合过程的再认识和对影响骨折愈合与功能恢复条件的重新权衡。第一次转变大幅提高了骨折的治愈率，降低了因长期制动造成的废用性肌肉萎缩、骨量丢失、关节僵硬等并发症的发生，但并未杜绝诸如骨折不愈合、延迟愈合、感染、再骨折等情况的发生。特别对于严重的粉碎性骨折，广泛的剥离与内固定手术并不一定能带来满意的骨折愈合与功能恢复，这引起了人们的重新思考。通过实验发现，接骨板造成的板下缺血和进而导致的骨坏死，是引起哈弗斯系统加速重塑的主要原因。血供不足不仅影响骨折愈合与塑形，而且导致局部免疫能力下降，使感染难以治愈，且容易形成死骨。由此引发了以保护血供为主的生物学固定（BO）理论体系的形成。它强调采用闭合或间接复位，不要求以牺牲局部血供为代价的精确复位，不要求固定物与骨之间的紧密接触，不要求骨折断端间的绝对稳定，这为微创技术在骨折治疗领域的应用提供了理论和实践基础。同时，人们也意识到，内固定对骨折部的应力遮挡作用，虽有利于防止骨折移位，但也导致局部骨质疏松，这对内固定的材料与设计提出了力学相容性方面的要求。

（二）技术改进

以 BO 理论为基础，带来了一系列手术原理、技术以及器械的改进。

1. 微创内固定技术　微创经皮接骨术（MIPO）是体现微创化概念的一种骨折内固定模式，采用间接或闭合复位、经皮插入技术完成接骨板内固定。其产生与"内固定支架"理论的形成有关。

"内固定支架"的工作原理与外固定支架相同，借固定于骨折段的螺钉或钢针，与不直接接触骨骼的连接杆构成的机械构架固定骨折。不同的是"内固定支架"全部埋藏在体内，连接杆类似于接骨板但不接触或有限接触骨折段。传统的接骨板被螺钉紧密压迫在骨面，产生巨大摩擦力而维持固定，接骨板下的血供不可避免地遭到破坏。内固定支架技术改变了这种压迫固定方式，采用以保护骨膜血供为目的的支架固定方式。接骨板上的螺孔有螺纹与螺钉尾部的锁定，实现了接骨板与骨的不接触或有限接触。轴向应力通过螺钉与钢板形成"一体化"支架传导，因此无须将钢板紧密压迫在骨面上。在皮质骨质量良好的骨干部位，还允许使用只通过一侧皮质的骨螺钉。

目前，基于微创、内固定支架等理论设计并应用于临床的内固定系统，有早期的点接触式内固定系统（PC-Fix）以及后来出现的微创固定系统（LISS）和锁定加压接骨板系统（LCP）。经许多医院应用与随访，其疗效得到了肯定。

2. 联合固定及间接复位技术　联合固定是针对某一复杂骨折，一期或分期应用两种或两种以上的微创固定，在尽可能减少局部再损伤的基础上达到最佳治疗效果，是微创理念的又一体现。微创概念还包括复位技术的改进。直接切开复位是造成局部骨折块失血管化的主要原因，因此应多采用间接复位技术，不暴露骨折端，利用牵开和复位器械，借周围软组织的"合页""夹板"作用达到骨折复位的目的，以有效保留骨折块的血供。

此外，借助关节镜或影像导航系统进行骨折复位固定，是骨折治疗微创化的又一手段。利用辅助设备达到手术的微创和可视化，无须完全暴露骨折部位即可准确完成骨折复位和精确固定。目前，这类方法主要用于治疗累及关节或结构复杂部位的骨折。

二、脊柱手术微创化

20 世纪中期应用木瓜蛋白酶注射进行髓核溶解，可以看作脊柱微创治疗的实例，但当时并未形成系统理念。20 世纪 80 年代至 90 年代内镜技术在脊柱治疗领域取得了长足进步，加之经皮穿刺技术和监控设备应用范围的拓宽，才逐步形成一套较为成熟的脊柱微创手术体系。

微创技术在脊柱领域的运用主要可归纳为两大类：经皮穿刺技术及内镜技术。

（一）经皮穿刺技术

经皮穿刺技术始于 20 世纪 60 年代，最初是在 X 线引导下，将蛋白酶注入椎间盘行化学融核。以后又出现了运用特殊器械经皮切除髓核，以及应用激光技术汽化髓核等方法。

射频消融髓核成形术是近年来出现的较新的治疗椎间盘突出症的微创技术。其原理是通过冷融切技术将组织细胞的分子链（肽键）击断，以移除大部分病变组织而不引起周围正常组织的不可逆损伤。与传统电烧、激光等热切割（300~600℃）方式比较，冷融切过程是一种低温（40~70℃）处理过程。髓核成形术是利用冷融切的低温（约40℃）气化技术，移除部分髓核组织而完成椎间盘内的髓核组织重塑，并利用加温（约70℃）技术使髓核内的胶原纤维气化、收缩和固化，缩小椎间盘的总体积，达到降低椎间盘内压的目的。手术主要适用于椎间盘源性疼痛和轻中度椎间盘突出症，纤维环尚未完全破裂者。

经皮椎体成形术是在影像学技术支持下经皮经椎弓根将骨水泥等生物材料注入椎体，以缓解疼痛、防止椎体进一步塌陷的新技术。目前已用于涉及骨质疏松、创伤及骨肿瘤引起的椎体骨折及疼痛的治疗。在维持椎体形态、改善生活质量方面取得了显著疗效，成为传统开放式手术的补充。1999 年在原有成形术的基础上，美国研制出一种可膨胀球囊，操作时先经皮经椎弓根将球囊送入椎体，膨胀球囊使椎体复位，放气退出球囊，注入骨水泥，称为脊柱后凸成形术。理论上该技术可以较好地恢复椎体高度，改善后凸畸形，并有效避免经皮椎体成形术引起的骨水泥渗漏。目前，人们正着重研究具有足够强度的生物型可注射材料，以及复合生长因子的具有骨诱导特性的生物型可注射材料，以替代传统的骨水泥。

（二）内镜技术

内镜技术在脊柱领域的应用始于 20 世纪 80 年代，90 年代后有较快发展。除椎间盘镜的广泛应用外，胸腔镜、腹腔镜的应用进一步为脊柱的微创治疗开辟了新的发展空间。目前，使用内镜技术可以完成神经根减压、椎间盘切除、椎体间融合、组织活检、脊柱畸形矫正、脓肿引流、椎间隙融合等多种手术，并可与激光等技术结合使用。

与传统的开放手术相比，使用腹腔镜具有创伤小、并发症少、手术操作较容易等优点。腹腔镜除了经腹腔入路外也可经后腹膜入路，采用后腹膜入路无需腹腔充气，且可避免损伤腹膜大血管及下肢神经丛。

显微内镜下行椎间盘切除、神经根减压，也是脊柱手术微创化的典型术式。应用最广泛的是在内镜监视下行腰椎间盘突出切除术，该方法通过术前影像学准确定位，在不到 2 cm 的切口下建立工作通道，进行侧隐窝清理及髓核摘除，在不干扰脊柱正常生物力学结构的基础上完成神经根减压。目前该术式已在国内广泛展开。内镜手术也逐渐扩展至颈椎手术，在颈椎后路"钥匙孔"椎间盘切除术的基础上，发展出颈椎后路内镜下侧方椎间盘切除神经根管减压术。与传统的开放椎板神经根管减压术比较，两者的减压效果无显著差异，但出血、术后疼痛前者更少。近年有学者尝试在内镜下行颈椎前路手术，因报道较少，疗效还有待观察。

（三）关节置换微创化

微创概念在创伤和脊柱领域已普遍为人们所接受，近来有学者提倡微创化人工关节置换。所谓微创化人工关节置换，简而言之就是指通过较小的手术径路进行人工关节置换的方法。手术入路可以是原入路的缩小或另行设计的小切口入路。这些切口的特点不仅在于切口短小，而且均不横断任何重要的肌肉、肌腱或韧带，并借助专门设计的器械和灵巧、娴熟的技术完成手术。

与更小化手术切口相应发展的是手术技术和手术器械的改进。包括：①通过膝关节的屈伸增加术野显露；②协调交错使用牵开器；③采用股四头肌微侵袭入路；④髌股关节囊上、下方松解；⑤原位股骨、胫骨截骨而不使之脱位；⑥使用小型化手术器械；⑦分块取出截骨块等。

人工关节置换微创化的目的是通过手术入路的改进减少软组织创伤，由此减少术中出血、缓解术后疼痛、加速术后康复、缩短住院时间，并改善手术部位的外观。但由于缺乏大宗病例的长期随访以及有效的对照研究，上述优越性仍被质疑。有研究表明，缩小切口并未减少术后输血量，在缓解疼痛及改善功能方面较传统术式也无明显差异。另外，有学者认为缩小的手术切口影响了手术视野的显露，增加了保护神经血管以及正确判断假体固定位置的难度，延长了手术时间。正如 Wright 所说："目前的研究表明，缩小的手术切口除了外观的改善，尚未体现出较传统术式更明显的优势。"

微创切口是优是劣尚无定论，但对于微创术式的研究将有助于传统术式的改良。切口位置的选择可以帮助缩小其长度；牵开器、截骨及假体安装器械的改进有助于减少术中软组织损伤；对于微创手术后改进的康复治疗，可能同样加速传统术式的术后康复。我们无须将微创技术与传统术式完全分开甚至对立起来，而应使二者的发展相辅相成、相互促进。

第二节　骨科手术个体化

个体化治疗是根据个体的具体情况，提出并实施具有针对性的治疗方案。近 20 年个体化治疗已被逐渐引入骨科手术领域，其中最具代表性的是个体化人工关节或称定制型人工关节的设计应用。其制作过程大体分为三步：①利用 CT、MRI 或 X 线等影像学信息重建骨骼的三维结构，用以分析和设计假体、模拟和评估手术过程；②对部分复杂病例应用快速原型技术制造三维模型，帮助手术医师建立复杂部位的立体印象，并成为设计、制造假体和体外模拟手术的模型，以验证和完成计算机辅助设计；③通过加工中心完成假体的制作。定制型人工关节的初衷是针对特殊患者如骨关节肿瘤、严重先天性畸形等，在切除或修复病损的同时重建关节功能。但随着个体化假体的研究和计算机技术及现代影像学技术的发展，有学者已尝试着将个体化假体用于普通患者，在体外测试与临床应用中已初步显示了其潜在的优越性。

一、理论依据

人工关节的发展至今已有近百年的历史，假体材料不断更新、固定方式不断改进使手术效果明显提高，但有限的使用寿命是限制其进一步发展的"障碍"。因此，如何延长假体使用寿命是人工关节研究的主要目的。有实验表明，提高假体与骨之间的解剖匹配度可显著改善关节置换的疗效，但人的骨骼结构存在很大差异，标准假体不能适用于所有的患者，这推动了人工关节个体化的发展。人工关节植入后，局部骨骼的负荷传递与应力分布情况直接影响假体的长期稳定性。高于或低于正常的负荷传递会影响骨的塑形与改建，导致骨吸收与骨丢失。只有达到假体与骨的精密匹配与合理的个体化设计，才能使骨的负荷传递接近正常。普通的标准假体与骨髓腔内壁的间隙较大，在受力时会产生明显的微动，造成骨小梁破坏，间隙进一步加大，并加快局部磨损。同时，关节内的磨损颗粒也可进入假体-骨间隙，进而导致骨吸收，假体松动。非骨水泥股骨假体微动试验研究显示，假体与股骨之间的精确匹配可以有效地控制两者间的微动，特别是垂直微动，减少因微动带来的不良后果。

二、临床应用

20 世纪 80 年代初，国外一些公司建成了柔性加工生产线，由医生选择、确定假体各部分的尺寸，然后生产者按要求制作假体，这是定制型人工关节的早期形式。随着计算机辅助设计（CAD）和辅助制作（CAM）技术的发展，产生了根据每个患者的骨骼解剖与病损特点单独设计一个最理想的人工关节的设想。目前，利用 CAD/CAM 技术已可制作包括半骨盆、肱骨近端及骶髂关节等多处复杂结构的假体，在初期的临床应用报道中效果满意。近年来，定制人工关节假体在国内也得到了蓬勃发展，1986 年戴尅戎、王成焘等开始了系列化计算机辅助定制型人工关节的基础研究，1998 年在国内率先将计算机辅助设计与加工的定制型人工关节应用于临床，并提出"优先区订制"的设计思想。随后，定制型人工关节由髋关节发展到膝、肩、肘、腕、踝关节，并为肿瘤保肢患者制成了带膝关节、带髋关节的假体，并结合快速原型技术实现了半骨盆假体的个体化制作，随访 1~6 年的效果良好，远期疗效尚待观察。

尽管个体化假体体现了上述诸多优势，但仍存在许多问题有待解决。包括如何降低生产成本和缩短设计制作周期，如何获取更准确的 CT 等影像学信息，如何避免诸如金属等已植入体内的内植物造成的图像伪迹，以及射线束硬化、部分容积效应等造成的扫描误差，如何将三维 CT 数据与数控机床连接，随时生产所需的假体等。随着学科间更为广泛的交流与合作，相信这些问题有望在不久的将来得到解决。

需要个体化对待的还应包括多种复杂的创伤病例，如为满足治疗需要的超长或异形接骨板、环抱器等，目前也已进入个体化设计与定制的渠道。

第三节　骨科手术智能化

计算机技术的迅速发展促进了可视化技术的进步，它与日益完善的影像学技术结合，在骨科领域形成了一种新的技术手段——计算机辅助骨科手术（CAOS），从而开始和加快了骨科手术向智能化（可视化/数字化）方向的发展。

一、分型及工作原理

目前主要有两种 CAOS 系统正在研究和应用中：主动系统和被动系统。

被动系统在术前和（或）术中起导航作用，该系统可以实时地反映手术工具的空间运动轨迹，手术操作靠医生来完成。被动系统可分为 3 种类型：基于 CT 和 MRI 系统、基于荧光透视系统和通过运动学或解剖学标志获取数据的非影像学系统。手术过程包括以下 3 个步骤。①术前计划：主要是术前影像或定位信息采集。②术中注册：包括手术部位的空间注册、影像信息注册和手术器械注册。③示踪：显示手术器械在患者体内的相对位置、空间走向及运动轨迹等信息。其中，示踪技术即空间定位技术是其核心。实现该技术的方法主要有超声波定位法、电磁定位法和光学定位法。光学定位法是目前使用最广泛、精度最高的一种方法，计算机通过追踪器同时接受手术部位与手术器械发出的光信号，以获取两者的相对位置信息，将此信息与手术开始前获得的图像信息结合，根据立体视觉原理重建出目标的空间位置信息。

主动系统可以自动完成某些手术步骤，如前交叉韧带重建中的钻孔、髋关节置换中的股骨扩髓等。主要由两部分组成：计划工作站和机器人控制单元。首先利用影像设备获取计划工作站所需的数据信息，计划工作站可以展示手术部位的三维影像、确定必要的解剖标记和移植物的空间走向等。然后此信息被输入机器人控制单元，以控制机器人进行某些手术操作。手术过程中机器人通过特制的钳夹器械固定于手术部位，在医生的监视下完成指定任务。

另外，一种新型的 CAOS 系统正在实验研究阶段，即半主动系统。它属于第二代医用机器人手术系统，允许医生在机器人控制的安全范围内随意移动手术工具，既有机器人的精确性，又有人手的灵活性。

二、临床应用

一直以来，计算机辅助手术的临床应用主要集中在主动和被动两大系统内。在医用机器人研究方面，以美国的 Taylor 为首开发的 ROBODOC 系统最为典型，它在传统工业机器人的基础上加以改进，并于 1989 年首次成功应用于全髋关节置换术。在欧洲已证实其在初次及翻修手术中的可行性。Birke 等在尸检研究中发现，使用 ROBODOC 系统，假体与骨的匹配程度较传统方法更高，特别对于先天性或继发性骨畸形者，其优越性更为显著。近年来，新型主动机器人系统——CASPAR 系统已能完成关节置换术中扩髓和前交叉韧带重建术中建立隧道等操作。在一系列研究中证实 CASPAR 系统具有较高的准确性，但机器人固定的稳固性及术前和术中并发症的发生率仍有待改善。

在手术操作可视化研究方面，计算机辅助技术帮助医生从计算机屏幕上获得手术的模拟仿真及手术操作的实时反馈。该技术在神经外科领域首先获得了广泛应用，随后在脊柱的椎弓根植入术中得到应用，并开发了相应的导航系统。早期的研究大都是术前对手术区进行 CT 扫描，在此基础上制订手术计划，即基于 CT 的导航手术。如今，新的研究热点是基于荧光透视的导航系统和无须任何影像学检查的开放式手术导航系统。典型的系统有瑞士的 Medvision 系统、美国的 Medtronic 系统、德国的 OrthoPilot 系统等。我国自行开发的安科 ASA-630V 手术导航系统也已投入临床使用，其特点除具有足够的精确性和可操作性外，尚能一机多用，可用于脊柱与四肢内固定。

在骨折的治疗中，目前多使用基于荧光透视的导航系统，主要用于复杂结构的置钉和髓内钉固定时辅助选择进钉点、插入锁钉等。治疗范围包括：骶骨骨折，骶髂关节分离，髋臼骨折，耻骨骨折、股骨颈骨折及长管骨骨折等。使用该技术可以避免对骨折部位的显露，从而保持骨折部的血供和降低出血、感染等并发症的发生。而且术中无须不断进行 X 线透视，极大地减少了术者和患者在 X 线下的暴露时间。通过计算机获取的信息，还可精确地选择进钉、预测内固定的走向和长度，以进行实时调整，在微创的基础上提高手术的准确性和安全性。

近年来，又陆续见到在计算机辅助下进行胫骨高位截骨及骨盆肿瘤切除的报道。可以预见，随着该技术的日益成熟，其适用范围将不断扩展。

第二章

开放性骨折

第一节 开放性骨折的诊断分型

开放性骨折是指骨折经皮肤伤口与外界相通的骨折，通常由高能量损伤导致，致伤原因包括交通事故、高处坠落伤、枪弹伤、锐器砍伤或刺伤以及其他严重创伤。高能量创伤所致的开放粉碎性骨折，经常伴有周围软组织的严重损伤，甚至存在累及距离骨折部位很远的其他部位合并损伤，术后感染率和截肢率明显增加。并且由于疼痛、恐惧、失血等原因，对呼吸、血压等生命体征产生重大影响，甚至发生休克。文献报道显示，下肢开放性骨折死亡率约为39%。即使在美国这些发达国家，开放性骨折的死亡率仍高达26%，截肢率为15%。

在多数病例，开放性骨折的诊断很直观，骨折局部或邻近部位存在皮肤伤口、软组织撕裂，骨折通过软组织伤口与外界相通，或骨折块穿出软组织，直接暴露在环境中。部分开放性骨折是骨折断端刺破黏膜、空腔器官而与外界相通。例如，骨盆开放性骨折往往为骨折端刺伤泌尿生殖道或直肠而与外部环境相通。然而，尚有部分开放性骨折，由于皮肤伤口远离骨折部位，正确诊断较为困难。因此，在怀疑开放性骨折存在时，骨科医生要认真检查患者，仔细阅读X线片，分析致伤物作用部位及方向，判断软组织伤口与骨折的关系，及时正确诊断。对于难以确诊的肢体关节周围骨折合并同侧肢体皮肤伤口时，需按照开放性骨折处理原则确定治疗方案。对于这类损伤，在清创时注意探查伤口底部，如果伤口底部与骨折相通则为开放性骨折，反之则为闭合性骨折。

一、根据致伤原因和损伤性质分类

可将开放性骨折分为以下4类。

1. 切割伤或穿刺伤　多由锐器或骨折断端刺穿皮肤导致。这类开放性骨折软组织伤口创缘整齐，污染不严重，损伤范围明确。清创易于实施，预后较好。

2. 撕裂伤和剥脱伤　皮肤、肌肉等软组织大面积撕裂或剥脱，伤口不规则，伴有不同程度的污染，骨折多为粉碎性。

3. 碾轧挫灭伤　多由车轮碾挫、机器绞轧或重物压砸等严重创伤导致，软组织广泛严重损伤，甚至挫灭，骨折多为粉碎性或多段骨折，严重者甚至需要截肢治疗。

4. 枪弹伤　多为子弹或者弹片等高速撞击导致的投射伤，损伤范围和深度与致伤物的速度以及爆炸力有关。

二、根据开放性骨折的形成机制分类

可分为自内而外的开放性骨折、自外而内的开放性骨折和潜在性开放性骨折。

1. 自内向外的开放性骨折　根据损伤形态可再分为3个亚型。

（1）尖端哮出伤：骨折断端尖锐碎片刺破皮肤和软组织，伤口＜2cm；该类骨折损伤较轻，骨折断端往往自行还纳，就诊时骨折一般无外露。

（2）钝端哆出伤：较大的骨折断端自内向外穿破软组织和皮肤形成开放损伤；伤口一般呈横向，大小与穿出骨端的直径相当；骨折端不易自行还纳。伤口皮肤及软组织损伤较重，应予以重视。

（3）哆出撕裂伤：暴力更为强大，骨折断端穿出后首先造成横向伤口，暴力继续作用，骨折端沿其长轴纵向撕裂，伤口多呈 L 形，长数厘米，甚至达 30 cm。骨折端外露，骨膜剥离，骨折明显移位。皮肤和肌肉挫灭严重。

2. 自外向内的开放性骨折　多为暴力直接作用于局部，损伤软组织及骨骼。

（1）贯穿伤：贯穿物穿破皮肤、肌肉等软组织，击断骨骼，骨折多为粉碎性。贯穿物可滞留于局部或者经对侧穿出。伤口径线与贯穿物的大小、速度有关；软组织损伤程度较皮肤损伤严重，与贯穿物性质、速度以及是否爆裂有关。

（2）锐器伤：锐器直接砍伤或刺伤局部，造成软组织损伤和骨折。伤口边缘较为整齐，损伤不严重。此外，在闭合骨折基础上，坠落或倒塌物体较锐利部分可能刺破软组织与骨折断端相通而导致开放性骨折。

（3）撞击压砸伤：多由于打击、碰撞或重物砸伤造成，暴力直接作用于局部，皮肤、肌肉等软组织损伤不规则，与致伤物的形状、暴力作用方向有关，往往有一定程度挫灭。骨折多为粉碎性，范围较为广泛。

（4）撕脱伤：多由于重物挤压、机器碾压或绞轧导致。皮肤及皮下组织广泛撕脱，四肢损伤往往是脱套伤，多合并深部肌肉、神经、血管损伤。骨折常为多发，明显移位，往往伴有缺损。这类开放性骨折损伤严重。

3. 潜在性开放性骨折　潜在性开放性骨折可见于严重碾挫伤，肢体发生广泛皮下剥离，同时合并骨折，如果覆盖闭合骨折的皮肤、肌肉等软组织部分或全部坏死，骨折与外界相通，即为开放性骨折。部分移位的闭合性骨折，骨折断端压迫局部皮肤，如果皮肤坏死，骨折与外界相通也可发展为开放性骨折。经及时积极治疗这类损伤也可不发展为开放性骨折。

三、Gustilo 和 Anderson 提出的开放性骨折分型

根据伤口大小、软组织损伤严重程度、污染情况以及是否合并血管损伤进行评价。Gustilo 分型包括三型，其中Ⅲ型又分为 3 个亚型。

Ⅰ 型开放性骨折：伤口小于 1 cm，较为清洁，软组织损伤轻，骨折多为简单骨折或轻度粉碎性骨折。

Ⅱ 型开放性骨折：伤口超过 1 cm，中度污染，软组织较大范围损伤，无软组织撕脱。

Ⅲ 型开放性骨折：多为高能量损伤导致，伤口一般超过 10 cm，软组织广泛损伤或需创伤性截肢，碾压或挫灭严重，骨折呈粉碎性。火器伤和农机损伤导致的开放性骨折属于此型损伤。

Ⅲ A 型开放性骨折：多段或粉碎性骨折，骨折端仍有充分软组织覆盖。

Ⅲ B 型开放性骨折：严重软组织缺损，骨折外露伴骨膜剥脱，需行软组织转移术覆盖外露骨折，污染严重。

Ⅲ C 型开放性骨折：在 B 型损伤基础上，伴有血管损伤，需行修复术以挽救肢体。

四、北美矫形创伤协会 2010 年提出了新的开放性骨折分型

见表 2-1，于初次清创结束后评估开放性骨折损伤严重程度。该分型仍会在进一步的应用实践中修改完善。

表 2-1　OTA 开放性骨折分型

皮肤	污染
可以估计损伤范围	无或轻度污染
不能估计损伤范围	浅表污染，容易清除；骨骼和软组织深部无污染

皮肤		污染
广泛脱套伤		骨骼或深部软组织受污染；高危性环境因素（农场、排泄物和污水等）
肌肉		骨缺损
损伤区域无肌肉；无明显的肌肉坏死；部分肌肉损伤但是仍有完整功能		无
部分肌肉缺损，但是仍有功能；损伤区域部分肌肉坏死需要切除，但是肌肉-肌腱结构完整		骨缺损；或骨折块无血运但是仍与近端和远端骨折相连
肌肉坏死，功能丧失，部分或全部筋膜室切开，肌肉-肌腱结构完全断裂，不能评估肌肉缺损范围		大块骨缺损
动脉		
无损伤		
动脉损伤，无缺血		
动脉损伤，缺血坏死		

上述分型各有侧重点，在应用不同分型评估开放性骨折时，应同时考虑以下各方面：致伤物、暴力作用部位和方向、损伤性质、伤口的大小和形状、皮肤损伤范围和严重程度、肌肉等深部软组织损伤范围和挫灭程度、骨折严重程度及是否有缺损、骨折端外露部分可否为剩余软组织覆盖、污染严重程度、是否伴有神经血管损伤，是否处于高温环境并有化学损伤等情况。全面客观评估开放性骨折损伤，为选择合理的治疗方案和策略提供基础。

第二节　开放性骨折的早期处理

对于严重开放性骨折患者，首先判断患者基本情况，如果生命体征不稳定，先予以抗休克等治疗纠正全身情况，暂缓清创等进一步处理。开放性骨折患者的早期评估和处理要遵循高级创伤生命支持系统原则。在急救现场接诊开放性骨折患者时，首先要判断患者血压、脉搏、呼吸等生命体征是否平稳，意识是否清楚。对于血流动力学不稳定或休克的患者，进行急救复苏。使患者维持于休克体位，保持气道通畅，操作时注意保护颈椎（A：Airway Maintenance with Cervical Spine Protection）；保持患者正常呼吸或行机械通气（B：Breathing and Ventilation）；及时建立有效液路，要避免在受伤肢体的远端进行输液，积极补充血容量，控制出血，稳定循环（C：Circulation with Hemorrhage Control）。对患者行神经功能评估（D：Disability/Neurologic Evaluation），暴露（E：Exposure/Environmental Control）开放性骨折局部，初步评估损伤严重程度。对于开放性骨折患者而言，血流动力学不稳定以及休克的主要原因是活动性出血，可通过在损伤近端上止血带、加压包扎或血管结扎等方式治疗。对于明显的骨折或脱位应该及时纠正其力线，然后应用小夹板固定，防止搬运过程中因骨折断端刺破神经血管等加重损伤。然后，立即用无菌敷料覆盖伤口和迅速转运尤为重要。另外，需要注意的是对于骨折端刺出体外的患者，严禁手法复位后包扎，这样会把细菌带入伤口深部，增加深部感染的风险。转运过程中，应该尽早使用抗生素。对于开放性骨折，细菌会侵入伤口繁殖并产生毒素。一般需 6～8 小时局部污染组织即会转化为感染组织，最快者只需 3～4 小时。因此，尽早使用抗生素可以延迟细菌感染时间。

开放性骨折患者转运至医院急诊室，应遵循高级创伤生命支持系统（ATLS）原则进行再次评估。在保证患者气道通畅、呼吸和循环功能稳定的基础上，对患者行彻底的系统检查确诊合并损伤。对患者的头部、胸部、腹部、脊柱和骨盆进行全面检查，确定是否合并严重的脏器损伤以及神经血管损伤。在患者行颈椎 X 线检查前要佩戴颈托，行胸片检查排除肺部异常，行骨盆 X 线检查排除潜在性失血。处理开放性骨折时，详细询问病史可以了解致伤物、暴力作用的部位和性质以及损伤肢体吸收的能量，详细记录外界环境有助于判断软组织损伤和污染程度。骨科医生要尽可能详细记录每侧肢体的神经和血管功能。注意观察肢体的循环情况，例如毛细血管红白反应、静脉充盈、外周血管搏动以及周围神经功能情况。部分四肢开放性骨折由于骨折断端刺激或压迫周围神经，使其压迫远端出现缺血表现，初步复位骨折、纠正力线往往可解除受压血管，恢复肢体损伤远端血运。如果骨折力线纠正后损伤远端仍然有血运不足的表现，则应怀疑动脉损伤并行进一步检查。

开放伤口中可能残留异物或较大的碎片，例如草、石块、树叶等，首先将这些异物清除，然后应用1~2L生理盐水冲洗伤口，伤口覆盖消毒纱布。早期处理伤口、消毒敷料包扎可极大地降低开放性骨折感染率。如果无特殊情况，在手术室清创前不要再次去除敷料检查。初步处理完成后，患者行X线检查初步评估骨折范围和粉碎严重程度，患者生命体征及伤情稳定时可行CT扫描检查，进一步了解骨折信息。

第三节 清创原则

清创是指清洁伤口或创面的污染物，去除受污染和失活的组织。实施彻底的清创可以避免污染的进一步蔓延，减轻炎性反应和对周围组织的进一步损害。缩短术后抗生素的应用时间，为骨折固定、创面覆盖等进一步处理创造条件。正确掌握清创术是开放性骨折早期处理的关键，是决定最终疗效的重要因素。

一、清创时机

开放性骨折早期，细菌停留在伤口表面，尚未侵入组织深部，应尽早进行清创手术。伤后6~8小时是行清创术的黄金时间。但在临床工作中，部分患者就诊时，受伤时间已经超过6~8小时；还有部分损伤严重的患者，伤口周围组织形成潜行分离，所形成的空腔加上外力作用于肢体时所产生的虹吸作用，使得细菌已经进入伤口深部。对于这些患者，一次清创往往不能完全清除所有的坏死和失活组织，需在24小时后对创面再次评估。如有必要，可多次行清创术，直至清除所有坏死组织，创面新鲜、清洁，可以接受皮瓣或游离植皮。负压封闭引流（Vacuum-Assisted Closure，VAC）装置目前已应用于临床，减少了多次换药对创面的刺激，促进创面生长，缩小了修复创面所需的皮瓣面积。

二、清创步骤

为达到彻底清创的目的，必须遵循一定的清创顺序，按受伤部位的解剖层次和特点，正确选择清创起始部位，逐步扩大清创范围，由浅入深，细致轻柔操作。已经清创的区域要用无菌敷料覆盖保护，注意不可遗漏未清创的组织。清创时要间断冲洗，防止组织干燥。清创术的主要步骤如下。

1. 止血带的使用　部分学者建议清创时不使用止血带，以便辨认组织活力和防止组织缺氧。如果急救处理时已上止血带，应在手术前做好充分准备，然后将其放松，使伤肢及早恢复血供，便于观察组织失活情况。但在临床工作中，四肢开放性骨折大多使用止血带，它可以控制出血使创面清晰，有利于手术操作。

2. 刷洗　刷洗可以初步达到清理创面的目的，是清创术中的必要步骤。麻醉成功后，术者严格按无菌要求，利用毛刷和肥皂水彻底清洗伤肢和创面四周健康皮肤上的污垢、尘土和异物。冲洗可用等渗盐水或1:1000新洁尔灭溶液。如有油垢，可用乙醚脱去油垢。避免冲洗液流入创面而加重污染。

3. 异物及组织碎片　创口内的异物、组织碎片、血凝块等，应彻底清除。但异物如铁片、子弹等无机物质，投射部位深，不在创面表层，也可暂不取出，留待二期处理。清创后应仔细止血以免形成血肿。清创手术结束后，用1:（1000~2000）的新洁尔灭液浸泡创面，然后应用大量无菌生理盐水冲洗创腔，彻底清洗血凝块、组织残渣和微小的异物。近年来，很多报道采用脉冲水流冲击法，清创效果较持续水流冲洗法高出2倍左右，冲洗后组织反应减少，细菌数量少。

4. 皮肤和筋膜　多数情况下，开放性骨折局部创面的形状是不规则的，可形成各种各样的组织瓣。

在开始切除污染的皮肤及皮下组织前，医生应考虑伤口的部位、污染程度、皮肤剥脱和缺损范围等情况，对清创先有一个总体规划。如需扩创，则应沿肢体纵轴扩大皮肤伤口，清除足够宽度的严重挫灭的皮肤，切除范围应达到血运正常皮肤边缘 1～2 mm。应尽量保留健康的皮肤，特别是组织覆盖少的部位或者功能部位，如胫前、手和足的皮肤，要尽可能少去除。对于大面积的皮肤剥脱伤，应将剥脱的皮肤修薄或行反取皮术，植于清创后的创面上。彻底清除坏死、损伤或污染严重的筋膜。筋膜切开可防止骨筋膜室综合征的发生，对于易发本病的部位，应常规进行。

5. 肌肉和肌腱　肌肉富含水分，易受冲击波的损害。坏死的肌肉是细菌最好的培养基，如不彻底清除，极易加剧感染。通常采用 4C（Color：颜色、Contractility：收缩性、Consistency：张力、Capacity to Blood：出血状态）标准来判断肌肉的活力。肌肉有活力时，色泽鲜红，切割时创面渗血，钳夹时有收缩，肌肉有一定韧性。无生机的肌肉，色泽黯红无张力，切割时不出血，钳夹时不收缩，应予以清除。肌肉清创要彻底，直至有活动性渗血为止，以防止厌氧菌感染。失去生机的肌腱，要予以切除，肌腱对功能的恢复至关重要，应尽可能保留。如为整齐的肌腱切割伤，予以一期缝合。

6. 骨和关节　所有游离的皮质骨片都是死骨，原则上都应该予以清除，但影响肢体长度、对线和关节完整性的大骨折片应予以保留。小的松质骨骨块可用来植骨。与软组织相连的骨块，有可能获得血供，不应去除。涉及关节的损伤，原则上应对关节腔进行探查。如伤口较大，直接打开关节腔进行清创，如伤口较小，可应用关节镜探查受累的关节腔。

7. 血管和神经　清创时，应按受损血管的重要程度和受损程度选择修复方式。血管损伤程度可按张英泽等提出的血管损伤编码系统进行评估：对于不影响患肢和重要组织血供的小血管，清创后可不吻合，仅作结扎止血处理；如为重要血管损伤，清创固定骨折后，无张力下一期缝合。

如果血管缺损较少，通过游离断端直接将其缝合。如果血管缺损较大，无法直接吻合者，对于关节附近血管损伤，可通过改变关节位置吻合；如果改变关节位置后仍然无法直接吻合，为保证无张力吻合，应行血管移植。如缺损动脉的直径小于 5 mm，需应用自体血管移植；当缺损动脉的直径大于 6 mm，以人造血管移植为佳。如果主干动、静脉同时损伤，断端不整，需采用血管移植修复，多用自体大隐静脉移植修复受损动脉，同时用人造血管修复静脉主干的缺损。血管修复后应以软组织覆盖，消灭周围死腔，防止感染。

神经干损伤，清创彻底后一期修复。但如有缺损或断端回缩不易吻合时，清创时不可单纯为了探查神经进行广泛暴露，可将其标记，留待二期处理，局部情况允许时最好作一期移植。

8. 骨折断端　污染明显的皮质骨骨折端，用刀片刮除或清洗即可达到清创要求，因为一般皮质污染深度不会超过 0.5～1 mm，骨松质和骨髓腔至多渗透 1 cm 左右。骨髓腔内如有污染可用刮匙伸入髓腔 1～2 cm 将其刮除。完全游离的小骨片可以清除，但有骨膜相连的小骨片和较大的游离骨片应保留，以免发生骨缺损，造成骨不连。如确实已有骨缺损，清创比较彻底，可以一期予以植骨，内固定治疗。

9. 负压封闭引流（Vacuum-Assisted Closure，VAC）　负压能够保证引流的及时性和通畅性，使伤口处于相对洁净、封闭的环境，同时也有利于创面肉芽组织生长。国外近 20 年的临床应用证实它在复杂创面的治疗上具有很多优势，已成为处理复杂创面的标准模式之一，但其在国内的应用尚未普及。

适应证：大面积软组织缺损后的创面、创腔；骨筋膜室综合征切开减压术后；开放性骨折伴有软组织缺损，难以一期闭合创面者；急慢性骨髓炎需开窗引流者；骶尾部压疮等。

禁忌证：创面有神经血管或内脏器官直接暴露者；有出血倾向的患者；伴有活动性出血的伤口。

注意事项：①早期彻底清创依然是最重要环节，VAC 只有在彻底清创的前提下，才能更有效发挥其作用；②应用 VAC 覆盖的创面处于相对隔离状态，利于厌氧菌繁殖生长，应常规行抗厌氧菌治疗；③根据每天 VAC 中吸出渗出物的量，调整患者的液体入量，维持水、电解质平衡和氮平衡（渗出物中含蛋白质含量往往很高）；④经常观察伤口情况，及时处理意外情况，例如医用泡沫膨胀，提示装置已经漏气；⑤2 天后根据创面情况决定是否拆除或更换，如果创面条件允许，及早进行植皮、皮瓣转移等Ⅱ期处理；VAC 使用时间超过 7 天，创面容易出现感染和出血等并发症；⑥感染伤口是否应用 VAC 的问题，目前还存在争议，笔者倾向于对感染患者不应用 VAC。

10. 截肢问题　截肢对于患者的心理和身体造成巨大的伤害，严重影响身心健康和生活质量。救治创伤时，如果可较好地重建肢体功能，应尽量予以保全肢体。但是对于肢体严重毁损伤，如果不能及时地将毁损肢体彻底去除，将会引起严重的毒血症，造成机体内环境的紊乱，如心肌损伤、DIC、高钾血症等，可引起猝死和严重的呼吸循环并发症。所以对严重受损肢体进行周密评估后，及时决定保肢还是截肢治疗是非常重要的。一般认为高温下缺血时间超过 6 小时或者胫后神经断裂是截肢的绝对指征。对于其他严重损伤，相关文献表明对于 Gustilo ⅢB 和ⅢC 型骨折，在术后疼痛、长期生活质量以及患肢功能方面，保肢治疗并不优于截肢治疗。应用肢体损伤评分系统（MESS）（表2-2）有助于对开放性骨折损伤严重程度作出正确判断，当评分大于 7 分，建议行截肢治疗。

表 2-2　肢体损伤评分（MESS）

肢体损伤评分（MESS）	评分
骨与软组织损伤	
低能量损伤（戳伤／刺伤，简单骨折，手枪所致的火器伤）	1
中等能量损伤（开放性骨折或多发骨折，脱位）	2
高能量损伤（高速交通事故或高速枪伤）	3
极高能量损伤（高速创伤和明显污染）	4
肢体缺血	
动脉搏动减弱或消失，无缺血体征	1
无动脉搏动，感觉缺失，毛细血管充盈延迟	2
无动脉搏动，肢体发凉、瘫痪、麻木	3
休克	
收缩压 >90 mmHg	0
短暂低血压	1
长时间低血压	2
年龄	
<30 岁	0
30~50 岁	1
>50 岁	2
缺血时间超过 6 小时评分加倍	

第四节　开放性骨折的有效固定

一、开放性骨折的固定原则

对开放性骨折进行有效固定，可以同时稳定周围软组织、神经、血管等结构，避免感染的进一步扩散，恢复血管神经和肌肉的解剖位置，减轻骨折断端对创面和周围神经血管的进一步损伤。有利于保护血运和促进患肢的静脉回流，减轻创面水肿和促进患肢的功能恢复。正确选择固定方式是治疗开放性骨折的一个重要环节。

选择对开放性骨折的最佳固定方式应根据创面的损伤和清创情况、骨折的部位和类型、软组织的血运和覆盖程度、有无血管和神经等合并伤综合考虑选择。例如：对于 Gustilo Ⅲ 型开放性骨折患者，患者全身情况差和（或）局部损伤情况严重，不允许一期彻底清创，此时应选择简单的固定方式加外固定架，待其生命体征平稳后再对创面进一步处理；对于关节周围血管挫灭伤的 Gustilo ⅢC 型患者，为了吻合血管，重建血运和挽救肢体，往往需要选用可以把伤肢固定在特定位置的固定方式，这时倾向于选用跨关节的外固定架来解决骨折的固定问题。某些特定致伤原因，如海水浸泡、伴有周围软组织烧伤的创面、严重挫伤的创面，尚不能很好地估计周围组织是否会进行性损伤和坏死时，不宜选用内固定。上肢软组织丰富，常可覆盖内固定物，如果清创彻底，可以选择内固定进行固定，而胫骨骨折，因其软组织覆盖少，如果是 Gustilo Ⅱ 型以上的开放性骨折，避免选用接骨板固定。

骨折固定方式的选择，必须建立在创面正确处理的基础上，并结合具体伤情决定。对开放性骨折的有效固定应考虑 3 点：①有效稳定骨折断端，恢复骨骼的连续性和正常力线，防止创面及骨折断端的进一步损伤；②便于进行创面处理；③有利于进行早期康复锻炼。多数学者根据患者伤情选择固定方式的经验如下：Gustilo Ⅰ 型开放性骨折，最好采用接骨板或髓内钉等简单稳定的固定方式，如果情况允许，交锁髓内钉内固定为首选；Gustilo Ⅱ 型开放性骨折则视软组织损伤和创面处理的情况而定，如软组织条件好，创面清洁，可选用内固定，且以髓内固定为好，反之则以应用外固定架为稳妥；对骨折部位或关节周围软组织损伤严重的 Gustilo Ⅲ 型开放性骨折，应首选外固定支架固定为妥。有时，也可采取其他可靠的外固定方式（牵引或石膏固定）固定骨折，以暂时稳定关节和骨折端，利于软组织和关节功能的恢复。待创伤局部条件改善后，择期行进一步手术，更换永久的固定方式。

二、开放性骨折常用固定方法

开放性骨折常用的固定方法如下。

1. 石膏固定　石膏固定是常用的外固定方式的一种，但存在以下缺点：①无法稳定地固定骨折断端；②透气性差，敷料覆盖层次多，对伤口愈合和换药不利；③固定肢体范围较大，不利于患肢早期功能活动。所以石膏固定目前很少单独长期应用，仅作如下用途：①暂时固定 Gastilo Ⅰ 、Ⅱ 型开放型骨折；②其他固定方式的辅助方式；③某些小儿骨折，不宜采取其他固定方式的情况。应用时，应在开放伤口处开窗，以利于换药。在开放性骨折早期，尽量避免管型石膏固定。

2. 骨牵引加小夹板外固定　采取本方法固定骨折断端时，伤口换药困难，不能有效固定骨折断端。牺牲上下关节活动和肌肉的活动，以换取骨折断端的暂时稳定。固定时间长，不能进行早期功能锻炼，往往导致关节强直、肌肉萎缩等骨折远期并发症。所以，本方法仅适用于开放性骨折治疗过程中的临时固定，待局部软组织条件改善后，更改为其他的内固定方式。

3. 接骨板内固定　接骨板内固定可以提供坚强的固定力，稳定骨折断端，可用于 Gustilo Ⅰ 型、Ⅱ 型开放性骨折。应用接骨板固定时，应注意做无张力闭合伤口，不闭合深筋膜，避免骨筋膜间室综合征的发生，但是应用接骨板固定时要进行广泛骨膜剥离，有时需要在伤口附近作较大皮肤切口，对骨折周围血运和软组织造成进一步的破坏，影响骨折的愈合，且接骨板占据容积大，易引起皮肤坏死、创面感染、接骨板外露，甚至导致骨折片的血供障碍，骨折延迟愈合或不愈合。如果必须采用接骨板固定，为获得足够的覆盖和减少对骨膜和周围组织的进一步损伤，其固定位置不一定选择在生物力学效果最佳的位置上，尽量在进行彻底清创后，从创口植入。

4. 髓内钉内固定　分为扩髓和不扩髓两大类。传统理论认为使用髓内钉最大的弊端在于：一旦感染，易沿髓腔扩散，并导致骨髓炎，常需去除内固定，后果极为严重。但是近年来，大量文献和研究表明：髓内钉与外固定架固定相比，并不增加深部感染和骨不连的概率，反而减少了再手术率。也有专家认为，对于 Gustilo Ⅲ 型开放性骨折，立即行扩髓髓内钉内固定，会增加有菌并发症的发生率。在多发性创伤患者中，使用扩髓髓内钉固定会增加肺部并发症的发生率。对于接近关节部位的骨折和儿童骨折不宜采用髓内钉固定。

5. 单纯外固定架固定　对于开放粉碎性骨折，如果内固定技术不能获得骨折断端良好的接触和复位、稳固的固定，可酌情考虑进行外固定。外固定架可提供快速、简便的固定，恢复肢体的正常力线和大致形态，尤其适用于骨盆骨折开放型损伤，可以迅速缩小骨盆容积，提供稳定的固定，并可提供超关节的固定，可把关节固定于某一特定功能位置，这一点是内固定所不能实现的。外固定架的另一个特点是以简单的固定预防某些畸形的发生。如胫腓骨开放性骨折常发生外伤性足下垂，河北医科大学第三医院首创并报道了胫跖弹性骨牵引法使之得到了有效的治疗和预防，但是应用外固定架固定骨折，骨碎片有时不能复位，骨折对位欠佳，且外固定支架生物力学性能较差，抗拒骨折断端之间的剪切力能力较差，术后骨碎片移位或骨折端的活动，影响骨折愈合，并且存在钉道感染和骨折不愈合的风险。有时，为了获得良好的固定，外固定架可以配合拉力螺钉使用。

第五节 早期正确使用抗生素

对开放性骨折的患者，早期正确使用抗生素可以起到预防感染的作用，但这并不是决定性的因素。预防感染的根本措施是彻底清创和充分引流。清创不彻底、引流不通畅会使坏死组织和积血积液聚集在伤口内，成为良好的细菌培养基，创面残留的细菌在其中得以迅速生长，造成本可避免的感染。

细菌入侵伤口后，有一定的繁殖时间，一般为 6 小时，其快慢取决于入侵细菌的数量、种类和受伤时的环境温度等因素。患者从受伤到送到医院的时间往往超过 6 小时，因此对于有条件的医疗转运单位，运送过程中即应开始应用抗生素，从而起到最佳的效果。如果患者在转运时不具备应用抗生素的条件，在急诊室就诊时则应尽早使用。国内外研究表明，对于 Gustilo Ⅰ 型开放性骨折，早期可应用针对革兰阳性菌的广谱抗生素，例如第一代或二代头孢类抗生素；对于 Gustilo Ⅱ 型和 Ⅲ 型骨折，联合应用二代头孢类抗生素和氨基糖苷类抗生素可治疗多数革兰阴性和阳性菌感染。对于受油污和农场环境污染的开放性骨折，以及伴有血管损伤和挤压伤的患者，怀疑厌氧菌感染时，需早期加用青霉素 G。对青霉素过敏的患者或伤口有粪臭味的患者，需加用甲硝唑，同时采集伤口局部破损组织及污染物，进行细菌涂片、培养和药物敏感试验，根据检查结果，及时调整抗生素的使用。

一、开放性骨折感染因素的分析

影响开放性骨折创面感染有很多因素，其中最重要的因素为全身合并伤的严重程度、骨和软组织损伤程度、伤后清创开始的时间和骨折固定的稳定性等。早期正确使用抗生素虽有助于降低感染率，但不是决定性的因素。合并全身重要脏器的严重损伤，机体免疫力下降，感染的概率大幅增加，这是决定感染的最重要因素。

Gustilo 分型级别越高，骨和软组织局部损伤越严重，感染的概率随之增高。清创时间早，细菌繁殖机会就会减少，感染率也会相应降低。

另外，需要指出的是清创应在手术室内进行。急诊室是医院内污染较为严重的地方，其菌群的毒性和抗药性高于普通环境的菌群，且以革兰阴性菌为主。有学者研究认为，造成开放性骨折感染的致病菌主要来源于医院内，因此不应在急诊室内对伤口进行清创，遗憾的是在广大的基层医院这一现象仍然存在，甚至在某些三甲医院，在急诊室内清创的情况还很常见。

二、抗生素使用原则

（1）尽早尽快使用，至少入院后即应开始使用。

（2）首次使用广谱抗生素，根据清创后创面组织的细菌培养结果和药敏试验结果及时调整。

（3）广谱抗生素应用时间不超过 48 小时，避免形成耐药性。

（4）对于需要反复清创的患者，每次术前 20 分钟预防应用单剂量抗生素，每次清创术后持续应用 24 小时。

（5）对于开放骨盆骨折由于尿道、阴道、直肠等伴发损伤，内部污染严重，感染是造成患者死亡的第二大原因，因此抗生素的使用上要强调早期应用高效能广谱抗生素，用量要足。

（6）研究证实清创时向冲洗液加入抗生素，清创后放置缓释抗生素链珠均能起到预防感染的作用。

三、开放性骨折抗生素使用指南

对于开放性骨折抗生素正确使用，其主要内容包括以下 6 个方面。

（1）伤后应该尽快使用针对革兰阳性细菌的抗生素。

（2）对于 Gustilo Ⅲ 型骨折，应同时应用针对革兰阴性细菌的抗生素。

（3）对有粪便污染的创面，以及可能存在梭菌属污染的情况，应同时应用青霉素。

（4）与头孢类及氨基糖苷类抗生素相比较，喹诺酮类抗生素没有明显优越性，且喹诺酮类抗生素具有延缓骨折愈合的风险，有报道指出应用其治疗 Gustilo Ⅲ 型骨折，感染率较高。

（5）对于 Gustilo Ⅲ 型骨折，抗生素需持续应用 72 小时；在转移皮瓣一期覆盖伤口的前提下，抗生素应用时间可少于 24 小时。

（6）对于 Gustilo Ⅱ、Ⅲ 型骨折患者，每日应用一次氨基糖苷类抗生素是安全有效的。

这为临床上针对开放性骨折的患者使用抗生素提供了有益的参考。

第六节　开放性骨折感染的早期处理

一、早期诊断

对于开放性骨折的患者，术后要密切观察伤口情况，早期发现感染征象，早期处理，把损失控制到最低限度。

1. 临床表现　伤口的浅表感染，具有红、肿、热、痛的典型症状，观察起来比较容易。而深部感染一般没有炎性浸润的表现，往往难以察觉。此时患者通常有不适感，并有倦怠、厌食、体温升高、心动过速等症状，这些症状对于早期诊断具有一定的提示作用。另外，深部感染的患者，其患肢肿胀往往持续存在，且被动活动肢体时疼痛明显，有时可触及深部压痛，此时 B 超引导下穿刺抽取脓液送检，有利于早期诊断。

2. 实验室检查　白细胞计数、C 反应蛋白和红细胞沉降率的增高，往往提示早期感染。在最初的 48 小时内，红细胞沉降率可在正常水平，或升高到 100 mm/h，并在接下来的几周内持续上升，但它是一个非特异性的指标，需和 C 反应蛋白结合使用判断感染情况，如果两者同时出现阴性结果，一般可排除早期感染的诊断。一般来讲，如果患者没有提示感染的症状，血培养的诊断价值不大。凝固酶阴性葡萄球菌作为一种常见的污染菌和致病菌，其血培养阳性并不能证实感染的存在，需要结合其他检查结果和患者的临床症状做出判断。需要注意的是对于机体功能低下的患者，白细胞往往不会增高，甚至会降低。

3. 放射学检查　早期感染的患者，其 X 线片表现一般是正常的。感染的典型影像学征象，如骨小梁疏松、模糊，骨皮质吸收等，往往出现在急性感染后 10 天左右，因此对于早期诊断的意义不大。

4. 骨扫描　骨扫描指将趋骨性的放射性核素静脉注入体内，通过观察其在体内的代谢过程来反映骨组织的代谢和病变范围，在诊断早期感染方面具有一定的价值。骨扫描中最常用的核素为 ^{99m}Tc，其半衰期为 6 小时，静脉注射后优先结合于代谢活跃的骨组织，一般 2 小时后可获得骨成像。注射后即可在特异区域获取动态成像（第一相血流相，第二相骨池相），在注射后 3 小时左右可获取延迟相，也就是第三相。骨髓炎患者局部血流量增加，三相都表现为热区，且第三相中有局灶性的摄取。近年来的研究表明，它在感染后的 24～48 小时即可有阳性表现，对骨髓炎早期诊断的敏感性优于平片。

5. 核磁共振（MRI）检查　MRI 具有良好的软组织分辨率，可发现早期的骨水肿，并能区分感染的骨组织和其附近的软组织结构，有良好的早期诊断价值。骨髓炎一旦发生，炎症反应促使骨髓中的水分含量增多，这种水肿表现为 MRI 的 T_1 加权相信号减弱，而 T_2 加权相信号增强，但这种信号改变没有特异性，在骨折患者中也可以出现，而且开放性骨折患者所应用的金属固定物也会不同程度地影响到检查结果，这都影响了其临床应用，另一方面 MRI 的费用较高，不易推广。

6. CT 检查　在感染的早期诊断方面，CT 检查的作用不大。目前 CT 常被用来评估慢性骨髓炎患者皮质骨受侵袭的程度。

综上所述，尽管各种高科技检查方法层出不穷，在开放性骨折感染的早期诊断方面，对患者临床症状的仔细观察，以及 B 超引导下对脓性渗出物的穿刺和送检仍然是最简单有效的办法。

二、早期治疗

1. 取出内固定物，更换为外固定　　开放性骨折内固定术后一旦发生感染，内固定物就会成为细菌的繁殖和隐蔽的场所，此时全身应用抗生素的浓度再大，内固定物周围也不能达到足够的杀菌浓度。因此取出内固定物，更换为外固定维持骨折的稳定性往往是治疗感染的必需步骤。外固定维持骨折的稳定有利于感染的控制。需要指出的是对于某些因为皮缘坏死造成的浅表感染、骨折外露，但感染尚未侵及内固定物，可在清创、换药处理创面肉芽新鲜后，行转移皮瓣术，而不需要取出内固定物。

2. 充分引流　　充分引流是治疗外科感染的重要手段，同样适用于开放性骨折感染的早期治疗。对于缝合的伤口，应将缝线部分或者全部拆除，以利于引流；对于深部感染以及伤口较小、引流不充分者，可采用 B 超等辅助检查确定脓肿的部位、大小和深度，然后结合患肢的体位设计引流通道，通畅充分的引流使感染不向周围组织扩散，有利于早期控制。

3. 抗生素溶液局部冲洗　　对于感染的腔隙采用抗生素溶液冲洗的办法，具有清洗和杀菌的双重作用，尤其适用于开放性骨折侵袭到关节内的患者。

4. 全身使用抗生素　　在细菌培养和药敏试验的指导下，全身应用抗生素可以起到一定的治疗效果。

5. 支持疗法　　指导患者饮食，纠正贫血和低蛋白血症，增强机体的内在抵抗力，另外多次少量输入新鲜血也能起到很好的抗感染作用。

第三章

手部损伤

第一节　处理原则

手部骨折与脱位是常见病、多发病，但在门急诊常发生漏诊或处理不当，如腕舟骨骨折初诊时没有注意，当患者因腕部肿痛多次到门诊检查时才发现。此时，已形成骨折不愈合，给治疗增加了难度。又如，第 2～第 5 腕掌关节脱位，也经常发生漏诊，晚期常造成手的功能障碍和疼痛，这除了有些损伤在诊断上有一定难度外，思想上不够重视也是重要的原因。有学者认为手部骨骼是小骨头、小关节，即使发生骨折脱位，也无足轻重。其实手是人们生活和劳动的主要器官，手的损伤和疾病将会严重影响人们的生活和工作，特别是用手从事精细操作的人。为此，临床强调应当重视手部骨折与脱位的诊断并掌握正确的处理原则。

一、要早期复位

骨折与脱位，在伤后 24 小时之内复位容易，如果时间延长，由于骨折或脱位部位的出血，血肿机化，损伤软组织渗出、水肿等原因，使骨折脱位复位困难。如时间超过 3 周，则骨折脱位部位周围的软组织已发生纤维化，组织变硬，复位将更加困难。2 个月以上，则由于韧带及软组织的挛缩，将形成固定畸形，有的骨折已有畸形愈合，此时手法复位显然已不可能。

骨折早期复位、妥善的固定，使骨折顺利愈合，就可以尽快转入康复治疗，以使手部功能获得更快的恢复。脱位后早期复位，可使损伤的软组织尽快愈合，一般 2 周后即可进行功能锻炼，可明显减少关节僵硬。

二、要解剖复位

手部骨折，要尽量做到解剖复位，不能有成角、短缩、旋转或移位。由于手部解剖精细，骨折复位欠佳将直接影响手部功能。如属关节内骨折，即使留有轻度成角或移位，由于关节的倾斜或移位骨质的阻挡，都会造成关节的活动障碍。另外，手背由于软组织少，骨折的成角或移位很容易看出，使外观受到影响。

三、要牢固地固定

手部骨折，无论是使用外固定还是内固定，都要求牢固可靠，以维持骨折的解剖复位，便于及早开始功能锻炼，最后达到骨折愈合、功能恢复。如骨折固定不牢固，骨折会重新移位，造成畸形愈合。除非有特殊需要，一般均应将患肢固定在功能位，固定的范围要适当，范围过小达不到制动骨折的目的，范围过大又影响正常关节的活动。

四、要以恢复手的功能为主要目标

治疗骨折脱位的最终目的是恢复手部功能，而骨折获得愈合、脱位得到复位是最基本的条件。对于手部功能恢复的问题，在治疗开始时就应给予充分注意，如骨折的制动应在功能位，可防止韧带和关节囊的挛缩。在进行手术治疗时，应避免过多剥离软组织，并采用操作简便、固定牢固又不影响手指活动的内固定器材。无论是内固定还是外固定，都应避免不合理、过长时间、过大范围的固定。骨关节损伤治疗的好坏，不能单凭 X 线片上骨折复位及愈合结果来衡量，还应检查手部感觉、运动等功能情况，以及能否完成日常生活和工作等来全面评价其治疗效果。

五、要重视康复治疗

无论是骨折或脱位，都需要对患手进行一段时间的固定。骨折愈合后，由于软组织损伤、疼痛、水肿等原因造成的关节僵硬、肌肉萎缩、肌腱粘连等将会严重影响手的功能。如果此时停止治疗，患手将失去很多功能，甚至成为一只废手！因此，在骨折、脱位治疗后，应尽快转入康复治疗。康复治疗可以改善患手的血液循环，减轻水肿，增大关节活动度以及改善患手的感觉等，使手的功能得到恢复。20世纪 70 年代以后，骨科医生更加重视康复治疗，完善的康复科纷纷成立，有关康复的书籍也陆续出版。因此，大量的骨科患者也得到了更好的治疗。

第二节　远节指骨骨折

远节指骨骨折可分为 3 种类型：爪粗隆骨折、指骨干骨折以及指骨基底骨折。

一、爪粗隆骨折

骨折常见于压砸伤，暴力直接作用在手指指端，造成骨折。骨折分为简单型及复杂型。简单型骨折移位较少，可为闭合性骨折，但常伴有软组织损伤。此类病例，软组织伤的修复及预防感染应放在比治疗骨折更重要的地位。骨折块由于与连接皮肤和骨膜间的纵形韧带相连，又有指甲的支持而多比较稳定。

复杂型骨折，为开放粉碎性骨折。骨折块有较多的移位。清创时应将小块、分离的骨折块切除，但应避开切除过多的骨质，否则可能造成骨不愈合及甲床基底的缺失，而间接影响指甲的生长及功能。

爪粗隆因为有指甲作为支托，骨折一般不需要做制动。如发生骨折不愈合，因对功能影响不大，也不需特殊治疗。

二、指骨干骨折

指骨干骨折多由压砸伤造成。可有横行、斜形、纵行和粉碎性骨折，此处由于没有肌肉及韧带的牵拉而移位较少。但无论是哪种类型的骨折，任何有意义的移位都应进行复位。手法整复时需用骨折远端去对接近端，一般复位并不困难。复位后可将手指固定在屈曲位。有些开放性骨折，由于甲床可能嵌入其中，难以整复，应做切开复位，修复甲床，并用克氏针纵行穿入固定骨折，但注意不要穿过远侧指间关节，以免损伤关节面；也不要损伤甲根，以免指甲生长畸形。

因末节指骨的骨质及髓腔细小，做克氏针内固定时，往往只需一根，行纵向、斜形固定已足够，不必用两根甚至多根克氏针固定。

三、指骨基底骨折

指骨基底骨折均为关节内骨折。骨折可发生在指骨基底的掌侧、背侧或侧方，大多数为撕脱伤造成。

伸指肌腱撕脱骨折最常见，尤以 50 岁以上者多见。伸指肌腱两侧束在中节指骨远端汇合后，止于末节基底背侧。当暴力强烈屈曲远节手指时，可发生撕脱骨折。有时力量不大，仅在掏耳朵或手指伸直位时轻轻撞击一下，就造成了断裂。骨折片大小不一，可以小如针尖，大的可包括大部分关节面。新鲜骨折（1周以内）经整复后，可以用石膏或支具将近侧指间关节屈曲，远侧指间关节过伸位固定6~8周，然后去除固定，开始活动。屈曲近侧指间关节，可以使近侧指间关节至远侧指间关节的一段伸肌腱侧腱束松弛；远侧指间关节过伸，则可使骨折对合，以利愈合。撕脱的骨折片如不超过关节面的1/3，可用上述外固定方法治疗；如骨折片超过关节面的1/3，且伴有远侧指间关节脱位者，可行切开复位，用钢丝或不锈钢针内固定；或行闭合复位后，用不锈钢针进行闭合穿针内固定，但如骨折块较小，则闭合穿针困难较大。如骨折块很小，可将其切除，然后用钢丝将肌腱固定在止点上。

掌侧的撕脱骨折，为指深屈肌腱附着在远节指骨基底处受暴力造成。常并发有远侧指间关节掌板的破裂。X线片上，可见到手指掌侧的骨折片。骨片的部位，视撕脱肌腱回缩多少而不同。如骨折块小于关节面的1/3，可将其切除，并使用钢丝将撕脱的肌腱重新固定在其止点部；骨折块超过关节面的1/3者，可做切开复位及骨折内固定。

侧方撕脱骨折，多由指间关节侧方受直接外力或旋转暴力所致，常伴有关节囊或韧带撕裂。骨折片多较小，移位不多。可在伸直位固定患指，3周后做主动功能练习；如骨折块较大，移位较多，关节有侧方不稳，可做切开复位，用克氏针或螺丝钉做内固定。

第三节　近节与中节指骨骨折

中节指骨骨折多发生于直接暴力，如机器伤、压砸伤等。骨折的移位受两种力量的影响，即损伤的外力和手指肌腱的牵拉力。如骨折线位于指浅屈肌腱止点的远端，由于指浅屈肌腱的牵拉，使近端骨折块屈曲，同时由于指伸肌腱在远节止点的牵拉，使远端骨折块背伸，则骨折向掌侧成角。

骨折线位于屈指浅肌腱止点远侧，骨折向掌侧成角治疗可采用手法复位，将骨折远端进行屈曲以获得复位，用石膏或绷带卷在屈指位固定。

若骨折线在指浅屈肌腱止点的近端，由于指浅屈肌腱的牵拉，使远端骨折块屈曲，而指伸肌腱中央腱束在中节指骨基底背侧止点的牵拉，可使近端骨折块背伸，则骨折向背侧成角。

整复时需将骨折远段伸直复位，用石膏托将伤指固定在伸直位。

上述两种骨折在整复时牵拉手指力量不要太大，要与骨折成角相反方向屈或伸手指，同时按压移位的骨折块使之复位。因为在骨折成角的对面一般有骨膜相连，相连的骨膜可起到张力带的作用，有利于骨折复位及愈合，不应在复位过程中将其破坏。

为了避免手指在伸直位外固定过久而影响关节功能，或损伤为开放性骨折需做清创术时，均可采用直视下复位不锈钢针内固定或微型钢板固定。但一般认为在中节指骨，由于其骨骼小，周围又有肌腱、韧带包绕，使用钢板必然影响肌腱的滑动和关节的活动，因此不提倡在中节指骨使用钢板。

近节指骨骨折在指骨骨折中最常见，常为直接暴力造成，如压砸、挤压、打击等。骨折线可有横行、斜行、螺旋形、纵行等。近端骨折块由于骨间肌的作用呈屈曲位，远端骨折块由于伸肌腱中央腱束在中节指骨止点的牵拉作用呈背伸位，使骨折向掌侧成角。

治疗可用手法整复、外固定。对某些闭合性稳定性骨折，也可采取闭合复位。整复时将伤指轻轻牵拉，使骨折断端分开，术者用另一手指从掌侧向背侧按压，矫正成角，然后在牵引的情况下逐渐屈曲，掌指关节屈曲45°，近侧指间关节屈曲90°，指尖对着舟骨结节，由前臂至患指末节，用石膏托固定，还可用绷带卷固定，卷的粗细可视手的大小而定，以握住后掌指关节及指间关节符合上述角度为合适，有些粉碎性骨折也可用此法固定。

手法复位外固定失败者以及斜行骨折不稳定者，或是开放性骨折需做清创者，可考虑行切开复位内固定。

1. 克氏钢针内固定　用钢针内固定时，逆行穿针法比顺行穿针法更容易，即先将钢针从骨折远端穿入远端骨折段，从皮肤穿出，复位骨折，再将钢针打入近骨折段，针尾留在远端骨折段皮肤外。一般单纯骨折使用两根克氏针即可达到固定目的，粉碎性骨折则可用多根针固定。

另外，在穿针时还要注意保护关节，如横行骨折，用交叉克氏针固定时，尽量避免穿过关节面，以使关节活动不受影响。Massengill 于 1979 年指出，交叉克氏针从手指中心轴的背侧穿入，其固定强度要大于从中心轴穿过者。斜行骨折，复位后可使钢针与骨折线呈垂直方向穿入。

克氏针作为一个异物，在内固定器材中是比较小的。另外，手术中不需要广泛剥离软组织，术后不妨碍关节活动，患指可早期开始功能锻炼，又不需要再次手术即可拔除。虽然不锈钢针的内固定作用尚不够理想，但鉴于以上优点，现在仍在广泛使用。

不锈钢针固定法如应用不当，不容易维持精确的解剖复位；也不能产生骨折块间的加压作用，而且可能使两骨折块间出现缝隙；针尾留在皮肤外边，虽然便于取出，但也可能成为感染源。

2. 切开复位钢丝内固定　为了克服不锈钢针的缺点，以求更稳定的制动，Robertson 于 1964 年提出用钢丝做内固定的方法。即利用两根平行或相互交叉成 90° 的钢丝，垂直于骨折线做环绕固定骨折。

此法对横行骨折较为适用，对斜行、螺旋形或粉碎性骨折也常应用钢丝捆绑或协同钢丝一起使用。用钢丝固定骨折，需在骨折两端分别钻两个孔，然后钢丝穿过两边骨孔平行或互相交叉成 90° 固定。手术时剥离软组织较多，操作较复杂，且其固定牢固程度不如钢板及螺丝钉。

钢丝固定骨折后还会因为所钻骨孔处的骨质吸收而造成固定松动。另外，骨折愈合后，由于骨痂的包裹，钢丝取出时常很困难或钢丝断裂遗留在骨中。因此，单纯指骨骨折使用钢丝固定的很少。

3. 复位、螺丝钉或微型钢板内固定　对斜行或螺旋形骨折，用螺丝钉做垂直于骨折线的固定，手术操作比较简单，软组织剥离少，固定牢固，术后可用石膏托短时间固定，或不做外固定而允许手指做有限制的早期活动。其缺点是螺钉可能干扰肌腱的滑动，或皮下有异物隆起，对横行及粉碎性骨折不宜使用。在骨折块较小时使用螺丝钉可能将小骨折块拧裂，故也不宜使用。骨折愈合后还需二次手术将其取出。尽管螺丝钉固定方法较好，但鉴于以上缺点，在使用上仍受到很大限制。

微型钢板固定牢固，可控制骨折块间的旋转，有的钢板还有加压作用。因此，术后可做早期活动。对横行、短斜行的骨干骨折均可使用，但接近关节的骨折，由于在关节侧无法容纳钢板而不宜使用。中节指骨较短小，周围有肌腱和韧带包绕，钢板固定后会影响肌腱的滑动，因此不宜使用。使用钢板固定手术操作复杂，需广泛剥离软组织，术后又妨碍肌腱的滑动，而且需要二次手术取出，因此，使其应用受到一定限制。

狩猎者骨折：此为拇指近节基底尺侧的撕脱骨折，多由于暴力作用在拇指尺侧，使拇指过度向桡侧外展，附着于基底尺侧的拇收肌猛烈牵拉，可造成撕脱骨折。伤后拇指肿胀，掌指关节尺侧压痛，拇指活动受限。X 线片可见拇指近节尺侧有一小撕脱骨折块，但多半折块不大。

骨折如无移位，行外固定 4 周即可，否则可手术治疗。如骨折块小于基底关节面的 10%～15%，可将骨块切除，然后用钢丝以可抽出缝合法将韧带断端牵至骨缺损处，做韧带止点重建。如果骨折块较大，可行切开复位，克氏针或钢丝内固定，4 周后开始活动。

第四节　掌骨骨折

掌骨骨折可分为掌骨头、掌骨颈、掌骨干及掌骨基底骨折。

一、掌骨头骨折

有如下 3 种类型的骨折。

1. 常见的掌骨头骨折　多在手握拳位，掌骨头受直接打击所致。也可发生在机器的压轧伤。骨折常影响到掌骨关节面，故属关节内骨折。第 2、第 5 掌骨头骨折比第 3、第 4 掌骨头骨折多见，可能因为第 2、第 5 掌骨位于手掌边缘，容易受伤之故。

骨折类型有斜行、纵行、横行等。损伤多为闭合性，骨折愈合后，如关节面不平滑，则可影响关节活动；晚期，由于关节面反复磨损，还会造成创伤性关节炎。

治疗要根据骨折移位情况，如骨折稳定、关节面平整，可用石膏托固定掌指关节于屈曲位。3 周后，解除制动做主动功能锻炼。

有移位的骨折，因骨折块在关节内，又无肌腱或韧带的牵拉，复位比较容易。使关节在伸直位，轻轻牵拉该指，并使手指侧偏，轻轻挤压掌骨头，可使向两侧移位的骨块复位。屈曲掌指关节，向背侧推顶掌骨头，可使向掌侧移位的骨折块复位。

如手法复位失败，可行切开复位及不锈钢针内固定术。但应注意，掌骨头处为松质骨，骨折复位后，钢针打入应准确，争取一次成功，否则反复穿入，会使钢针松动，固定不牢或失败。一般钢针可保留3~4周，然后去除固定，开始活动。

2. 关节软骨骨折　此种损伤多由紧握拳时拳击较锐性物质所致，如牙齿、玻璃等，致使关节软骨破碎。多为开放性损伤，能从伤口看到破碎之软骨面。应彻底清创，摘除脱入关节内的小骨折片，较大的骨折块可在复位后用石膏托做短时间固定，然后开始活动。

3. 掌骨头粉碎性骨折　多发生于较大暴力的损伤，常并发有相邻的掌、指骨骨折及严重的软组织损伤。

骨折移位不明显、关节面尚平整者，可用石膏托固定3周后开始主动功能练习。有移位的骨折在治疗上比较困难，可行切开复位，以多根较细的不锈钢针分别将骨折块固定；若骨折块较小，钢针粗，贯穿骨折块时容易碎裂。固定后，一旦骨折初步愈合，即可开始活动以防关节僵直。如掌骨头严重粉碎、短缩，已无法使用内固定时，可用骨牵引3~4周，然后开始主动功能练习。

二、掌骨颈骨折

以第5掌骨最多见，因多发生在拳击者，故又称"拳击者骨折"，其次是发生在第2掌骨。当握拳时由纵向暴力施加在掌指关节上，传达至掌骨造成掌骨颈骨折。

正常掌骨颈向背侧轻度成角，称"颈干角"。测量正常人的颈干角发现，第5掌骨在斜位片上平均为25°，骨折后由于骨间肌的牵拉，常加大向背侧的成角。真正的侧位片上由于掌骨的重叠很难看清骨折线，故常用斜位片来诊断骨折。

第1掌骨颈骨折很少见。第2~第5掌骨颈骨折因为有掌骨间韧带和骨间肌的固定而很少有大的移位。骨折常在掌侧嵌插并向背侧成角。检查时可在掌指关节近端背侧触及一疼痛的隆起，如骨折成角不大，也可以没有隆起。因为疼痛，使手指的屈、伸活动受到限制。骨折后，还常出现手指旋转畸形。在手指伸展时，无明显的功能障碍，握拳时，患指可与相邻手指相互交叉，影响功能。

根据外伤史，结合体征及所拍摄正、斜位X线片，一般诊断无困难。但应注意：如骨折向背侧成角，在正位X线片上，由于骨质有嵌插，骨折线不易看清；侧位X线片上，又和其他掌骨相重叠，不易发现骨折，很容易贻误诊断。

稳定性骨折，且成角在30°以内者，对手的外观及功能都没有明显影响，可用石膏托固定腕关节于轻度背伸、掌指关节屈曲50°~60°、指间关节在休息位。6~8周拆除石膏，鼓励患者活动患手。有的患者可能有15°~20°的掌指关节伸展受限，一般锻炼2~3个月后即可恢复正常。

掌骨颈不稳定性骨折，常有较大的成角畸形，可用手法整复。因为掌指关节侧副韧带附着于掌骨头两侧背部，掌骨颈骨折后，若在掌指关节伸直位牵引，则可使侧副韧带以掌骨头的止点处为轴，使掌骨头向掌侧旋转，反而加重掌屈畸形。整复时，必须将掌指关节屈曲至90°，使掌指关节侧副韧带处于紧张状态，使近节指骨基底托住掌骨头，再沿近节指骨纵轴向背侧推顶，同时再在骨折背部向掌侧加压，即可矫正畸形。

掌指关节屈曲90°，以近节指骨推顶掌骨头，使骨折复位整复后，用背侧石膏托将掌指关节制动于屈曲90°及握拳位。4周后拆除石膏，开始活动。

还可用经皮克氏针固定。先将骨折复位，然后经皮在远骨折段横行穿入不锈钢针，用相邻的正常掌骨头固定。如第5掌骨颈骨折，可固定在第4掌骨上；第2掌骨颈骨折，可固定在第3掌骨上。钢针应从掌骨头侧副韧带止点处穿出，若穿过韧带中部时，则会限制掌指关节屈伸活动。

对成角超过30°的骨折，如手法整复困难或属开放性骨折，可行切开复位、不锈钢针内固定。因此处骨折线紧靠关节囊，无法使用钢板或螺丝钉，故仅能使用克氏针，但在使用时应注意，钢针不可反复穿插，因掌骨头为松质骨，反复穿针会使针孔扩大，固定不牢，造成固定失败。钢针应从掌骨头背侧两边穿出，不能损伤关节面，也不能穿过中央的伸指肌腱或两侧的侧副韧带。

三、掌骨干骨折

因为相邻掌骨间的韧带及骨间肌起着稳定的作用，故孤立的掌骨干骨折比较稳定，移位较少。掌骨干骨折发生在第3、第4掌骨者较多，可能和这两指较长有关。作用在手或手指上的旋转暴力，常致斜行或螺旋形骨折；由纵轴方向的暴力传达至掌骨上时，多造成横行骨折。

稳定性骨折，可使用石膏托将患手固定在腕轻度背伸、掌指关节屈曲、指间关节于休息位，6周后去除石膏，练习手部活动。

骨折端有短缩或旋转时为不稳定性骨折。可行手法复位后用石膏管形固定。但很多斜行或螺旋形骨折，复位后采用石膏固定很难防止畸形重新出现，应行切开复位及内固定。

斜行或螺旋形骨折可用不锈钢针垂直骨折线固定。为控制骨折块旋转，常需用2~3根钢针或螺钉作为内固定。

不稳定性掌骨骨折，也可经皮用钢针横行穿过远、近骨折块固定在相邻完整的掌骨上。斜行或螺旋形骨折也可使用螺丝钉或微型钢板固定。

四、掌骨基底骨折

掌骨基底骨折多有腕掌关节骨折脱位。常发生在第1、第4、第5腕掌关节，因为第1腕掌关节活动度最大，关节孤立，缺乏保护，故受伤机会较多，第4和第5腕掌关节分别可屈伸15°和20°，位于手尺侧边缘，容易受伤。

除第1腕掌关节外，其他腕掌关节相互间有韧带相连，骨折后移位较少。

腕掌关节的骨折，多由于纵向撞击力量作用在掌骨，传达至腕掌关节处，造成腕掌关节骨折及脱位。虽然骨折移位不多，但如治疗不当，常会遗留局部疼痛、隆起以及因屈指、伸指肌腱张力失衡使手指活动受限。

手法整复后，以短臂石膏托固定。第2、第3腕掌关节因其活动度小，骨折后移位少，复位后稳定，容易固定；而第4、第5腕掌关节活动度大，复位容易，但固定困难，因而可行经皮或切开复位后不锈钢针内固定。

第五节　拇指掌骨骨折

第1掌骨因与其他掌骨间无韧带相连，活动度最大，受伤机会多，故第1掌骨骨折很多见。第1掌骨的掌骨头及掌骨干骨折和其他掌骨骨折一样，在诊断、治疗上没有更多的特殊点需要强调，但拇指的掌骨基底及第1腕掌关节却有不同的特点：其一是在诸掌骨基底骨折中，80%是发生在第1掌骨；其二是在解剖上，第1腕掌关节面与其他腕掌关节不同，第1掌骨基底关节面在桡尺方向是凸出的，在掌背方向是凹陷的，而大多角骨远端在桡尺方向是凹陷的，这样，使腕掌关节成为马鞍状，且关节囊及其周围韧带松弛，关节有较大的活动范围。在掌骨基底尺侧髁和大多角骨之间，还有一个较强的斜行韧带，以稳定关节。拇指几乎参加手部的所有功能活动，受伤机会多。因此，拇指腕掌关节周围的骨折较多见且较复杂，拇指掌骨骨折主要需强调的是围绕腕掌关节的骨折。第1掌骨基底骨折分为两型：关节外骨折和关节内骨折。

一、关节外骨折

多为横行及斜行骨折，以横行者多见。骨折远段因拇长屈肌及拇收肌的牵拉，向掌侧、尺侧移位；骨折近段因拇长展肌的牵拉向桡、背侧移位。骨折呈向桡侧、背侧的成角畸形。

治疗可行手法整复，在牵拉拇指的情况下，用手指从骨折部的背侧、桡侧向掌侧、尺侧按压，以纠正畸形，术后可在拇指功能位用石膏托外固定。如骨折整复不良，可在第1掌骨基底部遗留一骨性突起，遗留压痛，如畸形角度较大，还会影响拇指的伸展角度。

如骨折线为斜行、不稳定或整复不良，可行切开复位、克氏针内固定。应注意在穿针时，不要损伤腕掌关节。对斜行骨折也可用螺丝钉固定。由于此处骨折线距关节较近，不宜使用钢板。

二、关节内骨折

包括两种类型，即 Bennett 骨折和 Rolando 骨折。

1. Bennett 骨折　常由作用在拇指纵轴线上的暴力所致，骨折线自掌骨基底内上斜向外下，进入腕掌关节内。掌骨基底内侧形成一个三角形骨块，由于掌骨基底尺侧的掌骨钩与大多角骨间有韧带相连，故此骨块仍保留在原位，或骨折块仅稍有旋转。骨折远端因失去了与近侧骨折块的连续性，再加上拇长展肌的牵拉而滑向背侧及外侧，造成第1腕掌关节脱位。大多数近端骨折块小于掌骨基底关节面的1/3。

Bennett 骨折比较容易漏诊，因为在手的正位 X 线片上，实际上是拇指的侧位，但骨折块往往位于掌骨基底偏掌侧，骨折块容易被第2掌骨基底遮盖，且骨折块又较小，往往容易被忽略。在手的侧位 X 线片上，实际上是拇指的正位，其骨折块正好被第1掌骨所遮挡，也不易被发现骨折。因此在门诊常常发现漏诊的患者。

检查时应结合外伤史，可发现患指肿胀、疼痛。应特别注意在 Bennett 骨折患者有腕掌关节脱位现象，当按压脱位的腕掌关节时很容易复位，当松开手指或做捏指动作时很快又出现脱位。要认真阅读 X 线片，必要时可拍手部斜位 X 线片，以便观察骨折块。

治疗：Bennett 骨折的治疗比较困难，其特点是复位容易、固定难。复位时，可在外展位牵引拇指，同时向尺侧、掌侧压迫掌骨基底，骨折极易复位，但放松牵引后也极容易发生再脱位。反复操作数次，术者熟悉复位感觉后，先于基底部放一软垫保护，自前臂至拇指近节上一石膏管形，在石膏未凝固前，进行手法复位。术者一旦感觉骨折已复位时，可将拇指掌骨置于外展、掌指关节轻度屈曲位，直到石膏硬固为止。术后拍 X 线片，若骨折复位满意，制动5周左右，多可愈合。

在整复过程中，手法上容易犯的错误是：当外展和背伸掌骨时，不是把力量放在掌骨基底部，而是用力将拇指的掌指关节外展及背伸。掌指关节外展和背伸的结果，由于推顶的作用，常常反使掌骨本身呈内收和掌屈。如此操作，骨折不但不能复位，相反会加重骨折移位的程度，对此要特别注意。

还可在透视下复位后，经皮穿入不锈钢针，将两骨折块固定在一起。若近端骨折块较小，不易穿钢针固定时，复位后可将第1掌骨远骨折段固定在大多角骨或第2掌骨基底上。

Bennett 骨折近端的小骨折块，由于韧带的牵拉常有某种程度的旋转，使闭合复位十分困难，常需切开在直视下复位。可用细长螺钉或钢针从远骨折块桡背侧斜向掌尺侧穿入，与小骨折块固定。

切口可选第1腕掌关节背侧短斜形切口或第1腕掌关节掌侧沿大鱼肌外缘的 L 形切口，一般认为后一种切口较好，用此切口可更好地暴露小骨折块。

术后用短臂石膏管形或石膏托将拇指固定在休息位，5周后拆除石膏，8~10周拔除钢针，开始活动拇指。

2. Rolando 骨折　为第1掌骨基底的 T 或 Y 形粉碎性骨折，可伴有关节半脱位。

治疗：如关节面尚平整，复位后可用石膏托固定。如果骨折有移位，且骨折块较大，应使用内固定。如骨折粉碎严重，且骨折块较小，无法做内固定者，可行纵向牵引，并用石膏托保护。

3. 其他腕掌关节骨折　腕掌关节的骨折，多由于纵向撞击力量作用在掌骨，传达至腕掌关节处，造成腕掌关节骨折及脱位。虽然骨折移位不大，但如治疗不当，常会遗留局部疼痛、隆起，由于骨折或脱位后的成角畸形，还可导致掌骨头短缩及向掌侧倾斜，同时由于屈指、伸指肌腱张力失衡，从而使手的外观及功能受到明显影响。

治疗：可行手法整复后，以短臂石膏托固定。第2、第3腕掌关节因其活动度小，骨折后移位少，复位后较稳定，也容易固定；而第4、第5腕掌关节活动度大，复位容易，固定困难，因而可经皮或切开复位后用不锈钢针做内固定。

第四章

肩关节周围骨折

第一节　肩胛骨骨折

　　肩胛骨骨折在所有肩部骨折中占 3% ~ 5%，通常为高能量损伤，且常常合并多发伤（约 90% 的肩胛骨骨折患者伴有合并伤）。肩胛骨骨折的治疗传统上被描述为"不治更好"，并且类似于锁骨骨折，大多数肩胛骨骨折非手术治疗预后良好。虽然治疗结果总体较好，但并非所有肩胛骨骨折都能顺利愈合，因此，哪类患者可以从手术治疗中获益成为关注的热点。几乎所有的肩胛骨体部骨折均行非手术治疗，优良率可达 86%；而肩胛颈和孤立的肩胛盂骨折则大多行手术治疗，优良率分别为 76% 和 82%。一些特殊骨折虽然例数较少，但整体上所有这些骨折手术治疗的效果均优于非手术治疗。目前，仍缺乏足够的文献证据来形成具体的治疗指南，且文献强调了大多数肩胛骨骨折预后良好，因此，判断哪类骨折存在预后不良的风险目前仍无明确标准。

　　几乎所有的肩胛体或肩胛颈骨折仍以非手术治疗为主，一般采取的方法是：患者肩部制动 2 ~ 3 周，然后在患者可耐受疼痛的情况下让其进行被动辅助的肩关节活动。当临床和影像学均显示骨折愈合后，可进行主动的肩关节活动和力量训练。

　　肩关节的活动度较大预示着肩胛骨骨折患者后期功能良好，但仍有一小部分患者具有行切开复位内固定的手术指征。治疗的目的是尽可能地保留肩关节的功能，避免对位不良、关节炎、肩胛胸运动障碍和撞击综合征。

一、肩胛盂骨折

　　肩胛盂骨折的治疗原则与其他关节内骨折相同，当关节面骨折明显移位（ > 4 mm）可能导致关节半脱位或不匹配时，必须进行解剖复位和坚强固定。

二、肩胛体或肩胛颈骨折

　　肩胛体或肩胛颈骨折伴明显移位并可能出现畸形愈合和疼痛时，须考虑手术治疗。通过 CT 评估也发现，在肩胛颈骨折患者中，单纯的肩胛盂相对中轴骨的移位非常少见，往往是典型的肩胛骨宽度短缩伴肩胛体侧方移位。因此，治疗方案主要根据移位程度决定。一些学者将盂极角作为决定治疗方案的标准。肩胛盂上下极连线与肩胛盂上极和肩胛骨最远端连线之间的夹角即为盂极角（图 4-1），正常为 30° ~ 45°。

　　Cole 等列出了肩胛骨骨折的几条手术指征：

　　（1）侧方移位大于 2 cm。

　　（2）在肩胛骨 Y 位片上骨折成角大于 45°。

　　（3）盂极角 ≤ 22°。

　　（4）肩胛体骨折伴锁骨或肩锁关节复合体骨折。

　　这些决策标准并没有使患者的预后得到改善，术者的手术技巧和患者的软组织情况在制订治疗方案前也应考虑。总体上仍倾向于非手术治疗，这是一种积极的治疗方式，而不是"不治更好"。

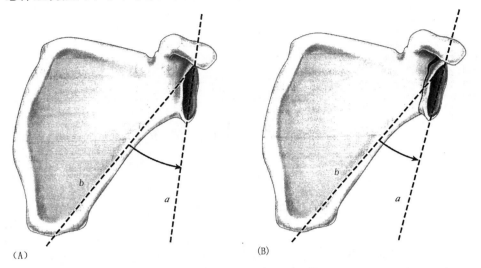

图 4-1 正常（A）和不正常（B）盂极角。盂极角是从关节窝上极、下极间连线 *a* 和
关节窝上极与平行肩胛骨内缘连线 *b* 之间形成的角，正常为 30°~45°

第二节 肱骨近端骨折

肱骨近端骨折是临床常见的骨折，约占全身骨折的 5%，其发病因素主要是骨质疏松及跌倒损伤。在年龄≥65 岁的老年人中，其发生率仅次于髋关节及桡骨远端骨折，是人体三大骨质疏松骨折之一（椎体压缩性骨折、桡骨远端骨折）。肱骨近端骨折可以发生于任何年龄段，但老年骨质疏松患者最多见，尤其是绝经后的老年女性，轻微损伤即可导致骨折。青壮年肱骨近端骨折多由暴力损伤导致，常常损伤较重，伴有明显骨折移位，甚至合并血管、神经损伤。大多数肱骨近端骨折属于比较稳定的骨折，可通过保守治疗及早期规范的功能锻炼而获得较满意的效果，不稳定肱骨近端骨折则往往需要手术治疗。

一、分型

肱骨近端骨折最常用的分型方法是 Neer 分型方法（图 4-2）。尽管有学者指出 Neer 分型方法的可靠性不高，不同的观察者以及同一个观察者不同时间段的观察结果不一致，但它在指导治疗上仍有参考价值。分型依据肱骨近端的 4 个解剖部位：肱骨头，大、小结节，肱骨干近端。移位标准是：断端分离 >1 cm 或成角 >45°。有移位的 3 部分、4 部分骨折显著改变盂肱关节的关节协调性，并最有可能破坏肱骨近端的主要血供（图 4-3）。有移位的 4 部分骨折最可能发生缺血性骨坏死。

骨折-脱位按照移位的方式（2 部分、3 部分或 4 部分）和主要骨块的移位情况进行分类。在 2 部分骨折方式中，以骨折块移位的那一块命名。2 部分外科颈骨折移位分为：嵌入（A）、无嵌入（B）和粉碎型（C）。所有骨干移位和结节移位为 3 部分的均定义为 3 部分骨折。在 4 部分骨折方式中，所有的骨折块均移位。骨折-脱位情况由关节部分的前或后位置确定。大的关节面缺损需要单独确定。

二、X 线片评估

对于肱骨近端骨折患者，最初的 X 线评估必须包括肩胛骨平面的肩关节前后位、肩胛骨侧位（肩胛 Y 位）（图 4-4）和患者仰卧的腋窝侧位（图 4-5）。如果肱骨头或结节骨折块的移位距离在 X 线片上无法清楚显示，可采取 2 mm 层厚轴向 CT 扫描。

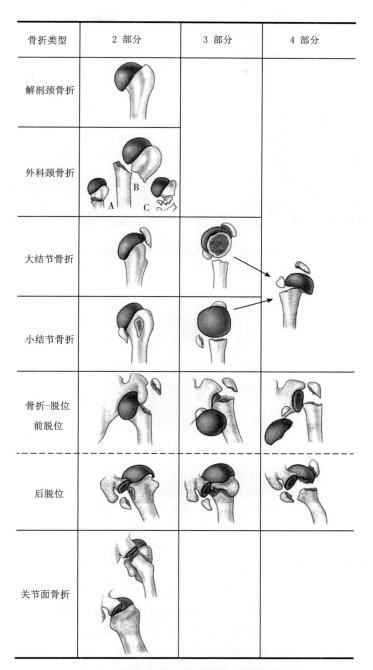

骨折类型	2 部分	3 部分	4 部分
解剖颈骨折			
外科颈骨折			
大结节骨折			
小结节骨折			
骨折-脱位 前脱位			
后脱位			
关节面骨折			

图 4-2 Neer 对移位骨折的四部分分类法

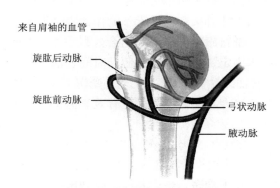

图 4-3 肱骨近端的血液供应

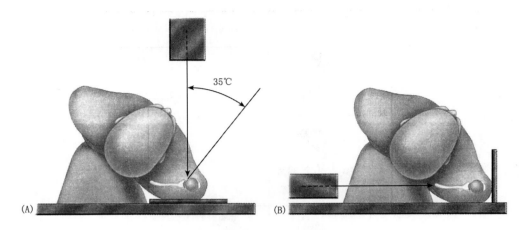

图 4-4 X 线片评估（肩胛 Y 位）

（A）垂直于肩胛骨平面的特殊 X 线片用于观察盂肱关节侧面；（B）平行于肩胛骨平面的 X 线片用于显示前方和后方移位。

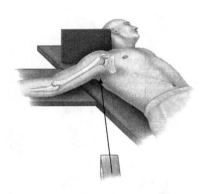

图 4-5 X 线片评估（腋窝侧位）

患者可以取俯卧位、仰卧位或站立位。患者的伤臂需要轻度外展以确定前后关系。

三、非手术治疗

大多数肱骨近端骨折非手术治疗可以恢复肢体功能，并无疼痛后遗症发生。在肩关节运动范围内，可承受中等程度的成角畸形并无显著功能损失。Neer 描述了可耐受的成角畸形 <45°、移位 <1 cm。虽然这些标准不是绝对的，但它们为治疗提供了指南。年老、体弱的患者比年轻、活跃的患者可以容忍更多的功能损失。在治疗决策上，第一步是判断对于特定的患者，位移（<66%）和成角（内翻耐受较差）是否可以接受；第二步是要判断肱骨头和肱骨干能否作为一个整体运动。如果这两条都满足，那么骨折是稳定的且在一个合适的位置。可采用吊带悬吊保持一个舒适体位，并且通常在 1 周内开始采用钟摆式功能锻炼进行物理治疗。如果肱骨头和肱骨干不能作为一个整体运动，且患者由于年龄、对功能要求不高或由于并发症而预知无法进行康复锻炼而不适合外科手术，物理治疗可延迟 2～4 周。对于年轻、活跃的患者，应考虑早期手术固定。一般来说，制动时间、治疗时间越长，功能障碍越大。一项对 74 例肱骨近端压缩性骨折患者进行的随机对照试验发现，受伤 72 小时之内的早期被动功能锻炼是安全的，并且比常规 3 周后再行物理治疗在功能恢复方面更有效。但是，另一项研究指出，在非手术治疗过程中，骨折的沉降是持续存在的。

四、手术治疗

由于关于肱骨近端骨折固定的技术众多、各式各样，要做出手术治疗是恰当治疗方式的决定就变得复杂了。一般而言，骨折位移程度是评估骨折稳定性的指标。治疗目标就是用坚强固定达到肱骨近端的解剖复位，以允许早期功能锻炼。二期采取手术治疗的慢性骨折畸形愈合和骨不连往往预后不佳。因此，必须通过复位肱骨大小结节和肱骨头-颈的关系来恢复肱骨近端正常的解剖结构。手术适应证包括：有移位的外科颈 2 部分骨折，有移位的（＞5 mm）大结节骨折，有移位的 3 部分骨折，以及年轻患者有移位的 4 部分骨折。固定的类型包括经骨缝合固定、经皮克氏针固定、髓内钉固定和钢板内固定，主要依据患者的年龄、活跃水平、骨质量、骨折的类型和相关的骨折以及外科医师的技术能力来选择（表4-1）。年龄被认为是手术失败的预测因素，但并不是必然因素。

表4-1　用于治疗移位的肱骨近端骨折技术的优点和缺点

技术	优点	缺点
非手术治疗	很多骨折愈合与手术治疗一样良好	不可避免的畸形愈合，肩袖功能丧失/更多的是肩关节僵硬，后期补救手术更困难
	低风险和低感染率	骨不连风险增加
微创技术	软组织损伤较小	学习曲线较长，腋神经和血管损伤，固定的不稳定性
	感染风险低	
髓内钉	对骨质疏松骨折固定更加稳定	顺行髓内钉插入后的肩袖功能障碍
	对软组织损伤小	多发骨折效果差，后期内固定去除概率高
切开复位内固定	可能可以进行解剖复位	切开复位
	功能更好	增加感染风险
	再次手术简单	增加骨坏死风险
	多发骨折更稳定的固定	
	固定坚强	
	可辅助植骨	
人工关节置换	避免了骨不连、骨坏死、有症状的畸形愈合	功能结果差
	二次手术率低	对于年老患者，关节置换后的并发症难处理

在决定行外科手术以前，对血供和骨质量的评估至关重要。肱骨头的 Hertel 位 X 线影像标准可以预测肱骨头坏死发生概率（图4-6）。肱骨头骨骺端延伸小于 8 mm 或内侧铰链移位大于 2 mm，肱骨头坏死概率增大。肱骨头骨骺端延伸、内侧铰链移位大于 2 mm 伴有解剖颈骨折，坏死的概率高达 97%。按照 AO/ASIF 经典分型，A 型关节外骨折对血供无影响，B 型骨折对血供有较少影响，C 型骨折的坏死概率很高。通过对肱骨两个平面内外侧皮质厚度的评估可以对骨密度和内固定材料的选择做出预判。通常皮质厚度小于 4 mm 时不建议使用钢板螺钉固定，因为皮质骨不能耐受螺钉的拉力切割，可导致内固定失败。肩关节置换是更好的选择。

经骨缝合固定在骨科专著中已经阐述了很多。用结实的不可吸收线将肩袖一起缝入，具有增强骨质疏松患者固定稳定性的优点。报道显示，该方法软组织的剥离程度并不广泛，相关的骨坏死率也相对较低。疑虑在于患者的肩关节活动能力及非坚强固定带来的复位失败。

经皮克氏针穿针的优点是：避免进一步损伤到软组织和肱骨头血供（图4-7 和图4-8）。该技术费用相对较低。很多临床报道对于 2 部分骨折、3 部分骨折、4 部分骨折，经皮克氏针治疗效果良好。然而，该技术在技术上具有挑战性，需要令人满意的闭合复位，有足够的骨骼强度、最少的粉碎（特别是结节），内侧距未受损，以及患者有良好的依从性。内固定失败、钉道感染和腋神经损伤是常见并发症。干骺端粉碎性骨折为经皮克氏针的禁忌证。

髓内钉比经皮克氏针能提供更稳定的固定，虽然其稳定性比不上锁定接骨板。采用多轴螺纹的新型髓内钉比先前的髓内钉有更好的稳定性，新增的聚乙烯套管也许还能增加其稳定性并防止螺钉退出。肱骨近端插入髓内钉会损伤肩袖而导致术后肩部疼痛。这种新设计技术上的优点包括：能够保护软组织以及髓内钉理论上的生物力学性质。外侧皮质粉碎不连续可能是髓内钉的禁忌证。最近的一项随机对照试验证实，用直钉的并发症比用带曲度的髓内钉更少。

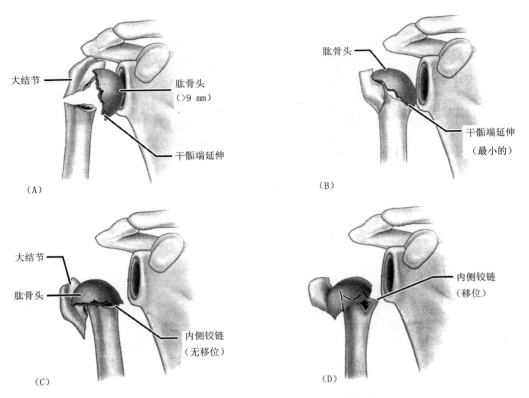

图 4-6　肱骨头的 Hertel 位 X 线影像标准
（A）肱骨头干骺端延伸 >9 mm；（B）肱骨头干骺端延伸 <8 mm；（C）无移位的内侧铰链；（D）>2 mm 移位的内侧铰链。

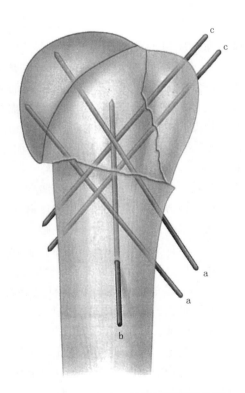

图 4-7　经皮克氏针骨折固定的位置
两根克氏针是通过肱骨干侧面、仅略高于三角肌插入 a，一根是通过前侧皮质 b；
如果是大结节骨折和移位，两根针逆行插入 c，以整复这些骨折块。

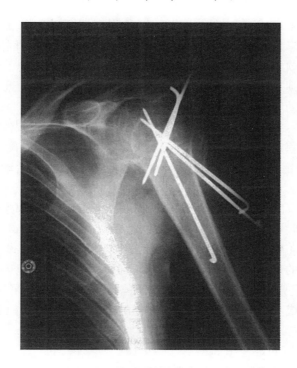

图 4-8 经皮克氏针固定肱骨近端 2 部分骨折

钢板螺钉固定在 3 种固定方法中是最稳定的。用锁定钢板能增加稳定性，尤其是对骨质疏松患者。切开复位和坚强内固定可以做到精确复位和复位后结节稳定，这是非常重要的，因为患者较难耐受结节的畸形愈合，而且再次采用肩关节成形术重建效果也不佳。Zhu 等最近进行的一项前瞻性随机试验发现，在 1 年随访时用锁定钢板治疗的患者比用带锁髓内钉治疗的患者有更好的结果，但在 3 年随访时结果都是相同的。髓内钉组并发症的发生率较低，而锁定钢板组较高。

以前，采用钢板固定治疗肱骨近端骨折时由于肱骨头固定较差而导致的畸形愈合或不愈合等并发症非常多。此外，广泛的软组织剥离增加了肱骨头骨坏死的可能性，而骨坏死可导致肩关节疼痛及功能受限。人们曾期望肱骨近端锁定钢板的发展能在很大程度上改进对这些复杂损害的治疗，用锁定板进行切开复位内固定的优势是，将骨折块固定在解剖位置上并可以早期活动。由于肱骨近端锁定板已广泛应用超过 10 年，多项研究已经得到结果。最近有一项关于对比锁定板和非手术治疗在老年 3 部分骨折和 4 部分骨折的随机对照研究，结果显示一年随访愈合无差异。尽管缺乏大量的文献支持，肱骨近端锁定板被绝大多数外科医生认为是肱骨近端骨折治疗的一大进步，它已经成为治疗这类骨折的首选。

切开位放置锁定钢板存在的其他问题包括：放置钢板必须广泛显露，由此带来神经血管结构损伤的风险，特别是旋肱后动脉的升支。钢板固定带来的并发症和再手术率仍然很高。螺丝钉穿过肱骨头是最常见的并发症。螺钉穿出往往由于骨折沉降或操作不当。增加使用钙磷酸骨水泥可显著降低该并发症的发生率。其他并发症包括关节骨化、撞击、畸形愈合、骨不连、骨坏死、感染和内固定断裂。较差结果多发于 2 部分和 4 部分骨折伴有内翻移位的骨折。

五、特殊骨折类型的固定

1. 大结节 2 部分骨折　过去对于移位 >1 cm 的才采取手术治疗。但是，RAth 等的一项研究发现，69 例大结节骨折移位 <3 mm 的患者经过非手术治疗均取得满意的疗效。许多学者指出，肩关节对结节移位耐受较差，主张移位超过 5 mm 即可采取手术治疗，以减少功能障碍和并发症的二次打击。通常，对这些骨折采取经骨缝合固定即可达到很好的稳定性，也偶尔用螺钉固定较大的骨折块。肩袖间隙也必须修复。

2. 有移位的外科颈 2 部分骨折　非手术治疗效果较差。有报道称，采用闭合复位经皮克氏针治疗易复位，非粉碎性骨折获得了成功。然而，对于可闭合复位的骨折以及多段骨折，为避免诸如内固定失败、克氏针移位、感染、畸形愈合之类的并发症，仍然首选坚强的髓内钉固定技术。与切开复位内固定相比，髓内钉固定由于具有软组织干扰小、失血少的优点可弥补对肩袖的干扰。对于移位较大的骨折、粉碎性骨折和难复位骨折，则采用锁定钢板构型固定。这些系统改进后的近端固定方式可增高稳定性，使患者术后即可进行关节活动度的功能锻炼。

3. 肱骨近端 3 部分骨折　在老年骨质疏松患者可能需要采用半关节成形术，但对于大多数这一类骨折，仍优先考虑采用钢板固定。肱骨头与肱骨干对合复位，加上结节准确复位固定，可为骨折的良好愈合打下良好的基础。锁定钢板提供的坚强固定允许术后早期的关节活动，这也是手术治疗的目的之一。

4. 肱骨近端 4 部分骨折　采用非手术治疗普遍结果不佳。然而，骨质量差使固定困难，关节面血管的损伤使肱骨头坏死的风险增加。如果肱骨头、肱骨结节、肱骨干的解剖关系可以重建，单纯的骨坏死并不导致不良后果。对于年轻、活跃的患者，采取切开复位钢板固定方式，如果能最大限度减少软组织剥离以避免对肱骨头血供的进一步损害，通常可以收到很好的疗效。对于年轻、活跃患者的肱骨近端 4 部分骨折，采用锁定钢板坚强固定目前已经成为常规选择。也有报道，采用闭合复位经皮克氏针治疗肱骨近端 4 部分骨折获得了成功，但笔者还没有这方面的经验。对于对功能要求不高的老年患者，半关节成形术也是一个可行的选择。

5. 肱骨近端骨折的髓内钉固定

（1）患者平卧在可透 X 射线的手术台上，胸部抬高 30° ~ 40°。影像增强器位于术者对侧。往回转动 C 形臂 X 线机，可对肩关节和肱骨进行前后位的充分成像，向前转动 X 线机可对肩关节和肱骨进行侧位的充分成像。

（2）在肩峰前外侧面做斜行切口，在三角肌的前、中 1/3 交界处沿肌纤维走行劈开三角肌。为了保护腋神经，三角肌劈开不能超过肩峰远端 5 cm。

（3）直视下，顺纤维走行切开肩袖。在肱骨扩髓时进行全层缝合以保护肩袖免受损害。

（4）在肱骨头后侧打入 1 根带螺纹的克氏针，起到“手柄”的作用，反旋肱骨头部达到复位的位置。

（5）在肱二头肌肌腱后面插入导针，在前后位及侧位透视引导下推进达到适当的位置。

（6）仔细推进近端扩髓器，保护肩袖。

（7）使用复位设备复位骨折块，并钻入圆头导针。

（8）依次连续扩髓，使肱骨髓腔达到预定直径，通常比髓内钉直径大 1 ~ 1.5 mm。

（9）扩髓完成后，把髓内钉插入髓腔，切勿将骨折块撑开，确保钉尾埋入肱骨头的关节面。

（10）使用外装设备拧入近端锁定螺钉。仔细铺展软组织，以避免损伤腋神经。

（11）直视下全层缝合修复肩袖。

（12）前后位和侧位透视下确认复位情况和螺钉的位置及长度。

（13）通过主动辅助的关节活动度锻炼开始早期康复。

6. 肱骨近端骨折的切开复位和内固定

（1）患者仰卧在可透过 X 线的手术台上，将胸部和肩部垫高与桌面成 30° ~ 40°。将 C 形臂 X 线机置于手术台旁术者的对侧；向后旋转 C 形臂 X 线机使其对前后位充分成像，然后向前旋转 C 形臂 X 线机使其能对肩和肱骨的侧位充分成像。

（2）做胸大肌三角肌入路显露肱骨近端。

（3）剥离三角肌的前部以显露骨折部位。

（4）如有必要，在肱骨头后侧打入 1 根带螺纹的克氏针，起到“手柄”的作用，反旋肱骨头部达到复位的位置。在肩袖肌腱（冈上肌）处缝线对肱骨头复位有帮助。

（5）对于 3 部分或 4 部分骨折，将附着于移位的肱骨结节上的肩袖肌腱进行缝合以帮助固定。

（6）对于单纯骨折，复位后用克氏针临时固定；在 X 线透视下确定复位情况。如果内侧为粉碎性骨折，则要确定未发生内翻畸形。

（7）将钢板放在大结节上、肱二头肌肌腱的后面，临时用克氏针固定；在 X 线透视下确定钢板处于正确的位置。钢板固定位置太靠近易引起撞击，钢板距肱二头肌肌腱太近则有可能损伤旋肱前动脉。

（8）将 2 枚锁定螺钉拧入钢板上的螺孔，固定在肱骨头部分，然作将 1~2 枚固定于肱骨干上。在 X 线透视下确定螺钉在软骨下的位置和复位的质量；将 X 线透视机置于手术台旁术者的对侧时更易操作。

（9）确认复位准确后，在 X 线透视引导下拧入固定螺钉。

（10）对于粉碎性骨折，用螺钉将钢板固定于近端，再将肱骨干端复位固定于钢板上。如此操作可避免内翻错位，内翻错位的失败率较高。对于内侧粉碎性骨折，使用螺钉固定肱骨头中下部也可增加稳定性。

（11）对于 3 部分或 4 部分骨折，将缝线穿过冈上肌和肩胛下肌的肌腱可帮助控制骨折块。

（12）将结节部用钢针和（或）缝线固定于关节面；通过肩袖的间隙观察或用手触，有助于将小结节复位至肱骨头。有时，小结节上关节面的复位是关键。肱骨近端骨折重建有困难时，X 线透视能起到帮助作用。

（13）用与 2 部分骨折相同的方法将钢板固定。肩袖可固定在钢板上以增加稳定性。

（14）在前后位和侧位用 X 线透视确认复位情况和螺钉的位置。

术后处理：以主动辅助的关节活动度功能锻炼开始早期康复。

7. 前外侧间峰入路肱骨近端骨折内固定

（1）患者采取沙滩椅位或半仰卧位。

（2）自肩峰沿三角肌边缘做 10 cm 的皮肤切口。

（3）在三角肌的前中部分辨三角肌筋膜和前束，沿肌纤维方向劈开三角肌数厘米。为最大地显露，三角肌可劈开至肩峰的边缘，但是为保护腋神经，其远端不得超过距肩峰 5 cm 处。为防止分离太远而损伤腋神经，可在三角肌下缘打线结标记。

（4）如果神经是靠近骨折线，则轻轻分离探查神经。如果它被嵌顿在骨折缝中，轻轻地松解神经。

（5）如果存在结节间的骨折，可通过间接复位技术复位。如果有必要显露三角肌的前下方，处理软组织时应小心。

（6）随着骨折断端软组织干扰减少和对腋神经的保护，将钢板在腋神经下从近端向远端滑动，到腋神经可覆盖钢板头部和轴的交界水平。在放置钢板的过程中一定要留在外侧皮质后肱二头肌肌腱沟"裸点"，以避免肱骨头穿透血管。

（7）在确保钢板通过较低的腋神经远端软组织窗时固定肱骨干。

（8）彻底冲洗后，用可吸收缝线关闭缝合三角肌的筋膜层。放置引流并关闭皮下组织层。

六、肱骨近端骨折的并发症

肱骨近端骨折最常见的并发症是活动能力的丧失（强直）。早期物理治疗的目的即与改善活动能力相关，然而，许多患者尽管早期接受了物理治疗，仍不能完全恢复活动能力。突出过多的结节部造成的撞击或肩胛下的瘢痕形成也可限制活动范围。骨折不愈合也很常见，但锁定钢板和改进型髓内钉等新技术的应用使不愈合的发生率有所降低。畸形愈合的原因有：固定不稳定或延误骨折的固定，患者因素，手术技术差。对于功能要求有限的老年患者，畸形愈合往往可以接受，但是对于年轻患者，肩关节活动度差、旋转受限是不能接受的。无移位或非手术治疗的 2 部分和 3 部分骨折发生骨坏死的情况相对罕见；肱骨近端解剖结构的保留可以促进术后功能的恢复。发生骨坏死并不意味着功能一定差，有时骨坏死只是影像学上的表现，并不引起临床症状。由于晚期进行半关成形术比早期进行的结果要差，对于 4 部分骨折，如果选择切开复位内固定，必须确定该方法是否可以重建肱骨解剖并提供充分的稳定性，这点很重要。

第五章

肱骨干骨折

第一节　处理原则

一、非手术治疗

肱骨干骨折在全部骨折中约占 3%；大多可以进行非手术治疗。过去非手术治疗方法包括：骨牵引、外展石膏托和夹板、Velpeau 绷带及悬臂石膏，各种方法都有各自的优缺点。

功能支具因其操作的简易性、适应性、允许肩肘关节活动、相对低的费用及其复位效果，已从根本上取代了其他非手术治疗方法，成为非手术治疗的"金标准"。功能支具工作原理是基于支具的水硬效应、肌肉的主动收缩以及重力的有益效应。曾有报道称，应用这项技术可达到 96% ~ 100% 的愈合率。吊带的应用不能避免内翻和内旋畸形愈合的发生。早期开始钟摆式功能锻炼，并且鼓励患者在可耐受的前提下使用肢体，避免肩关节主动外展。患者要一直佩戴支具直到疼痛消失和影像学有骨愈合的证据。考虑到皮肤易被汗水浸泡，支具日常的清洁应受到重视。病态的肥胖会增加患者发生内翻畸形的风险。然而，这些畸形更多的是外观上的问题而不是功能上的问题，而且上臂肥胖时畸形往往也不明显。支具固定的并发症有皮肤破损和畸形愈合。对于患者，无论是手术治疗还是非手术治疗，应考虑各种治疗方式的优点、缺点和风险。

对因经济条件不适合使用功能支具的患者使用吊臂固定。可以接受的复位包括：短缩小于 3 cm，成角小于 20°，旋转小于 30°。

二、手术治疗

（一）手术治疗适应证

肱骨干骨折选择手术治疗取决于多方面因素。手术适应证分为 3 类：①骨折适应证；②合并伤；③患者适应证。其中一些是更加绝对的适应证。非手术治疗失败、病理性骨折、关节内移位、血管损伤和臂丛损伤等情况几乎都需要手术治疗。选择手术治疗的最常见适应证是上肢需要早期活动的多发伤患者。治疗方案的选择必须全方面考虑，对于特殊患者需要个性化治疗。

肱骨干骨折一期手术治疗的适应证如下。

1. 骨折适应证

（1）闭合复位未达到满意的效果：①缩短 >3 cm；②旋转 >30°；③成角 >20°。

（2）节段性骨折。

（3）病理性骨折。

（4）关节内移位（肩关节、肘关节）。

2. 合并伤

（1）开放伤。

（2）血管损伤。

（3）臂丛损伤。

（4）同侧前臂骨折。

（5）同侧肩关节或肘关节骨折。

（6）双侧肱骨骨折。

（7）下肢骨折需要上肢负重。

（8）烧伤。

（9）高速枪弹伤。

（10）合并慢性肘关节或肩关节僵直。

3. 患者适应证

（1）多发伤。

（2）头颅损伤（Glasgow 昏迷记分 = 8 分）。

（3）胸外伤。

（4）患者耐受性、依从性差。

（5）体型不利于非手术治疗（肥胖症、胸部过大）。

肱骨干骨折手术治疗的目的是通过稳定的固定恢复患肢的长度、成角和旋转，使患者能够早期活动和理论上的患肢早期负重。固定的方法包括钢板固定、髓内钉和外固定。外固定通常用于高能量的枪弹伤、骨折伴有严重软组织损伤及严重污染的骨折。

（二）钢板接骨术

钢板接骨术仍是肱骨干骨折固定的"金标准"。钢板固定可用于近端及远端延长的骨折和开放性骨折。该技术能为多发伤患者提供足够的稳定性，使其上肢能够早期负重，并使其肩和肘关节的并发症降至最低。

1. 置入物的选择　肱骨干骨折固定最常用的钢板为宽的 4.5 mm 有限接触动力加压钢板（图 5-1）；骨骼较细小时偶尔也使用窄的 4.5 mm 有限接触动力加压钢板。远端的干骺端移行区也许需要使用双重 3.5 mm 有限接触动力加压钢板（图 5-2）或者为干骺端专门设计的新型钢板。对于螺旋形或斜行骨折，理想的构型包括 1 枚拉力螺钉和一块中和钢板，而横行骨折可完美地适用加压钢板技术。处理这些骨折时，要先使用拉力螺钉、克氏针或小骨块钢板（Eglseder 技术）获得临时复位，然后才能在直视下复位，并在已复位后的肱骨干上进行相对简单的钢板固定（图 5-3）。

粉碎性骨折或许需要使用桥接钢板技术。没有必要对每块骨折块都进行解剖复位。恢复正确的力线、旋转和长度，不破坏骨块上附着的软组织，往往能成功愈合。

对于骨质较差的患者，应当选择较长的内置物以加强稳定性。另有报道称，用异丁烯酸甲酯强化的锁定钢板和螺钉可增加该构型的稳定性。在骨折位置上下通常需要至少用 4 枚双皮质螺钉把持 8 个皮质来固定钢板以避免螺钉拔出。钢板长度的重要性与螺钉数量的重要性一样。对于因骨的质量差或粉碎性骨折导致的不稳定，可以通过增加螺钉数量和钢板长度以增加工作长度来实现稳定。对骨质较差或粉碎性骨折导致的不稳定则用更多螺钉。

随着在其他长骨上采用微创钢板接骨术的流行，也已建议对肱骨干骨折采用这种技术，然而其损伤桡神经的风险也开始为人们关注。一项在尸体上进行的试验发现，使用微创钢板接骨术，钢板应距离桡神经 2 ~ 4.9 mm（平均 3.2 mm）。前臂的旋前运动可使桡神经向钢板方向移动 3 mm。

2. 入路　肱骨的钢板固定可以采用多种入路。中部、近端 1/3 的骨折通常以前外侧入路（肱肌劈开入路）为佳。后侧入路（肱三头肌劈开入路或改良的后侧入路）适用于肱骨干中段或延伸到远端 1/3 的骨折。

3. 术后处理　在术后 1 周内开始肩和肘关节活动度锻炼，如果固定稳定的话，负重也是允许的。一项生物力学研究显示：大号（4.5 mm）和小号（3.5 mm）钢板在患者负重 50 kg（110 磅）时可承受，不发生形变。负重小于或等于 90 kg 时，大号钢板不会失效，而负重大于或等于 70 kg 时，小号钢板会失效。

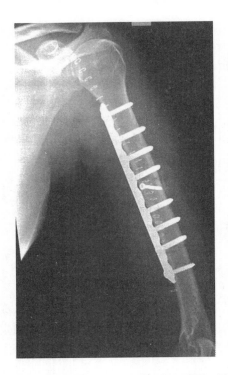

图 5-1　有限接触动力加压钢板固定肱骨干骨折

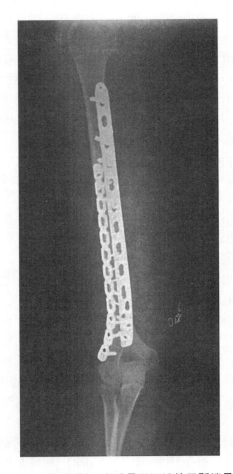

图 5-2　用双钢板固定肱骨干远端的干骺端骨折

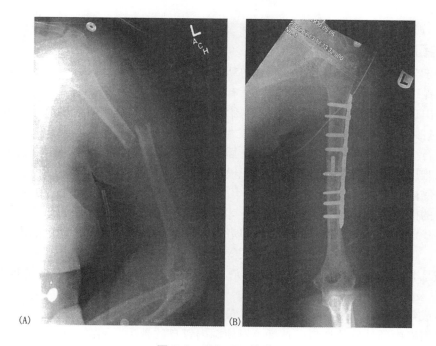

(A) (B)

图 5-3　Eglseder 技术
（A）移位的肱骨干骨折；（B）用微型骨块间钢板固定后用加压钢板固定。

4. 并发症　最常报道的使用钢板固定肱骨干骨折的并发症是桡神经麻痹。当选择前外侧入路（肱肌劈开入路）时，必须确保在放置钢板时桡神经没有被压迫在钢板之下，以避免造成医源性桡神经损伤。后侧入路中，软组织的拴住作用可造成桡神经的医源性损伤。这种情况可通过适当剥离桡神经周围的软组织进行补救。有报道称，1% ~2% 的闭合性骨折和 5% 的开放性骨折发生感染，约 1% 的患者会发生再骨折。

5. 采用改良的后侧入路（掀起肱三头肌）的肱骨干切开复位和内固定

（1）患者取侧卧位。

（2）在近端进行范围较宽的皮肤准备和铺单以使用无菌止血带。

（3）从止血带到尺骨鹰嘴尖端沿着肱骨做一个切口。

（4）剥离至肱三头肌筋膜并切开筋膜，沿外侧剥离至肌间隔。

（5）识别下方的臂外侧皮神经，随其往近端上行可见其在穿出肌间隔的位置并入桡神经。该位置通常在止血带水平。松开止血带。

（6）识别桡神经。

（7）将三头肌近端与肌间隔分离。

（8）游离桡神经近端、远端、前缘、后缘，包括在外侧肌间隔做一个约 3 cm 长的切口以利于移动桡神经。

（9）自骨膜上切断三头肌以显露肱骨；尽可能多地保留骨膜。

（10）在近端，如果需要显露，可向前掀起三角肌后缘。

（11）在远端和近端各夹一把骨钳（远离骨折）以便控制骨折块并掀起三角肌。避免骨钳造成环形剥离。

（12）对骨折部位进行清创后，置入一枚拉力螺钉作为临时固定；或者，对于横行骨折，当拉力螺钉固定较为困难时，可使用加压钢板或使用小骨块钢板（Eglseder 手术方法）作为临时固定，然后用钢板固定。

（13）使用钢板固定主要骨折块，以形成中和、加压或桥接固定。

（14）透视确认肱骨对线良好及骨折块已复位。

（15）放置引流管，缝合皮肤。

（三）髓内钉固定

人们在肱骨干骨折中采用髓内钉固定的最初动因是下肢骨折采用髓内钉固定的成功，但在上肢的应用中并未获得与在下肢应用中同等的成功。虽然有很多文献报道采用髓内钉的方法取得了良好的结果，但髓内钉进钉点出现不良反应以及愈合率的问题给这种治疗模式的热潮降了温。据报道，在更多近期的研究中使用顺行打入髓内钉的患者中，肩痛的发生率为 16%~37%。但由于多种因素，例如是弹性钉还是坚硬钉，顺行插入还是逆行插入，还有顺行插入髓内钉是采用外侧、前外侧进钉还是采用关节外进钉点，这些结论难以解释。因此，需要进行大规模的控制良好的研究。

早期的弹性髓内钉，如 Rush 和 Enders 钉，几乎没有轴向或旋转的稳定性，在粉碎性骨折和不稳定骨折中需要额外的固定（如使用骨折端钢丝环扎术或长期的患肢制动）。即使有了额外的固定，相应的结构通常仍不够稳定，并发下肢损伤的多发伤患者仍不能早期锻炼及负重。锁定髓内钉的发展提高了稳定性及防旋功能，但仍未获得在下肢的应用中同等的成功。由于髓内钉的型号有限，大部分锁定髓内钉置入前需要扩髓且骨折端分离成了一个问题，尤其是在较小的髓腔。新的髓内钉增添了较小的尺寸（7 mm，8 mm 以及 9 mm）以便用于更小的骨头，置入时可扩髓也可不扩髓。

顺行入路是成年人肱骨干骨折髓内钉固定术最常用的。然而，对特定的进钉点位置仍存在争议。传统的方法是采取肩峰中部外侧的切口，这样可以使髓内钉自肱骨头后侧穿入。此外，通过肩袖的切口与腱纤维并不平行。前外侧入口与肱骨髓腔处于同一直线上，且切口与肩袖的腱纤维平行。一些学者假定：顺行置入髓内钉固定术后的患者发生肩痛原因就是通过肩袖做横切口。对于之前肩关节有基础疾病的患者或下床活动时需要上肢负重的患者（截瘫或截肢的患者），应该考虑顺行肱骨髓内钉固定术的替代选择（如钢板接骨术）。

由于顺向入钉后肩痛频繁发生，有学者提倡采用逆向打钉以避免这一并发症；但逆向插入会伴发骨折向肱骨远端延伸。传统逆向插入的起始点是在肱骨中线上鹰嘴窝上方 2 cm 处。近年来，有学者推荐在鹰嘴窝上部进针。鹰嘴窝进针点理论上应有的优势包括可增加骨折远端的有效长度且髓内钉与髓腔在一条直线上。然而，生物力学的研究显示，较之于更高位置的进钉点，该方法抗旋转力矩较弱，并且会有复位的负荷性失败。

虽然弹性肱骨髓内钉在骨折愈合方面取得了成功，但进钉点的发病率及其仅适用于最稳定的骨折类型限制了它的使用。对尸体的研究发现，在钛质弹性肱骨髓内钉固定中，拧入交锁螺钉和张力螺钉时，腋神经处于相当大的损伤风险中。进行钝性分离三角肌、使用软组织套、直视肱骨皮质下进行钻孔和拧入螺钉，可能有助于预防这个并发症。

当有髓内钉固定的适应证时，如分段骨折、中上 1/3 交接点骨折、病理性骨折、软组织覆盖不良的骨折、肥胖患者的骨折及某些多发伤患者的骨折，目前倾向于采用坚硬的锁定髓内钉顺行置入。采用前外侧切口直视下探查和修复肩袖。医源性桡神经损伤的情况已有报道，在骨折复位、扩髓、进钉及放置锁定螺钉时都必须小心。髓腔极其狭窄的患者禁用髓内钉。

肱骨干骨折顺行髓内钉固定手术技术要点有以下 13 点。

（1）仔细评估术前的 X 线片，以确保骨干的直径足以容纳髓内钉；如果骨干的直径太小，那么应选择钢板固定。

（2）患者平卧在 X 线可透射的手术台上，胸部抬高 30°~40°。影像增强器位于术者对侧。往回转动 C 形臂 X 线机，可对肩关节和肱骨进行前后位的充分成像；向前转动装置可对肩关节和肱骨进行侧位的充分成像。

（3）在肩峰前外侧面做斜行切口，在三角肌的前、中 1/3 交界处沿肌纤维走行劈开三角肌。为了保护腋神经，劈开三角肌不能超过肩峰远端 5 cm。

（4）直视下，顺纤维切开肩袖。在肱骨扩髓时使用全层缝合以保护肩袖免受损伤。

（5）在肱二头肌肌腱后面插入导针，在前后位及侧位 X 线透视引导下推进达到适当的位置。

（6）仔细推进近端扩髓器，保护肩袖。

（7）使用复位装置备复位骨折块，并钻入圆头导针。依次递增连续扩髓，使肱骨髓腔达到预定直径，通常比髓内钉直径大 1～1.5 mm。对于中段 1/3 的骨折，可在骨折处做一个小切口，在复位和扩髓前手动探查以确定桡神经没有被嵌入骨折中。

（8）扩髓完成后，把髓内钉插入髓腔，切勿使骨折块分离，确保钉尾埋入肱骨头的关节面。

（9）使用外装装置拧入近端锁定螺钉。仔细分离软组织，以避免损伤腋神经。

（10）从前后方向拧入远端锁定螺钉，以免损伤桡神经。在前方做一个 4～5 cm 的切口以显露肱二头肌，钝性分离肌肉以避免医源性损伤肱动脉。

（11）全层缝合修补肩袖。

（12）前后位和侧位透视下确认复位情况和螺钉的位置及长度。

（13）通过主动辅助的关节活动度锻炼开始早期康复。

第二节　伴桡神经麻痹的肱骨干骨折

肱骨干骨折时最容易损伤的神经是桡神经，因为它在肱骨干中段从后方绕过肱骨，并在上臂远端向前穿过外侧肌间隔，该位置相对固定（图 5-4）。通常桡神经损伤是运动性麻痹，低能量损伤的恢复率为 100%，高能量损伤的恢复率为 71%。虽然神经很容易被锋利的骨折端切断，但这种情况很少出现。一般用常规的非手术方法治疗肱骨干骨折，用功能夹板支撑腕和手指，若 3～4 个月或以后骨折已经愈合但功能尚未恢复，则进行神经探查。因为桡神经通常只是挫伤或牵拉伤，其功能有望自愈。常规神经探查会使很多患者遭受不必要的手术且有可能增加并发症的发病率。早期探查和修复断裂桡神经的结果没有被证实优于晚期修复。

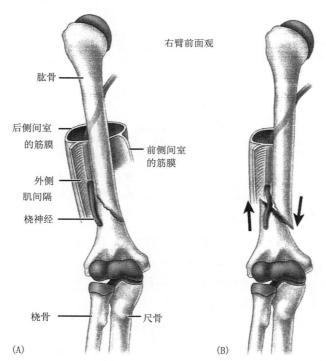

图 5-4　肱骨远端 1/3 螺旋形骨折，桡神经嵌入骨折断端之间

（A）桡神经在上臂的下 1/3 处穿过外侧肌间隔的时候活动度最小；（B）典型的斜行骨折向外侧成角，骨折远端向近端移位。桡神经被外侧肌间隔固定在骨折近端，在尝试进行闭合复位时，桡神经被嵌顿在两骨折断端之间。

如果是开放肱骨干骨折伴有桡神经麻痹，那么在对伤口冲洗清创的过程中就应对其进行探查。如果发现神经连续性存在，只需在骨折愈合过程中进行观察即可。如果有证据表明，桡神经被骨折端刺穿或夹在两断端之间，则需要早期探查。超声检查已被应用于诊断嵌顿或撕裂的桡神经。如果这一诊断工具的诊断结果能在大量患者身上得到重复，那么神经探查的手术指征就能更加明确了。

伴有桡神经麻痹的患者，如果其肱骨干骨折有明确的手术指征，应在固定骨折的同时进行神经探查。肱骨干中段和中下段骨折最常并发桡神经麻痹，而较之于斜行骨折和粉碎性骨折，桡神经麻痹在横行骨折和螺旋形骨折中更常见。总体而言，恢复率为88%。桡神经完全断裂多发生于肱骨开放性骨折，需要神经修复或移植；大多神经麻痹发生于闭合骨折，可自行恢复而无需治疗。治疗肱骨干骨折并发桡神经麻痹的流程总结见图5-5。

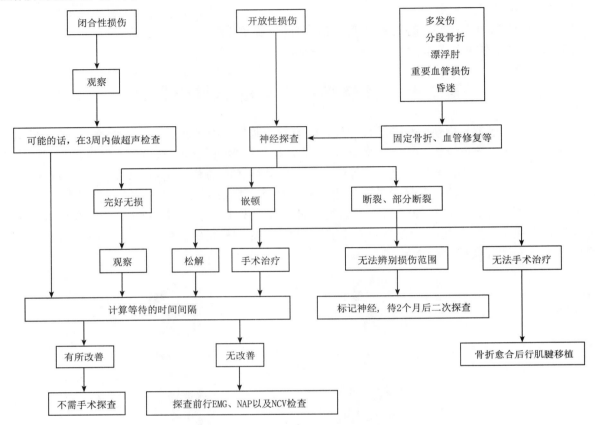

图5-5　肱骨干骨折并发桡神经麻痹的治疗流程
EMG：肌电图；NAP：神经轴突生理学；NCV：神经传导速率。

第三节　假体周围肱骨干骨折

假体周围肱骨干骨折在肩或肘关节置换术后很罕见，但很难治疗。骨质疏松导致的骨量减少、骨软化、类风湿关节炎是其主要原因。低能量的打击、轻微的扭转损伤、"同一平面"跌倒或术中的技术失误就可以造成各种类型的骨折。肩关节假体附近的骨折可能发生在结节水平、干骺端、假体柄的上端骨干或假体柄尖部以远。全肘关节假体周围的肱骨骨折也可能发生在从内外侧柱到假体柄尖部近侧的任何水平。

对于没有假体松动的稳定的术后骨折，可以通过制动来行非手术治疗。对于有假体松动的稳定骨折，如果始终有疼痛的话，应立即或等骨折愈合后进行翻修。对于不稳定骨折，无论是否伴有假体松动，是否需要假体翻修，都需要手术固定。如果需要翻修，应遵循人工关节翻修术的基本原则。骨质决定是否需要补充植入异体骨、支撑材料、骨水泥或自体骨。大多数需要肩/肘的全关节置换或半关节置换的患者都患有年龄相关性骨质疏松症。

在治疗假体固定良好的不稳定假体周围骨折时发现：①有移位的结节骨折应该用钢丝或粗缝线修复，伴随的肩袖撕裂也应修补；②不稳定的假体周围或假体下方的骨干骨折需要切开复位内固定。钢丝环扎或有限的螺钉固定效果不满意的，最好使用厚钢板，近端钢丝环扎，远端螺钉固定。至少4根钢丝，4根螺钉，把持住8个皮质，这些是必需的。推荐使用2 mm的钢丝而不是通常使用的1.6 mm的环扎带。骨折愈合要求必须达到解剖复位，可以考虑骨折部位植骨。

如果遇到骨质较差的患者，可以用骨水泥补充固定。骨水泥应该涂在骨折部位外边。如果是严重的骨质疏松，推荐增加植入异体全层骨皮质来支撑，并用额外的钢丝将其与钢板钢丝螺钉构型进行90°固定。自体骨应被用于骨折部位。一般认为，对于一个固定良好、功能也很好的肩或肘关节成形术后假体周围骨折，不应该使用长柄内植物修复。由于肩、肘关节成形术后的翻修结果并不像初次成形术后那样令人满意，因此，应尽一切努力实现首次骨折的愈合。

通过对细节小心谨慎和重视骨质疏松，能够避免肩关节成形术的术中骨折。术中骨折应该在手术当时就用内固定修复或用长柄内植物进行翻修。

肩或肘关节置换术后假体周围肱骨干骨折总的治疗原则如上所述。内外柱骨折如果内植物位置固定牢固，可以采取患肢制动治疗。良好的预后并不一定需要单柱骨折的愈合。

第四节　肱骨远端骨折

尽管技术及内植物明显进步，但肱骨远端骨折仍旧面临着挑战。这些损伤常常包括关节内的粉碎性骨折，且很多都发生在有骨质疏松的老年患者身上。关节功能常因为僵直、疼痛和无力而减弱。这种骨折的预后很少有"正常"的肘关节。但是，随着内植物技术、手术入路和康复计划的改进，预后已有所提高，报道接近87%的患者功能为优良。与肱骨近端及肱骨干骨折相比，大多数成年人的肱骨远端骨折必须通过手术治疗。对于有严重内科疾病的老年患者而言，使用"骨袋"技术的非手术治疗也许是合理的。

对于低需求的患者，根据文献报道，切开复位内固定和全肘关节置换均能取得较好疗效。在选择治疗方案时，骨折类型、粉碎程度、骨质、术者的经验［全肘关节置换和（或）切开复位内固定］、潜在的关节炎及患者的基础疾病等因素均需考虑在内，必须根据患者及骨折分类进行个体化治疗。

治疗的目的是通过稳定的内固定使关节面达到解剖复位，从而实现早期活动。对外侧柱或内侧柱骨折（AO/OTA分型为B型）通常采用直接手术入路复位和简易支撑钢板固定。对关节内骨折（AO/OTA分型为C型）则差异很大。总之，横行骨折线位置越低，越难以达到稳定的固定。同样，骨折越粉碎，越难以达到解剖复位。

肱骨远端骨折的复位和固定的手术入路有很多，最常用的是采用鹰嘴截骨术的后侧经鹰嘴入路，但是，考虑到软组织愈合和内植物引起的症状，人们越来越多地采用了由Bryan-Morrey和O'DriscoLl提出的掀起肱三头肌手术入路（Bryan-Morrey手术入路）或掀起肱三头肌及时后肌腱手术入路（图5-6）和由McKee等提出的经肱三头肌手术入路（Campbell后侧手术入路）。经鹰嘴入路对骨折的显露最充分。随着对骨折分型和复位方法的日益熟悉，为了减少并发症，似乎更宜采用肱三头肌入路或经肱三头肌入路。在所有后侧手术入路中，尺神经必须仔细显露，并且要避免过度游离，通常在手术最后将其前置于肱骨内上髁前方。近年来的许多报道质疑了尺神经前置的益处，并注意到进行尺神经前置的患者尺神经炎的发生率几乎是不进行前置患者的4倍。但学者们认为，这不是由单独的尺神经转位造成的，更多的是由于术中对内侧柱的复位和放置内侧钢板时牵拉了尺神经导致的。

标准的钢板固定技术要求将钢板垂直放置。研究显示，直接的内侧及外侧钢板固定具有生物力学优势，临床报道确认了钢板平行固定具有高的愈合率及稳定性。小的软骨骨折块可以用无头螺钉、埋头螺钉或可吸收螺钉固定。

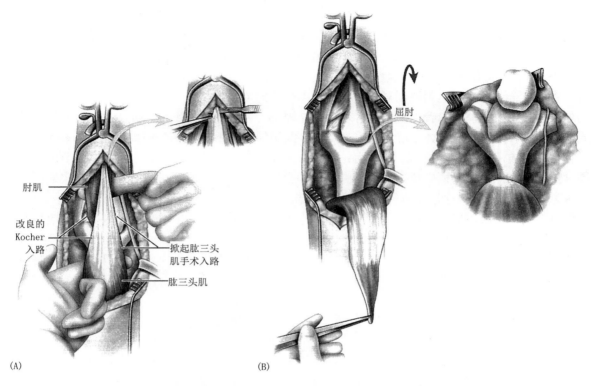

图 5-6　掀起肱三头肌及肘后肌腱手术入路
A. 改良的 Kocher 外侧入路结合内侧掀起肱三头肌手术入路；B. 对肱骨远端的显露与鹰嘴截骨术相似。

肱骨远端骨折固定的技术性目的如下。
（1）所有螺钉都应穿过钢板。
（2）每枚螺钉都应抓持到一个固定在对侧钢板上的骨折块上。
（3）远端骨块应尽量多地放置螺钉。
（4）每枚螺钉应尽量长。
（5）每枚螺钉应尽量多地固定关节内骨折块。
（6）在双柱骨折，钢板放置时可于髁上水平形成加压。
（7）使用的钢板应足够坚硬以防止髁上骨折愈合之前钢板被折断或弯曲。

重建肱骨远端可以依据以下两条策略。①先复位固定关节面，然后与肱骨干对合固定。②或者先将内上髁或外上髁复位固定到肱骨干上，再重建关节面（尤其适用于当关节面粉碎性骨折），然后再复位固定对侧髁。必须注意，当有骨缺失时，使用拉力螺钉可能造成滑车狭窄，从而导致前臂难以正常放置。因为肱骨远端能放置螺钉的区域是有限的，所以可以采用临时固定，最后用螺钉穿过钢板固定，以确保肱骨远端的螺钉都有助于其结构的整体稳定性。预塑形的新型钢板或 3.5 mm 的加压钢板比 1/3 管型钢板和 3.5 mm 重建钢板更好，因为后者在干骺端粉碎性骨折中容易疲劳断裂。在低位骨折中，额外的小骨块钢板也许能提供额外的固定。锁定钢板被证明能增加稳定性及允许早期活动。严重骨质疏松时，多维螺钉比普通锁定螺钉更具有生物力学优势。

如果做到了允许早期活动的稳定固定，患者可在术后 3 天内开始进行功能锻炼。术后应坚持在医护人员监管下进行每周 3 次的物理治疗训练，同时每天完成家庭锻炼计划。如果无法实现早期活动，则应采用可动态屈伸的夹板固定。

近年来，肱骨远端骨折愈合率已经有了很大的提高。最常见的并发症是关节僵直，常常需要二次手术。其他并发症包括尺神经疾病、创伤性关节炎、骨坏死以及内固定材料引起的症状。开放性骨折或鹰嘴使用内固定的患者更易出现伤口并发症。据评估，在肱骨远端骨折行手术固定的患者中，有 1/8 的患者需要行二次手术。如果手术方式选择得当，注重技术细节，许多并发症是可以避免的。

经鹰嘴截骨入路肱骨远端骨折切开复位内固定手术技术如下。

（1）患者可以采取侧卧位，也可以采用仰卧位或俯卧位。仰卧位的好处是便于关节前方的显露，有利于极低位的骨折和前方粉碎性骨折的治疗。对于延续到肱骨干的骨折，采取仰卧位复位会比较困难。选择仰卧位时，用手臂支架以协助前臂放置。

（2）铺单覆盖整个上半身，以便在上臂近端放置无菌止血带。

（3）沿上臂后侧中线做切口，绕过或不绕过鹰嘴尖端，全层分离内外侧皮下组织。

（4）从肱三头肌边内侧缘和内上髁游离出尺神经。保留尺神经的营养血管（图5-7A）。

（5）在外侧将肱三头肌游离出肌间膜。于三头肌和肘后肌之间切开以显露关节。或者，在肘后肌和桡侧腕短伸肌之间切开以保留肘后肌群的神经支配，将肘后肌与三头肌一起掀起。

（6）确保鹰嘴关节面的内外侧都能看见。

（7）在鹰嘴截骨之前预先钻孔以备固定鹰嘴。

（8）用摆锯直接朝向鹰嘴关节面的凹槽，做一个尖部指向远端的"V"形切口进行截骨（图5-7B）。用骨刀仔细完成截骨。如果用骨刀强行楔入凿开，则稍有不慎就会凿下大片的软骨。

（9）连同鹰嘴近端掀起肱三头肌，直接剥离三头肌肌肉组织，保留骨膜（图5-7C）。

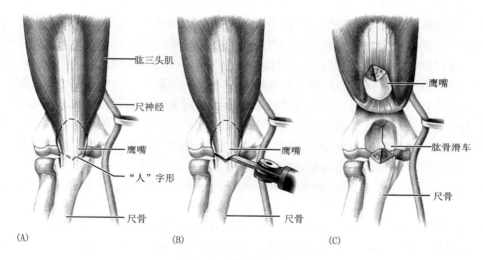

图5-7 经鹰嘴入路

（A）鹰嘴截骨部位做浅"V"形或"人"字形标记；（B）用薄片摆锯开始截骨；（C）将截下的鹰嘴近端骨块掀起，将尺神经游离、移位并加以保护。

（10）清除骨折边缘，清理表面。

（11）用带螺纹的克氏针做手柄矫正内外髁。

（12）如果是简单的关节内骨折，用克氏针手柄和韦氏钳将骨折复位，打入克氏针做临时固定。

（13）先在较容易复位的一侧柱固定钢板，再固定对侧柱。

（14）如果是复杂的关节内骨折，内外髁中总有一侧与肱骨干对合复位良好，应先将该侧复位固定在肱骨干上。用于固定小骨折块（2 mm或4 mm）的埋头螺钉可以用作临时固定，因为它不露出骨表面，因而不会影响钢板的放置。或者，可以沿肱骨髁柱放置钢板，远端用单层骨皮质螺钉临时固定。

（15）"全方位"重建关节表面，临时固定重建好的骨折块，复位内外髁，对合到肱骨干上，钢板固定。

（16）用无头螺钉、小骨折块螺钉或可吸收螺钉固定粉碎性关节内骨折。

（17）内外侧双钢板或两个钢板互成90°都是可行的。

（18）检查每枚螺钉，确保没有穿透关节面。

（19）修复鹰嘴截骨，前置尺神经，逐层关闭切口，负压引流。

术后处理：肘关节伸直位固定，术后2天拔除引流，术后3天开始肘关节屈伸活动，术后无须支具制动。

第六章

下肢骨折

髋部损伤是创伤骨科中常遇到的问题，近年来发生率有上升的趋势，其原因之一是社会人口年龄提高。

髋部骨折多发生于老年人，女性发病率高于男性，并与骨质疏松有一定的关系。由于髋部骨折后肢体活动严重受限，会继发很多并发症。有学者统计髋部骨折的死亡率为 15% ~ 20%。年轻患者的髋部骨折常由高能量损伤所致。随着机动车意外的增加，年轻人中髋部骨折的发生率也不断上升。

髋部骨折根据解剖部位分为股骨头骨折、股骨颈骨折、粗隆间骨折、大粗隆骨折、小粗隆骨折及股骨粗隆下骨折。髋臼骨折由于其解剖特点、创伤机制、专门的分类及治疗方法等原因，划分为另一专题。股骨头骨折常由高能量直接暴力所致，有些同时合并髋关节脱位，损伤严重。单纯股骨大小粗隆骨折较为少见，部分由病理因素引起。在小儿单纯小粗隆骨折常由髂腰肌牵拉造成，多可行保守治疗。单纯大粗隆骨折则由直接暴力所致，骨折常常移位不大，保守治疗及保护下部分负重即可奏效。股骨颈骨折及股骨粗隆间骨折一般需要手术治疗并予内固定。二者均高发于老年人，女性多于男性。有学者解释其原因在于女性骨盆较男性宽大而相对髋内翻；女性平均年龄高于男性；女性活动较少，骨质疏松发生年龄较早。股骨粗隆下骨折发生年龄有两个分布组：20 ~ 40 岁及 60 岁以上。前者多为高能量创伤所致。

股骨颈骨折、股骨粗隆间骨折及股骨粗隆下骨折三者预后有很大差别。股骨粗隆间骨折由于骨折端宽大而且均为松质骨，血运良好，一旦获得很满意复位及固定，大多均可愈合而且并发症很少。股骨颈骨折多属关节囊内骨折。骨折端血供少及股骨头营养血管常被损伤，故晚期股骨头缺血坏死发生率较高。股骨粗隆下骨折由于局部应力分布特点，有较高的骨折不愈合及内固定失效的发生率。

第一节　股骨颈骨折

股骨颈骨折多发生于老年人，随着社会人口年龄的增长，股骨颈骨折的发生率不断上升。年轻人中股骨颈骨折的发生主要由于高能量创伤所至，常合并有其他骨折。股骨颈骨折存在两个主要问题：①骨折不愈合；②晚期股骨头缺血坏死。因此一直是创伤骨科领域中重点研究的对象之一。

一、临床解剖

髋关节囊是由非常致密的纤维组织构成，包绕股骨头及大部分股骨颈，其前后方起自粗隆间线。股骨颈外侧约一半的部分位于关节囊外。位于关节囊内的股骨颈部分没有骨膜覆盖。因此在骨折愈合过程中，如同其他部位的关节内骨折一样，没有外骨痂生成，因而使骨内愈合。

1. 股骨头颈血供　许多学者对于股骨头颈部的血供进行了大量的研究工作。目前公认的观点是股骨近端有三组动脉系统提供血供：①位于股骨颈基底部的关节囊外动脉环，由关节囊外动脉环发出，走行于股骨颈表面的颈升动脉；②圆韧带动脉；③骨内动脉系统。

关节囊外动脉环后部主要由旋股内侧动脉分支构成，而前部主要由旋股外侧动脉分支构成。臀上动脉及臀下动脉也少量参与该动脉环的构成。颈升动脉起自关节囊外动脉环，在前方自粗隆间线水平穿入髋关节囊。在后方穿过关节囊环形纤维向近端走行。颈升动脉在滑膜返折处继续向近端走向股骨头颈交界处的关节软骨部分，该段动脉 Weitbrecht 称为支持带动脉。

颈升动脉走行于股骨颈表面时随发出许多小分支进入股骨颈。颈升动脉分为四组（前、内、后、外），外侧颈升动脉供应股骨头颈大部分血供，在股骨头颈交界处关节软骨下方，颈升动脉构成另一个动脉环——滑膜下关节囊内动脉环。该动脉环具有较大的解剖变异，可以是完整的，也可以是不完整的。由滑膜下关节囊内动脉环发出的动脉支进入股骨头。高位股骨颈骨折（头下型）常损伤滑膜下关节囊内动脉环。滑膜下关节囊内动脉环发出的动脉进入股骨头后称为骺动脉。骺动脉在股骨头中有两组：①外侧骺动脉；②下方干骺动脉。

圆韧带动脉来自旋股内侧动脉分支。多数学者认为圆韧带动脉功能有限。部分成年人圆韧带动脉已没有血供，而圆韧带动脉即便有血供也仅供应很少部分的股骨头及滑膜。如果骨折损伤了其他血供系统，圆韧带动脉血供远不足以供应整个股骨头。

股骨头血供主要有 3 个来源：①骨内动脉系统；②圆韧带动脉系统；③起自关节囊外动脉环的颈升动脉系统。其中颈升动脉系统占主要地位。一旦股骨颈发生骨折，骨内动脉系统必然损伤，股骨头血供便依靠残留的部分颈升动脉系统及尚存在血供的圆韧带动脉系统。目前研究证明，各动脉系统之间即使存在吻合，其吻合的程度也难以营养全部股骨头。换言之，一旦主要血供系统损伤后，其他血供系统则难以代偿（图 6-1）。

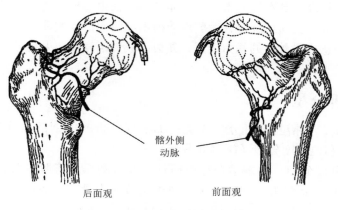

后面观　　　前面观

髂外侧动脉

图 6-1　股骨头颈血供系统

2. 骨骼解剖　股骨近端骨骼内的解剖结构形态与其所受到的生理应力情况完全适应。骨小梁的分布及走行与股骨近端所受到的不同应力相一致。一组起自股骨距，向上行至股骨头负重区的骨小梁承受大部分压力，称为主要压力骨小梁。另一组骨小梁起自股骨矩下方，向外上止于大粗隆，称为次要压力骨小梁。股骨颈上部主要承受张力，有一组骨小梁自圆韧带窝后下方经股骨颈上部行至大粗隆下方及外侧骨皮质，称为主要张力骨小梁。在大粗隆部位还有一组自上向下的大粗隆骨小梁。主要压力骨小梁、主要张力骨小梁及次要压力骨小梁之间形成一个三角区，称为"Ward 三角"。该区域较为薄弱。以上几组骨小梁在股骨颈中的分布形成了一个完整的抗应力结构。Singh 根据骨小梁系统来判断骨质疏松情况，并提出了 Singh Index，对其分级定量。在临床上，患者的骨质疏松与否对于内固定物置入后的稳定程度有直接影响。因此常常需要根据 Singh Index 来选择不同的治疗方法（图 6-2）。

二、股骨颈骨折的病因学因素

1. 骨骼质量　股骨颈骨折多发生于老年人，女性发生率高于男性。由于老年人多有不同程度的骨质疏松，而女性活动相对较男性少，由于生理代谢的原因骨质疏松发生较早，故即便所受暴力很小，也会发生骨折。目前普遍认为，尽管不是唯一的因素，骨质疏松仍是引起股骨颈骨折的重要因素，甚至于有些学者认为可以将老年人股骨颈骨折看作病理性骨折。骨质疏松的程度对于骨折的粉碎情况（特别是股骨颈后外侧粉碎）及内固定后的牢固与否有直接影响。

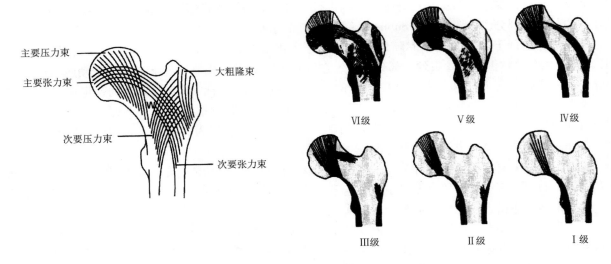

图 6-2　Singh Index

2. 创伤机制　大多数股骨颈骨折创伤较轻微，年轻人股骨颈骨折则多为严重创伤所致。创伤机制可分为两种：①跌倒时大粗隆受到直接撞击；②肢体外旋。在第二种机制中，股骨头由于前关节囊及髂股韧带牵拉而相对固定，股骨头向后旋转，后侧皮质撞击髋臼而造成颈部骨折。此种情况下常发生后外侧骨皮质粉碎。年轻人中造成股骨颈的暴力较大，暴力沿股骨干直接向上传导，常伴软组织损伤，骨折也常为粉碎性。

三、股骨颈骨折分型

股骨颈骨折分型很多，概括起来可分为 3 类：①根据骨折的解剖部位分型；②骨折线方向分型（Pauwels 分型）；③骨折移位程度分型（Garden 分型）。

1. 根据骨折的解剖部位分型　许多学者曾根据骨折的解剖部位将股骨颈骨折分为 3 型：头下型、经颈型和基底型（图 6-3）。其中头下型和经颈型属于关节囊内骨折，而基底型则属于关节囊外骨折。头下型是指位于股骨颈上部的骨折；经颈型是指位于股骨颈中部的骨折；基底型是指位于股骨颈基底部与粗隆间的骨折。由于经颈型骨折发生率很低，各型的 X 线表现受投照角度影响很大，目前此类分型已很少应用。

2. 骨折线方向分型　1935 年，Pauwels 根据股骨颈骨折线的方向将股骨颈骨折分为 3 型（图 6-4）。Ⅰ型：骨折线与水平线夹角为 30°。Ⅱ型：骨折线与水平线夹角为 50°。Ⅲ型：骨折线与水平线夹角为 70°。Pauwels 认为，夹角度数越大，即骨折线越垂直，骨折端所受到的剪式应力愈合，骨折越不稳定，不愈合率随之增加。但该分型存在两个问题，第一，投照 X 线时股骨颈与 X 线片必须平行，这在临床上难以做到。患者由于疼痛等原因，在拍 X 线片时骨盆常发生倾斜，而骨折线方向便会改变。同一股骨颈骨折，由于骨盆倾斜程度的不同，在 X 线片上可以表现出自 Pauwels Ⅰ型至 Pauwels Ⅲ型的不同结果。第二，Pauwels 分型与股骨颈骨折不愈合及股骨头缺血坏死无明显对应关系。由于 Pauwels 分型受 X 线投照影响较大，与骨折不愈合率及股骨头缺血坏死率缺乏对应关系，目前也较少应用。

3. 骨折移位程度分型　Garden 根据骨折移位程度将股骨颈骨折分为 4 型（图6-5）。Ⅰ型：不全骨折，股骨颈下方骨小梁部分完整，该型包括所谓"外展嵌插型"骨折。Ⅱ型：完全骨折，但无移位。Ⅲ型：完全骨折，部分移位，该型骨折 X 线片上可以看到骨折近端上移、外旋，股骨头常后倾，骨折端尚有部分接触。Ⅳ型：完全骨折，完全移位。该型骨折 X 线片上表现为骨折端完全失去接触，而股骨头与髋臼相对关系正常。

Garden 分型中自Ⅰ~Ⅳ型，股骨颈骨折严重程度递增，而不愈合率与股骨头缺血坏死率也随之增加。Garden 分型在国际上已被广泛应用。

4. AO 分型　AO 将股骨颈骨折归类为股骨近端骨折中的 B 型（图 6-6）。

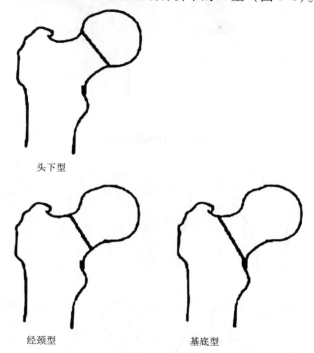

头下型

经颈型　　　　　　　　基底型

图 6-3　解剖学分型

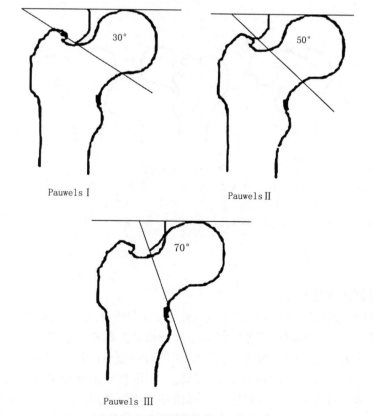

Pauwels Ⅰ　　　　　　Pauwels Ⅱ

Pauwels Ⅲ

图 6-4　骨折线走向 Pauwels 分型

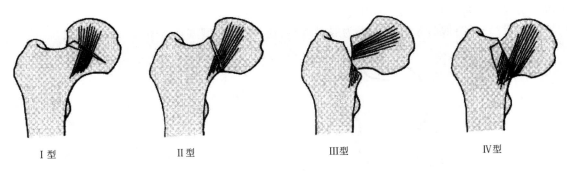

Ⅰ型　　　　　　Ⅱ型　　　　　　Ⅲ型　　　　　　Ⅳ型

图 6-5　Graden 分型

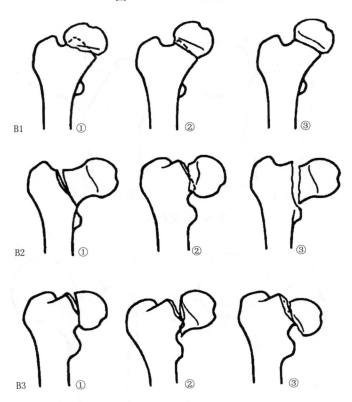

图 6-6　AO 分型

B1 型：头上型，轻度移位。①嵌插，外翻≥15°。②嵌插，外翻＜15°。③无嵌插。
B2 型：经颈型。①经颈部基底。②颈中部，内收。③颈中部，剪切。
B3 型：头下型，移位。①中度移位，内收外旋。②中度移位，垂直外旋。③明显移位。

四、治疗

（一）无移位型股骨颈骨折

　　无移位及嵌插型股骨颈骨折（Garden Ⅰ、Ⅱ型）占所有股骨颈骨折的 15%～20%。无移位的股骨颈骨折虽然对位关系正常，但稳定性较差。嵌插型股骨颈骨折端相互嵌插，常有轻度内翻。由于骨折端嵌入骨松质中，其内在的稳定性也不可靠。由于嵌插型股骨颈骨折的患者症状轻微，肢体外旋、内收、短缩等畸形不明显，骨折端具有一定的稳定性，因此，采取保守治疗还是手术治疗存在争议。一些学者主张保守治疗。保守治疗具有避免手术风险、降低治疗费用等优点，主要缺点是骨折会发生再移位。其发生率各学者报道为 8%～20%。手术治疗具有很高的骨折愈合率，而且并未明显增加股骨头缺血坏死率。目前认为，对于无移位或嵌插型股骨颈骨折，除非患者有明显的手术禁忌证，均应考虑手术治疗。以防止骨折再移位。并减少患者卧床时间，减少骨折并发症的发生。

（二）移位型股骨颈骨折

移位型股骨颈骨折（Garden III，IV型）的治疗原则：①解剖复位；②骨折端加压；③坚强内固定。

移位型股骨颈骨折如患者无手术禁忌证均应采取手术治疗。目前多数学者主张应予以急诊手术。由于股骨颈骨折的患者多为老年人，尽快手术可以大幅减少骨折并发症发生及原有心肺疾病的恶化。另外，急诊手术尽快恢复骨折端的正常关系，对于缓解对股骨头颈血运的进一步损害有一定的益处。目前多数学者主张应在6～12小时急诊手术。

1. 骨折复位　骨折的解剖复位是股骨颈骨折治疗的关键因素，直接影响骨折愈合及股骨头缺血坏死的发生。由于骨折端接触面积减少，自股骨颈基底向近端延伸的骨内血管减少或生长受阻，因而降低了股骨头颈血供。

复位的方法有两种，闭合复位和切开复位。应尽可能采取闭合复位，只有在闭合复位失败，无法达到解剖复位时才考虑切开复位。

（1）闭合复位。

1）Mc Elvenny法：将患者置于牵引床上，对双下肢一同施行牵引；患肢外旋并加大牵引；助手将足把持住后与术者把持住膝部一同内旋；肢体内旋后将髋关节内收。Mc Elvenny认为解剖复位及外展复位均不稳定，主张使股骨颈骨折远端内侧骨皮质略内移，使其位于股骨头下方，以使其稳定性增加。因此，提出在复位完成以后自大粗隆向内侧用力推骨折远端，至远端内移。

2）Leadbetter法：Leadbener采用髋关节屈曲位复位方法。首先，屈髋90°后行轴向牵引，髋关节内旋并内收。其次，轻轻将肢体置于床上，髋关节逐渐伸直。放松牵引，如肢体无外旋畸形即达到复位。

尽管有些学者认为外展位复位可以增加骨折端的稳定性，但目前大多数学者均提出应力求达到解剖复位。只有解剖复位，才可以最大限度地获得股骨头血供重建的可能性。

3）复位后的稳定性：股骨颈骨折复位后稳定与否很大程度上取决于股骨颈后外侧是否存在粉碎。如果后外侧粉碎则失去后外侧有效的骨性支撑，随后常发生复位失败以至骨折不愈合。因此，有学者主张，对于伴有后外侧粉碎的股骨颈骨折，可考虑一期植骨。

（2）切开复位：一旦闭合复位失败，应该考虑切开复位，即直视下解剖复位。以往认为切开复位会进一步损害股骨头颈血供。近年来，许多学者都证实切开复位对血供影响不大。其理由是，首先切开复位时关节囊切口很小，而解剖复位对血供恢复起到了良好的作用。切开复位可采用前侧切口或前外侧切口（Watson-Jones切口）。有学者提出，如存在股骨颈后外侧粉碎，则应选择后方切口以便同时植骨，但大多数学者认为后方切口有可能损害股骨颈后外侧残留的血供，故应尽量避免。

2. 内固定　应用于股骨颈骨折治疗的内固定物种类很多。合格的内固定原则是坚强固定和骨折端加压。应再次强调，解剖复位在治疗中至关重要，因为无论何种内固定材料都无法补偿不良复位所产生的问题。各种内固定材料均有自身的特点和不足。医生应该对其技术问题及适应证非常熟悉以便选择应用。

三翼钉作为治疗股骨颈骨折的代表性内固定物曾被应用多年，由于其本身存在许多问题而无法满足内固定原则的要求，在国际上早已废用。目前经常应用的内固定材料可分为多针、钩钉、螺钉、滑动螺钉加侧方钢板等。

（1）多针：多针固定股骨颈骨折为许多学者所提倡。多针固定的优点主要是可在局部麻醉下经皮操作，从而减少出血、手术死亡及感染的危险。其缺点是：①固定强度不足；②在老年骨质疏松的患者中，有在股骨粗隆下进针入点处造成骨折的报道；③存在固定针穿出股骨头的可能。多针固定时如进针过深，此针道应该废弃，否则如再次经此针道穿针，容易穿出股骨头。

多针固定时，每根针应相互平行，许多学者的试验结果证明，多针平行打入股骨颈（无论何种形式排布：三角形、四边形等）可有效地防止骨折端旋转，并且增加骨折端的稳定性。

（2）钩钉：钩钉治疗股骨颈骨折时，该钉插入预先钻孔的孔道后在其顶端伸出一个小钩，可以有效地防止钉杆穿出股骨头及向外退出，手术操作简便，损伤小。

（3）加压螺钉：多根加压螺钉固定股骨颈骨折是目前主要提倡的方法，其中常用的有 AO 中空加压螺钉、Asnis 钉等。中空加压螺钉的优点有：骨折端可获得良好的加压力；三枚螺钉固定具有很高的强度及抗扭转能力；手术操作简便，手术创伤小等。由于骨折端获得加压及坚强固定，骨折愈合率提高。术后患者可以早期活动肢体，有效地防止骨折并发症发生。但对于严重的粉碎性骨折，单纯螺钉固定的支持作用较差，有继发骨折移位及髋内翻的可能。

（4）滑动螺钉加侧方钢板：滑动螺钉加侧方钢板主要有 AO 的 DHS 及 Richards 钉，其特点是对于股骨颈后外侧粉碎，骨折端缺乏复位后骨性支持者可提供可靠的支持。其头钉可沿套管滑动，对于骨折端产生加压作用。许多学者指出，单独应用时抗扭转能力较差，因此建议在头钉的上方再拧入一颗加压螺钉以防止旋转。

（5）内固定物在股骨头中的位置：对于内固定物在股骨头中的合理位置存在较大的争议。任何偏心位置的固定在打入时有可能造成股骨头旋转。另外，股骨头中心关节下致密的骨质较多，有利于稳定固定。尽管存在争议，目前一致的看法是由于血供的原因，内固定物不应置于股骨头上方。关于内固定物进入股骨头的深度，目前一致认为应距离股骨头关节面至少 5 mm。

（三）人工关节置换术

随着人工关节技术不断发展，在对于新鲜股骨颈骨折治疗方面，人工关节置换术曾被广泛应用于老年人移位型骨折。应用人工关节置换术治疗老年人股骨颈骨折主要基于两点考虑。①术后患者可以尽快肢体活动及部分负重，以利于迅速恢复功能，防止骨折并发症，特别是全身并发症的发生，使老年人股骨颈骨折的死亡率降低。这一点曾被认为是应用人工关节置换术的主要理由。近年来，内固定材料及技术不断发展提高。当代的内固定材料完全可以满足上述要求。因此，人工关节置换术的这一优点便不再突出。②人工关节置换术对于股骨颈骨折后骨折不愈合及晚期股骨头缺血坏死是一次性治疗。关于这一点有许多不同意见。首先，目前无论采用何种技术方法，对于新鲜骨折不愈合及晚期股骨头缺血坏死都无法预测。其次，应用当代内固定材料后，多数学者报道股骨颈骨折不愈合率低于 5%。

另外，晚期股骨头缺血坏死的患者中只有不到 50% 因症状而需进一步治疗。总体而论，股骨颈骨折的患者内固定治疗之后，如骨折愈合而未发生股骨头缺血坏死，其关节功能评分大大高于人工关节置换者。同时，人工关节置换有其本身的缺点：①手术创伤大，出血量大，软组织破坏广泛；②存在假体松动等危险而补救措施十分复杂。因此，目前的趋势是对于新鲜股骨颈骨折，首先应争取内固定。对于人工关节置换术的应用，不是简单根据年龄及移位程度来定，而是制定了明确的适应证标准。

1. 相对适应证

（1）患者生理年龄在 65 岁以上。由于其他病患，预期寿命不超过 10～15 年。

（2）髋关节骨折脱位，主要是指髋关节脱位合并股骨头骨折。特别是股骨头严重粉碎性骨折者。

（3）股骨近端严重骨质疏松，难以对骨折端牢固固定。这一点是相对的。因为严重疏松的骨质不但难以支撑内固定物，同样也难以支撑人工假体。如应用人工假体，常需同时应用骨水泥。

（4）预期无法离床行走的患者。其目的主要是缓解疼痛并有助于护理。

2. 绝对适应证

（1）无法满意复位及牢固固定的骨折。

（2）股骨颈骨折内固定术后数周内固定物失用。

（3）髋关节原有疾患已适应人工关节置换。如原来已有股骨头无菌坏死、类风湿、先天性髋脱位、髋关节骨性关节炎等，并曾被建议行人工关节置换。

（4）恶性肿瘤。

（5）陈旧性股骨颈骨折，特别是已明确发生股骨头坏死塌陷者。

（6）失控性发作的疾病患者，如癫痫、帕金森病等。

（7）股骨颈骨折合并髋关节完全脱位。

（8）估计无法耐受再次手术的患者。

（9）患有精神疾患无法配合的患者。

总之，对于大多数新鲜股骨颈骨折，首先考虑解剖复位，坚强内固定。人工关节置换术则应根据患者的具体情况，按照其适应证慎重选用。

第二节 股骨粗隆间骨折

一、发生学

随着社会人口老龄化，髋部骨折的发生率不断增高。美国目前每年髋部骨折发生率高达 25 万人，专家预测到 2040 年该数字将达到 50 万人。90% 的髋部骨折发生于 65 岁以上的老年人，其中 3/4 发生于女性。如此高的病死率有以下原因：患者年龄较大；造成骨折的创伤较重；骨折后失血量大；治疗手术相对较大。由此可见，股骨粗隆间骨折是较为严重的骨折。

目前对于骨质疏松诊断的主要方法有 X 线、双光子骨密度仪、定量 CT 等，其中双光子骨密度仪应用较为普遍。

二、创伤机制

多数患者的股骨粗隆间骨折为跌倒所致，并主述粗隆部受到直接撞击。由于患者多为老年人，其跌倒的原因与其原有疾病所引起的步态异常有关，如心脑疾病、视力听觉障碍、骨关节疾病等。此类患者中合并其他部位骨折的发生率为 7%～15%。常见有腕部、脊柱、肱骨近端及肋骨骨折。

高能量所致的股骨粗隆间骨折较为少见，多为机动车伤和高处坠落伤。其骨折类型多为逆粗隆间骨折或粗隆下骨折。

三、放射学诊断

标准的正侧位 X 线片对于正确诊断尤为重要。正位 X 线片应包括双侧髋关节，对于患侧应施以轻度内旋牵引，以消除患肢外旋所造成的重叠影像，从而对于骨折线方向，小粗隆是否累及，骨折粉碎和移位的程度做出正确判断。标准侧位 X 线片可以显示后侧骨折块及其移位程度。健侧 X 线片可以帮助医生了解正常的股骨颈干角及骨质疏松情况，以便正确选择治疗方法。多数情况下普通 X 线足以诊断。极个别患者由于骨折无移位而 X 线显示阴性，但主述髋部疼痛并体检高度怀疑时需行 CT 或 MIR 检查。

四、分型

股骨粗隆间骨折的分型很多，所有分型可归为两类：①解剖学描述；②提示预后。任何骨折分型必须应用简便并能指导治疗，同时提示预后才具有临床意义。就股骨粗隆间骨折分型而言，能够对于骨折的稳定性及复位，固定之后骨折部位能否耐受生理应力作出判断尤为重要。

1. Boyd-Griffin 分型　Boyd 和 Griffin 将股骨粗隆周围的所有骨折分为 4 型，其范围包括股骨颈关节囊外部分至小粗隆远端 5 cm（图 6-7）。

Ⅰ型：骨折线自大粗隆沿粗隆间线至小粗隆。此型复位简单并容易维持。

Ⅱ型：粉碎性骨折。主要骨折线位于粗隆间线，但骨皮质多发骨折。此型复位困难，因为骨折粉碎并存在冠状面骨折。

Ⅲ型：此型基本上可以认为是粗隆下骨折。骨折线自股骨干近端延至小粗隆，可伴不同程度粉碎。此型骨折往往更难复位。

Ⅳ型：骨折自粗隆部至股骨近端，至少有两个平面的骨折。

2. Evans 分型　根据骨折线方向，大小粗隆是否累及和骨折是否移位而将股骨粗隆间骨折分为 6 型。其中 1、2 型为稳定型。其余均为不稳定型。Evan 的结论是基于保守治疗的结果。

3. Jensen 分型　将 Evans 分型进行了改进。基于大小粗隆是否受累及复位后骨折是否稳定而分为 5

型。其研究发现ⅠA（2部分骨折无移位），ⅠB（2部分骨折有移位）94%骨折复位后稳定。ⅡA（3部分骨折，大粗隆骨折）33%骨折复位后稳定，ⅡB（3部分骨折，小粗隆骨折）21%骨折复位后稳定。Ⅲ（4部分骨折，大粗隆骨折，小粗隆骨折）8%骨折复位后稳定。Jensen指出大小粗隆的粉碎程度与复位后骨折的稳定性成反比。

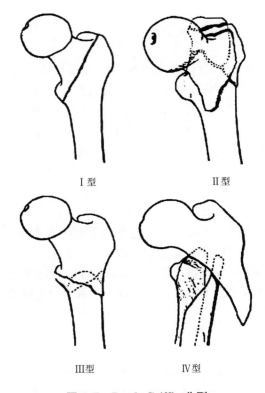

图 6-7　**Boyd-Griffin 分型**

4. 改良 Evan's 分型　如下所述。

Ⅰ型：无移位顺粗隆骨折。

Ⅱ型：移位型顺粗隆骨折。

Ⅲ型：移位型顺粗隆骨折合并大粗隆骨折。

Ⅳ型：移位型顺粗隆骨折合并小粗隆骨折。

Ⅴ型：移位型顺粗隆骨折，大、小粗隆骨折。

Ⅵ型：反粗隆骨折。

5. AO 分型　AO 将股骨粗隆间骨折纳入其整体骨折分型系统中。归为 A 类骨折。A1 为简单骨折。A2 为粉碎性骨折。A3 为粗隆下骨折。每型中根据骨折形态又分为 3 个亚型。AO 分型便于进行统计学分析。既对股骨粗隆间骨折具有形态学描述，又对预后做出判断，同时在内固定物的选择方面也提出建议。

A1：股骨粗隆部简单骨折

Ⅰ. 沿粗隆间线骨折。

Ⅱ. 骨折线通过大粗隆。

Ⅲ. 骨折线向下至小粗隆。

A2：股骨粗隆部粉碎性骨折。

Ⅰ. 有一块内侧骨块。

Ⅱ. 有数块内侧骨块。

Ⅲ. 骨折线向下至小粗隆远端 1 cm。

A3：股骨粗隆中部骨折。

Ⅰ. 简单骨折，斜行。

Ⅱ. 简单骨折，横行。

Ⅲ. 粉碎性骨折。

无论选择哪种分型，术前对于骨折的稳定性做出判断十分重要。股骨粗隆间骨折稳定与否取决于两个因素：①内侧弓的完整性（小粗隆是否累及）；②后侧皮质的粉碎程度（大粗隆粉碎程度）。另外，逆粗隆间骨折非常不稳定。小粗隆骨折使内侧弓骨皮质缺损而失去力学支持，造成髋内翻。大粗隆骨折则进一步加重矢状面不稳定，其结果造成股骨头后倾。逆粗隆间骨折常发生骨折远端向内侧移位，如复位不良则会造成内固定在股骨头中切割。骨折的不稳定是内固定失用（弯曲，断裂，切割）的因素之一。

五、治疗

股骨粗隆间骨折多见于老年人，保守治疗所带来的肢体制动和长期卧床使骨折并发症的发生难以避免。牵引治疗无法使骨折获得良好复位，骨折常常愈合于短缩、髋内翻的畸形状态，从而造成患者步态异常。因此，手术治疗，牢固固定是股骨粗隆间骨折的基本治疗原则。

1. 保守治疗　只在某些情况下考虑应用。对于长期卧床肢体无法活动的患者，患有全身感染疾患的患者，手术切口部位皮肤损伤的患者，严重内科疾患无法耐受手术的患者，保守治疗更为安全。保守治疗根据患者治疗后有无可能下地行走可以归为两类方法：对于根本无法行走的患者无须牵引或短期皮牵引，止痛对症治疗，积极护理防止皮肤压疮，鼓励尽早坐起；对于有希望下地行走的患者，骨牵引8~12周，力求骨折复位。定期拍 X 线片，对复位和牵引重量酌情进行调整。去除牵引后尽快嘱患者功能练习及部分负重。骨折愈合满意后可行完全负重。

2. 手术治疗目的　是使骨折得以良好复位，牢固固定，以允许患者术后早期肢体活动及部分负重。从而尽快恢复功能。

骨折能否获得牢固固定取决于以下因素：①骨骼质量；②骨折类型；③骨折复位质量；④内固定物的设计；⑤内固定物在骨骼中的置放位置。

3. 手术时机　目前多数学者认为伤后 72 小时手术较为安全。在最初 12~24 小时应该对患者进行全面检查，对于异常情况予以纠正。其中包括血容量的补充，吸氧及原有疾患的相关药物治疗。与此同时，进行充分的术前计划和麻醉准备。

4. 骨折复位　骨折的良好复位是下一步治疗的关键。如果复位不佳，无论选择哪种内固定材料都难以获得满意的固定。

对于稳定型骨折，轴向牵引、轻度外展内旋即可获得解剖复位。由于骨折端扣锁后完整的内侧弓可以提供稳定的力学支持，任何内固定物置入后均可得到牢固固定。

对于不稳定型骨折，难以达到完全解剖复位。强行将大、小粗隆解剖复位使手术创伤增加。另外，术后的解剖复位往往不易维持。目前多数学者主张对于不稳定型骨折恢复股骨颈干的解剖关系即可，而无须追求解剖复位。

5. 内固定　近年来，治疗股骨粗隆间骨折的内固定材料不断发展更新，其中常用的标准内固定物可分为两类：①滑动加压螺钉加侧方钢板，如 Richards 钉板，DHS；②髓内固定，如 Ender 针，带锁髓内针，Gamma 钉等。

（1）滑动加压螺钉加侧方钢板固定。20 世纪 70 年代，滑动加压螺钉加侧方钢板应用于股骨粗隆间骨折的治疗，其基本原理是将加压螺钉插入股骨头颈部以固定骨折近端，在其尾部套入一侧方钢板以固定骨折远端。由于滑动加压螺钉加侧方钢板系统固定后承受大部分负荷直至骨折愈合；固定后股骨颈干角自然恢复，骨折端特别是骨距部分可产生加压力，目前已成为股骨粗隆间骨折的常用标准固定方法。

滑动加压螺钉加侧方钢板根据加压螺钉与加侧方钢板之间的角度不同，分为低位（130°、135°、

140°）和高位（145°、150°）。低位钉板应用于大多数股骨粗隆间骨折，特别是稳定型骨折。术前应根据健侧 X 线片确定正常颈干角后选择相应角度的钉板。由于钉板置入后骨折端可沿加压螺钉滑动而产生动力加压，如钉板角度与解剖复位后的颈干角不一致，加压螺钉会对骨折端滑动产生阻力而减弱动力加压作用。某种情况下需行外展截骨以增加骨折端稳定性，此时应用高位钉板。

头钉进入的深度应位于股骨头关节面下方 5~12 mm，此区域骨质致密，螺钉拧入后具有良好的把持作用。头钉进入的深度如果距离股骨头关节面 12 mm 以上则把持作用明显减弱，螺钉松动及切割的发生率增加。

头钉的长度应为位于股骨头关节面下方 5 mm。考虑动力加压因素，可将实测距离再减去 5 mm。

（2）髓内固定：目前常用的髓内固定可分为股骨髁-股骨头髓内针和股骨头-髓腔髓内针两类。

1）股骨髁-股骨头髓内针：与 Kuntcher 髓内针相比，Enders 针更容易插入。在股骨粗隆部可分别放置于压力、张力骨小梁处，提高了固定的稳定性。在 20 世纪 70—80 年代曾得以广泛应用。

Enders 针固定的优点：手术时间短，创伤小，出血量少；患者肢体功能恢复快；感染率低；骨折延缓愈合及不愈合率低。

Enders 针由于以上优点，20 世纪 70—80 年代曾得以广泛应用，与此同时也暴露出一些缺点，如：术后膝关节疼痛；髓内针脱出；髓内针穿出股骨头；术后外旋畸形愈合等。近年来，Enders 针的应用逐渐减少。

2）股骨头-髓腔髓内针：股骨头髓腔髓内针固定股骨粗隆间骨折在近年来有很大发展，主要有 Gamma 钉、Russell-Tayler 重建钉、PFN 等。其特点是通过髓内针插入一螺栓至股骨头颈。其优点：①有固定角度的螺栓可使股骨颈干角完全恢复；②有效地防止旋转畸形；③骨折闭合复位，髓内固定使骨折端干扰减少，提高骨折愈合率；④中心位置内固定，内固定物所受弯曲应力较钢板减少，内固定物断裂发生率降低。目前股骨头髓腔髓内针已逐渐成为股骨粗隆间骨折，特别是粉碎性、不稳定型骨折的首选固定方法。

Gamma 钉自 1980 年在北美问世以来曾经得以广泛应用。近年来，许多医生通过长期随访观察，发现 Gamma 钉在股骨粗隆间骨折治疗中存在很多问题。Gamma 钉近端部分直径较大，固定牢固。生物力学结果发现固定之后股骨近端所受应力明显减少而股骨远端所受应力增加。因此，在靠近钉尾部的股骨远端常发生继发骨折，文献报道的发生率为 1%~8%。另外其头钉较为粗大，又只是单枚螺钉，抗旋转能力较差，螺钉在股骨头中切割的发生率较高。

AO 近年来所发明的 PFN 具有以下优点：一是近端直径较 Gamma 钉细小，远端锁定螺栓距钉尾较远，从而避免因股骨远端应力集中造成的继发骨折；二是股骨头颈部有两枚螺钉固定，有效地防止了旋转应力，大幅降低了头钉切割的发生率。

对于股骨粗隆间骨折是采取髓内固定还是髓外固定要酌情而定。一般认为髓内固定对于骨折端血供干扰小，手术创伤轻微，骨折愈合率高。髓内固定手术操作要求较高，固定之前骨折需获得良好复位。在某种情况下只有外展位才能获得复位而在此位置髓内针则无法打入。另外，髓内针操作技术的学习曲线较长。目前普遍认为，对于稳定型股骨粗隆间骨折髓外固定即可。而对于不稳定型股骨粗隆间骨折，特别是反粗隆间骨折，由于髓内针属中心位固定而具有很好的抗弯能力，应视为首选。

6. 外固定支架　外固定支架治疗股骨粗隆间骨折时有报道。其优点是手术操作简便，创伤轻微。缺点是术后活动不方便，需严格进行针道护理。主要应用于严重多发创伤及老年体弱多病，无法耐受内固定手术的患者。

7. 人工关节置换　主要应用于严重粉碎的股骨粗隆间骨折并伴有严重骨质疏松的患者。其目的在于减少卧床时间，早期下地部分或全部负重。由于股骨粗隆间骨折常累及股骨矩，使人工关节置换后的稳定性降低，因此适应证的选择非常严格。

第三节　股骨大粗隆、小粗隆骨折

一、股骨大粗隆骨折

单纯的股骨大粗隆骨折非常少见。其发生率分布于两个年龄组：其一，是相对多发生于小儿及7~17岁少年的大粗隆骨骺分离。此类多为撕脱骨折，骨折块分离较明显，最多可达6 cm。其二，是成年人的大粗隆粉碎性骨折，常由直接暴力所致。大粗隆一部分骨折，骨折块常向后上方移位。

股骨大粗隆骨折后患者表现为局部疼痛及屈髋畸形，X线即可确诊。

由于粗隆部骨折绝大多数可很好地愈合，因此，治疗的目的是恢复骨折愈合后髋关节的功能。

有3种治疗方法：①患髋外展牵引6周；②无牵引，卧床休息至局部症状消失4周后开始练习负重；③Armstrong及Watson-Jones主张切开复位内固定，主要是针对明显移位的骨折。

由于绝大多数股骨大粗隆骨折预后良好，较多采取保守治疗。某些情况下，年轻患者中大粗隆移位较大者，可考虑切开复位内固定，以恢复外展肌功能。内固定多采用松质骨螺钉或钢丝。术后在扶拐保护下可部分负重3~4周，之后视愈合情况完全负重。

二、股骨小粗隆骨折

单纯股骨小粗隆撕脱骨折主要见于儿童及少年。85%的患者<20岁，12~16岁为发生率高发年龄。老年人中的单纯股骨小粗隆骨折常继发于骨质疏松。由于小粗隆骨矩部疏松，无法抵抗髂腰肌牵拉力而至撕脱骨折，患者常表现为股三角部疼痛及屈髋畸形。Ludloffs征阳性——即患者坐位时不能主动屈髋。大多数情况下采取卧床休息，对症处理。数周后症状消失即可负重。只有在骨折块分离十分明显时才酌情考虑切开复位。

第四节　股骨粗隆下骨折

股骨粗隆下骨折是指自股骨小粗隆至股骨干中段与近端交界处——即骨髓腔最狭窄处之间部位的骨折。股骨粗隆下骨折发生率占髋部骨折的10%~34%，其年龄分布有两组：20~40岁及60岁以上。老年组骨折多由低能量创伤所致；年轻组骨折多由高能量损伤造成，常合并其他骨折和损伤。股骨粗隆间骨折的死亡率报道不同，为8.3%~20.9%。由于股骨粗隆下生理应力分布特点，手术治疗有较高的骨折不愈合及内固定物失用率。骨折发生后，在肌肉的牵拉下，股骨干发生短缩、外旋畸形，股骨头颈外展、后倾。因此，股骨粗隆下骨折的治疗目的是恢复股骨干的内收短缩、外旋，纠正股骨头颈外展及后倾外旋，恢复髋关节内收肌的张力，从而恢复机体功能。因此，了解股骨粗隆下部位生物力学特点，对于骨折类型的分析，以及各类内固定物的应用及适应证的认识，将直接影响治疗效果。

一、生物力学特点

股骨粗隆下部分在负重的情况下除承受轴向负荷外，还受到来自偏心位置的股骨头颈所传导的弯曲应力。在弯曲应力作用下，股骨粗隆下内侧承受压力而外侧承受张力，压力大于张力。外侧承受的张力比压力约小20%。这种应力分布的不均衡状态直接影响骨折复位后的稳定性以及内固定物上所承受的负荷。如果骨折端内侧粉碎或缺损，复位后稳定程度下降，内固定物所承受的弯曲负荷加大，常会造成骨折不愈合并导致内固定物断裂。因此，在骨折复位时，应尽可能恢复内侧骨皮质的完整性。在骨折端内侧粉碎缺损情况下，应考虑一期植骨，尽快恢复内侧的完整。因此，对于股骨粗隆下部位应力分布的认识，结合骨折类型的分析，直接影响内固定物的选择、术中及术后处理。其基本原则是获得骨折复位及固定的稳定。

影响骨折复位及固定稳定性有3个主要因素：①骨折粉碎程度；②骨折部位；③骨折类型。

1. 骨折粉碎程度　对于简单骨折，如横断型骨折或短斜型骨折，较易解剖复位，通过加压钢板的轴向加压作用，骨折端易获得牢固固定。在生理负荷下，骨折端之间几乎没有活动，内固定物所承受的应力相对较小。在粉碎性骨折或内侧缺损情况下，难以达到解剖复位，因此，骨骼结构的稳定性无法获得，生理应力几乎全部被内固定物所承担，常会发生内固定失败。过大的负荷会使内固定物脱出或断裂，继而发生骨折不愈合或畸形愈合。

2. 骨折部位 可分为所谓"高位"骨折即小粗隆水平的骨折，及"低位"骨折即股骨干近端与中段交界处附近的骨折。越靠近小粗隆的骨折，其近端弯曲应力力臂越短，骨折处的弯曲力矩越小。

3. 骨折类型 内固定物的选择取决于不同类型的骨折。对于横断型或短斜型骨折，常选用加压钢板或传统髓内针。对于长斜型骨折，可考虑应用拉力螺钉行骨折块间加压并以中和钢板保护。对于粉碎性骨折则应选择髓内固定。

二、骨折分型

1. Fieldling 分型 Fieldling 根据骨折发生的部位将股骨粗隆下骨折分为 3 型。

1 型：位于小粗隆水平。

2 型：位于小粗隆下 2.5 ~ 5 cm。

3 型：位于小粗隆下 5 ~ 7.5 cm。

该分型主要适用于横断型骨折。而对于斜行或粉碎性骨折则要根据主要骨折部位的位置来确定分型。一般而言，高位的骨折愈合率及预后优于低位骨折。

2. Seinsheimer 分型 Seinsheimer 根据骨折块的数目、骨折线的形态和位置，将股骨粗隆下骨折分为 5 型。

Ⅰ型：无移位骨折或移位 < 2 mm。

Ⅱ型：2 部分骨折。

Ⅱa 型：横断型骨折。

Ⅱb 型：螺旋形骨折，小粗隆与近端骨折块连续。

Ⅱc 型：螺旋形骨折，小粗隆与远端骨折块连续。

Ⅲ型：3 部分骨折

Ⅲa 型：3 部分螺旋形骨折，小粗隆为单独的一部分。

Ⅲb 型：3 部分螺旋形骨折，其中一部分为一单独的蝶形骨块。

Ⅳ型：4 部分以上粉碎性骨折。

Ⅴ型：粗隆下合并粗隆间骨折。

3. AO 分型

A 型：简单骨折，横断型或短斜型。

B 型：粉碎性骨折、内侧或外侧有一蝶形骨块。

C 型：严重粉碎性骨折，骨皮质缺损。

三、治疗

股骨粗隆下骨折的治疗可分为保守治疗和手术治疗。常用的保守治疗方法是对患肢施行股骨髁上牵引。股骨近端均被强大的肌群包绕，骨折发生后骨折端受肌肉牵引而明显畸形。骨折近端在内收肌、外旋肌及髂腰肌作用下呈屈曲、内收、外旋。骨折远端在外展肌作用下呈外展，在重力作用下轻度外旋。在所有肌肉收缩作用下骨折端明显短缩畸形。牵引治疗可以控制短缩，但对于其他畸形则难以纠正。另外，牵引时患肢需置于 90°/90° 体位（屈髋 90°，屈膝 90°）。这在成人很不易维持。牵引治疗对于明显移位的骨折无法减小骨折间隙，因而延长愈合时间。由于留有畸形，骨折愈合后患者常存在一定症状，主要是臀肌步态和大腿前侧疼痛。骨折近端外展畸形使得大粗隆顶点上移，髋关节外展肌松弛，即可造成臀肌步态。骨折近端的屈曲则是大腿前侧疼痛的主要原因。因此，目前认为手术治疗股骨粗隆下骨折已成为主要方法。

手术治疗的目的：①解剖复位或纠正所有畸形；②牢固内固定。

应用于股骨粗隆下骨折的内固定材料很多，可归纳为两类：①髓内固定；②钢板螺钉固定。髓内固定主要有 Enders 钉、传统髓内针、Ziclcel 钉、Russell-Taylor 重建钉等。钢板螺钉类主要有角钢板、髋关节加压螺钉、髁加压螺钉等。各内固定材料均有其特点和适应证。

1. Enders 钉　20 世纪 70—80 年代，许多医师应用 Enders 钉治疗股骨粗隆下骨折，由于 Enders 钉固定强度较弱，其结果不甚满意。对于稳定型骨折（横断型及蝶形型）Enders 钉则不足以控制旋转、成角及短缩。术后需加牵引维持 3～6 周，很大地限制了肢体活动，从而减慢了肢体的功能恢复。目前，除特殊情况外，Enders 钉很少被提倡应用。

2. 传统髓内针　髓内针固定的牢固程度主要取决于髓内针与骨髓腔之间接触的长度。股骨粗隆下骨折的近端髓腔宽大，至髓腔狭窄部逐渐变窄，再向远端又逐渐增宽。只有髓腔最窄处与髓内针相接触。在年轻的患者，由于骨松质密度较大，传统髓内针在股骨髓腔内尚可有较强的把持作用，而在老年人，由于骨密度下降，髓内针在较宽的髓腔内把持作用减小，常造成骨折端内翻及复发短缩。因此，传统髓内针固定仅适用于年轻患者中的稳定型骨折。

3. 钢板螺钉　应用一般直钢板来固定股骨粗隆下骨折非常困难。由于螺钉只能横行穿过钢板，骨折近端的固定力臂太短，无法施行牢固固定。解决这一问题的方法是另设计一种钢板螺钉材料。其特点是螺钉或钢板的一端经股骨颈插入股骨头中，这样便可使骨折近端得以充分固定。此类内固定物在钢板与股骨头颈固定螺钉之间有一固定的角度。目前常用的钢板螺钉固定材料可分为两类：①滑动加压螺钉（Richards 钉、DHS 等）；②角钢板。

滑动加压螺钉对于股骨粗隆下骨折可提供牢固固定，其优点是由于加压滑动螺钉为中空结构，术中先用导针定位，位置满意后将螺钉穿过导针拧入股骨头颈。手术操作简易。对于粉碎性骨折不易复位者，可先行拧入滑动加压螺钉，之后与钢板套管连接，钢板固定后骨折即已复位。骨折远端至少需要 4 枚螺钉固定。对于不稳定型骨折，股骨头颈部加压螺钉不能很好地控制旋转，因此常需再加一枚拉力螺钉来加强固定。130° 滑动加压螺钉入点位置较低，对于高位股骨粗隆下骨折其入点与骨折部位较近，其稳定性降低。另外，附加拉力螺钉也不易选定合适行入位置。因此，对于高位股骨粗隆下骨折，近年来多应用髁加压螺钉（DCS）固定。由于 DCS 角度为 95°，入点较高，另外可通过钢板拧入 1～2 枚拉力螺钉至骨矩部位，其固定牢固程度大大提高。

角度钢板对于股骨粗隆下骨折也曾是常用的内固定材料。根据骨折部位的高低，可选 90° 或 130° 角度钢板。角度钢板在股骨头颈中的部分呈铲状，较螺钉能较好地控制旋转。但铲状部分插入股骨头颈的操作较复杂，需准确定位。另外，插入前需窗需充分开大，否则入点部分将会劈裂。由于角度钢板为偏心位固定，与 Richards 钉、DHS 相比，固定后钢板上所承受的弯曲应力更大。根据骨折复位后的稳定程度常需在钢板对侧植骨，以尽快恢复钢板对侧骨骼的连续性，减少钢板疲劳断裂的发生。

4. 带锁髓内针　近年来，带锁髓内针日益普遍地应用于股骨粗隆下骨折。其优点在于：闭合复位下操作手术创伤小，对骨折端环境干扰小，由于中心位固定，具有良好的抗弯曲应力强度。

常用的标准带锁髓内针有 Zickel 钉、Russell-Taylor 重建钉等。Zickel 钉插入股骨头颈部位为三叶状，通过钉杆近端孔插入并与钉杆锁定。由于三叶钉与钉杆之间角度固定，故可有效地防止内翻畸形的发生。但 Zickel 钉只有近端锁定，对于严重粉碎的股骨粗隆下骨折则无法防止短缩。

Russell-Taylor 重建钉在近端及远端均可锁定。通过近端锁定孔可向股骨头颈拧入 2 枚拉力螺钉，通过远端锁定孔可行入 1～2 枚全螺纹螺钉，有效地防止短缩并可很好地控制旋转。改进型 Russell-Taylor 重建钉（R-T Delta 钉）直径较小，可用于髓腔较小或严重粉碎性骨折的患者。Klemm 等曾提出根据不同骨折类型应用带锁髓内针的基本原则：对于稳定型骨折，可用非锁式髓内针，即远近端均不锁定。对于位于髓腔狭窄处近端的骨折，可仅在近端锁定。对于位于髓腔狭窄处远端的骨折，需行远端锁定，用于在某些情况下存在无移位的骨折块而不易发现。有报道仅在近端锁定，术后常发生不同程度的短缩。因此，远近端同时锁定更为可靠。

目前认为影响骨折愈合的因素有：早期骨折端血肿，骨膜血供，周围软组织血运，稳定的力学环境，骨折端微动。过去一味强调切开复位以求解剖复位，坚强内固定的代价是破坏周围软组织血运，造成早期骨折端血肿。其结果往往是骨折不愈合。股骨粗隆下骨折不愈合率较高进而发生内固定失效。因此保护血运以保证骨折愈合是治疗的关键。对于股骨粗隆下骨折，间接复位，髓内固定目前被认为是治疗的首选。

四、术后处理

不论应用以上何种内固定材料进行固定，原则上术后第 2 天可容许患者进行患肢练习并离床扶拐活动。术后数日内患者应尽量不采取坐位，因此时髋部及腹股沟部分软组织肿胀，坐位影响静脉回流，有可能造成静脉血栓。患者离床后患肢可否部分负重要根据骨折类型及内固定情况而定。稳定型骨折并予牢固固定者可准许 10～15 kg 部分负重。不稳定型骨折应在 X 线显示骨折端有骨痂连接后开始部分负重。对于应用带锁髓内针固定的不稳定型骨折，有学者主张在连续骨痂出现后将髓内针取出，以恢复骨骼的负重，否则锁定螺钉在长期负荷下会发生疲劳断裂。

第五节　股骨干骨折

一、概述

股骨是体内最大的管状骨，周围有丰厚的肌肉包围。发育过程中股骨形成前凸，内侧承受压力，外侧承受张力。股骨干骨折包括发生在小转子远端 5 cm 至内收肌结节近端 5 cm 范围内的骨折。

大腿部肌群可分前、内侧、后侧 3 个间室，前间室包含股四头肌、髂腰肌、缝匠肌及耻骨肌、股动脉及股静脉、股神经及股外侧皮神经；内侧间室包含股薄肌、长收肌、短收肌、大收肌、闭孔外肌、闭孔动静脉、闭孔神经及股深动脉；后侧间室包含股二头肌、半腱肌、半膜肌、部分大收肌、坐骨神经、股深动脉分支及股后皮神经。与小腿相比，大腿部筋膜间室容积大，筋膜间室综合征的发生率低，但间室内出血可造成压力升高，深部血管供血减少。

股骨干骨折后骨折端受到不同肌群的作用发生移位，这些肌群包括外展肌、内收肌、髂腰肌、腓肠肌及阔筋膜张肌。外展肌包括臀中、小肌，止于大转子，转子下骨折或近端股骨干骨折时可牵拉骨折近端外展；髂腰肌止于小转子，其作用使骨折近端屈曲外旋；内收肌通过牵拉骨折远端造成内翻短缩畸形；腓肠肌作用于骨折远端使其向后方旋转屈曲；阔筋膜张肌作用于股骨外侧对抗内收肌的内翻应力。

供应股骨干的血管来自股深动脉，从近端后侧骨嵴进入髓腔分支供应皮质内 2/3，骨膜血管同样自后侧骨嵴进入，供应皮质外 1/3。股骨干骨折造成髓内血管损伤，骨膜血管增生，成为骨折愈合主要营养血管，骨折愈合后髓内血管重建恢复供血。股骨血管不过度损伤则股骨干骨折一般能顺利愈合，手术时应避免过度分离骨膜，特别是后侧骨嵴及肌间隔附着处。

二、损伤机制

发生在成年人的骨折多是高能创伤，多继发于交通事故、高处坠落、重物砸伤及枪击伤。此外，骨质发生改变时轻微外伤可造成病理性骨折；军人或长跑运动员可发生应力骨折，多发生于股骨近端或中段。

三、临床表现

股骨干骨折多由严重的暴力引起，骨折后出现局部剧烈疼痛、肿胀，畸形及肢体活动受限，结合 X 线检查，诊断多不困难。对于清醒的患者，疼痛和畸形通常很明显，在早期外科医生会注意到软组织肿胀。对于意识不清的患者，股骨骨折也会出现局部畸形和肿胀。这些发现通常比较明显，但是对于所有意识不清的患者必须考虑股骨干骨折的可能性，尤其对于车祸伤或者高处坠落伤。对于所有意识不清患者按照常规进行系统检查，应该仔细检查股骨。由于其受伤机制及局部解剖特点，在诊断时要进行全面的考虑。

（1）由于股骨干周围有丰富的肌肉，在其后侧有股深动脉穿支通过，骨折后会大量出血，最多可达 2 000 mL，检查时肿胀可能会不明显，这样会使医生对失血量估计不足，加之骨折的剧痛，容易出现休克。对于股骨干骨折患者在急诊室应进行血压、脉搏检测，并常规进行输液处理，血压稳定后方可进行手术或住院治疗。

（2）骨折常由高能暴力引起，尤其是交通事故伤。在检查股骨干骨折的同时，应注意身体其他部位是否合并有损伤。首先排除头颅、胸、腹可危及生命的重要内脏器官损伤，然后排除其他肢体的损伤。诊断股骨干骨折的 X 线片需包括髋关节及膝关节。股骨干骨折常合并其他损伤，据统计合并其他部位损伤的病例可达到全部病例的 5%～15%，合并伤包括全身多系统创伤、脊柱骨盆及同侧肢体损伤。文献报道股骨干骨折合并股骨颈骨折漏诊率可高达 30%，闭合股骨干骨折同侧膝关节韧带及半月板损伤的概率高达 50%。

（3）股骨干骨折后，局部形成血肿，髓腔开放，周围静脉破裂。在搬运过程中不能很好制动，髓内脂肪很容易进入破裂的静脉，因而股骨干骨折后出现脂肪栓塞综合征的可能性很大。在骨折的早期，要进行血气监测，血氧分压进行性下降应高度警惕脂肪栓塞综合征的发生。股骨干骨折的患者，血气分析应作为常规的检测指标。

（4）合并神经血管损伤并不多见，但应认真仔细地对末梢的血供及感觉、运动功能进行检查，并做详细记录。在极少数病例中，股骨干骨折后当时足背动脉搏动好，但在 24 小时内搏动减弱至消失，手术探查发现由于血管内膜损伤，形成动脉血栓。

四、骨折分类（AO 分类）

股骨干骨折的 AO 分类见图 6-8。

五、治疗

股骨干骨折是危及生命及肢体的严重损伤，因此，在治疗股骨干骨折时，首先要处理危及生命的严重损伤，然后再考虑肢体的损伤。应根据患者的年龄、全身健康状况、骨折类型、医院设备、医师技术水平等综合因素做出适当的选择，治疗方法有牵引、外固定及内固定 3 种。

1. 牵引　是一种传统的治疗方法，可分为皮牵引和骨牵引，配合使用各种支架。牵引可将下肢在大体上恢复肢体轴线，但不能有效地控制旋转及成角畸形，另外需要长时间卧床，并可由其带来多种并发症。目前，除儿童及部分患者的全身情况不允许手术治疗外，较少采用牵引治疗，牵引仅作为手术前的准备。

（1）悬吊皮牵引：一般 3～4 岁以下儿童采用，将双下肢用皮肤牵引，双腿同时向上通过滑轮进行牵引，调节牵引重量至臀部稍稍离开床面，以身体重量作为对抗牵引。3～4 周时 X 线检查见有骨痂生长后，可去除牵引。由于儿童骨骼的愈合及塑形能力强，牵引维持股骨干的骨折对线即可，即使有 1～2 cm 的重叠和轻度的与股骨干弧度一致的向前向外成角畸形，在生长过程中也可纠正，但要严格地控制旋转畸形。

（2）骨牵引：目前主要应用于骨折固定手术前的临时制动，也适用于身体虚弱不能耐受手术的患者。牵引的目的是恢复股骨长度，限制旋转和成角。牵引部位可通过股骨髁上或胫骨结节，股骨髁上牵引容易造成膝关节僵硬，膝关节韧带损伤则不能行胫骨结节牵引。文献报道骨牵引的骨折愈合率可达 97%～100%，但可引发膝关节僵硬、肢体短缩、住院时间长、呼吸系统及皮肤疾患，还会发生畸形愈合。

2. 外固定　股骨干骨折应用外固定器治疗的适应证有广泛污染的严重开放性骨折、感染后骨不连、部分合并有血管损伤的骨折及在患者全身情况不允许固定时，对骨折进行临时固定。安装时固定针尽可能接近骨折端，连接杆尽可能接近股骨，根据骨折类型固定杆可安装在外侧或前侧。使用外固定架治疗股骨干骨折最主要的并发症是固定不坚强及出现与针道有关的并发症。因此外固定器不作为常规使用。

3. 内固定　如下所述。

（1）髓内针固定：最理想的治疗方法是闭合复位髓内钉固定。内置物位于股骨中央，承受的张力和剪力小；手术创伤小，感染率低，股四头肌瘢痕少，患者可早期活动，骨折愈合快，再骨折发生率低。扩髓的交锁髓内针固定是目前最好的方法，愈合率达 98%，感染率低于 1%。股骨干骨折合并肺损伤时使用扩髓交锁髓内针固定还存在争论，理论上扩髓可造成脂肪栓塞。非扩髓交锁髓内针可用于开放性骨折。交锁螺钉的强度不足以承受全部体重，因此完全负重要等到骨折端至少 3 面骨皮质出现连续骨痂。

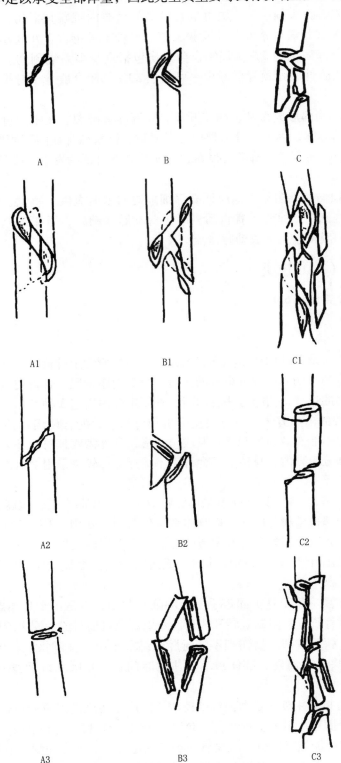

图 6-8　股骨干骨折的 AO 分类

A 型：简单骨折。A1：螺旋形。A2：斜行（>30°）。A3：横行（30°）。B 型：楔形骨折。B1：螺旋形。
B2：折弯楔形。B3：碎裂楔形。C 型：复杂骨折。C1：螺旋形。C2：节段骨折。C3：不规则骨折。

常用于股骨干骨折的交锁髓内针为顺行交锁髓内针，进针点为梨状肌窝或大粗隆尖部，适用于成年人小转子下方到膝关节面上方 6 ~ 8 cm 的股骨干骨折；对于肥胖患者顺行进针较困难时可选用逆行交锁髓内针。

尽管髓内钉固定可广泛地用于绝大部分股骨干骨折，但是对于特殊的、粉碎性，特别是波及远近侧干骺端骨折及严重污染的开放性骨折建议采用其他方法。

（2）钢板内固定：与髓内钉固定相比，钢板在治疗股骨干骨折时有明显的缺点。钢板为偏心固定，与负重轴之间距离比髓内钉固定要长 1 ~ 2 cm，在负重时，钢板要承受比髓内钉更大的弯曲负荷。因此钢板固定骨折，不能早期负重。在负重时，骨骼的近端负荷通过近段螺钉到钢板，再经远段螺钉到远段骨骼，形成了钢板固定下骨折部的应力遮挡。采用钢板固定骨折时，需要切开复位，这样会剥离骨膜，同时也要清理骨折端的血肿，骨膜的剥离及血肿清理均会使骨折延迟愈合。

在应用动力加压钢板固定时，应遵循 AO 技术原则，尽量减少剥离骨膜，将骨折解剖复位。对于大的蝶形骨块，以拉力螺钉进行固定，将钢板置于张力侧，即股骨干的后外侧。骨折的两侧应以 8 ~ 10 层骨皮质被螺钉贯穿（即骨折远近端各有 4 ~ 5 枚螺钉），以达到足够的稳定。在钢板对侧有骨缺损时，必须植骨。

钢板内固定适应证：①生长发育中的儿童股骨干骨折，钢板内固定不通过骨骺线，不会影响骨的生长发育；②合并有血管损伤需要修复的骨折，在局部骨折采用钢板固定后，进行血管的修复；③多发骨折，尤其是合并有头颅和胸部损伤的患者，患者体位难以进行髓内钉固定；④髓腔过度狭窄及骨干发育畸形不适合髓内钉固定。

六、特殊类型股骨干骨折

1. 股骨干骨折合并同侧髋部损伤　股骨干骨折合并股骨颈骨折的发生率为 1.5% ~ 5%，比合并粗隆间骨折更常见，比例大约是 7 : 1。1/4 ~ 1/3 的股骨颈骨折初诊时被漏诊。典型的股骨颈骨折表现为从下方股骨颈基底延伸到上方的股骨颈头下部分，因为大部分能量分散到股骨干骨折，股骨颈骨折移位很小和不粉碎。最常用的治疗方法是用顺行髓内钉固定股骨干骨折和用多枚针或螺丝钉固定股骨颈骨折，精确安放 3 枚空心钉又防止髓内钉的扩髓和插入是重要的问题，建议在髓内钉插入前至少用 1 枚螺钉固定股骨颈骨折以防止其移位。重建髓内钉固定股骨颈骨折比空心钉的力量大，通过髓内钉的锁定来防止股骨颈骨折内翻塌陷。

股骨干骨折合并髋关节脱位有 50% 的患者在初诊时漏诊髋脱位，对股骨干骨折进行常规骨盆 X 线片检查是避免漏诊的最好方法。此种损伤需急诊复位髋脱位，以预防发生股骨头缺血坏死，并应尽可能同时治疗股骨干骨折。

2. 股骨干骨折合并同侧股骨髁间骨折　股骨干骨折很少合并股骨髁间骨折，分为两种情况：①股骨髁间骨折近端骨折线与股骨干骨折不连续；②股骨髁间骨折是股骨干骨折远端的延伸。股骨髁间骨折的关节面解剖复位非常重要。可以采用切开复位钢板螺钉固定或拉力螺钉结合带锁髓内钉治疗这种少见的骨折。

3. 儿童股骨干骨折　儿童股骨干骨折由于愈合迅速，自行塑形能力较强，牵引和外固定治疗不易引起关节僵硬，因而应行保守治疗。儿童年龄越小，骨折部位越近于干骺端，并其畸形方向与关节轴活动一致，自行塑形能力越强，而旋转畸形因难以塑形应尽力避免。儿童股骨干骨折的另一个重要特点是，常因骨折的刺激可引起肢体生长过速，其可能的原因是在骨折后邻近骨骺的血液供应增加。至伤后 2 年，骨折愈合，骨骺重新吸收，血管刺激停止，生长即恢复正常。在手术内固定尤其是髓内钉固定后，患肢生长也可加速。因此在骨骺发育终止前，应尽可能避免内固定。

根据以上儿童股骨干骨折的特点，骨折在维持对线情况下，短缩不超过 2 cm，无旋转畸形，均可被认为达到功能要求，避免采用手术治疗。手术适应证严格限制在下列范围：①有明显移位和软组织损伤的开放性骨折；②合并同侧股骨颈骨折或髋关节脱位；③骨折端间有软组织嵌入；④伴有其他疾病，如痉挛性偏瘫或全身性骨疾病；⑤多发性损伤。儿童股骨干骨折的治疗方式，应根据其年龄、骨折部位和类型，采用不同方式。

4. 髋关节置换术后假体周围骨折　随着接受髋关节置换术的老年患者数量增加，假体周围骨折的发生不可避免地会明显增加。通常发生于高龄患者，经常存在数个合并疾病，因为其他关节炎症而活动能力受限。存在骨质疏松，内置物可能会发生松动，骨干骨皮质很少，已经不能承受金属内置物。假体周围股骨干骨折给骨科创伤医生和重建医生提出了挑战。

髋关节置换术后假体周围股骨骨折的病因包括：①骨皮质缺陷，造成这些缺陷的原因包括原有内固定物和骨水泥的取出、假体松动、髓腔开口定位及扩髓技术不正确，手术所致的皮质缺损与术后 1 年内假体周围骨质高度相关；②关节翻修术，关节翻修术特有的危险因素包括清除骨水泥时骨皮质穿孔、开窗去除骨水泥、在尝试脱位原人工关节时由于表面瘢痕组织粘连而骨折以及感染等；以前手术的损伤造成血液供应中断或者骨质疏松症也可能使股骨近端骨质易于骨折；以前的关节成形术、截骨术和骨折等均可改变股骨近端的几何形状，从而增加骨折的风险；③置入物失配，尺寸过大的股骨髓腔锉和关节假体可引起股骨环状应力增加，从而导致骨折；④假体松动，1/4 ~ 1/3 的假体周围骨折都与股骨假体松动有关；⑤骨质疏松症。

4 种基本治疗方法用于处理假体周围股骨骨折：非手术治疗、钢丝或钢缆、钢板和利用加长柄进行髋关节翻修术。治疗的 3 个目的是治愈骨折、患者早期活动以及提供稳定结构，使内置物获得最长使用寿命。像创伤后股骨干骨折的处理一样，假体周围骨折的治疗近 30 年来也发生了明显变化，近几年，医生逐渐倾向于积极的手术治疗。

七、并发症

1. 神经损伤　股神经和坐骨神经在大腿全程包裹在肌肉之间，骨折很少累及神经，骨牵引治疗股骨干骨折时小腿处于外旋状态，腓骨近端受到压迫，腓总神经有可能损伤，特别在熟睡和意识不清的患者容易发生，可通过调整牵引方向、在腓骨颈部位加用棉垫、鼓励患者自由活动牵引装置来避免。术中神经损伤多发生在手术中的牵拉和挤压，特别应避免会阴神经损伤，仔细包裹会阴部、减少骨牵引的时间和力量、避免髋内收时间太长，能够减少这种并发症的发生。

2. 血管损伤　在内收肌裂孔处血管固定，容易因骨折移位继发损伤。筋膜间室高压也可造成血管压迫，供血减少。股动脉可以是完全或部分撕裂或栓塞和牵拉或痉挛，微小的撕裂可以引起晚期血管栓塞，股动脉栓塞不一定必然引起肢体坏死，但是血管损伤立即全面诊断和治疗对保肢非常重要。

3. 感染　股骨干骨折钢板术后感染率约为 5%，高于闭合带锁髓内钉技术，与骨折端广泛剥离和开放性骨折一样。治疗如内固定稳定，进行扩创、开放换药，骨折愈合后取出钢板；如内固定不稳定，取出钢板，牵引或用外固定架固定，伤口稳定半年后再选择合适的固定植骨达到骨折愈合。

股骨髓内钉偶尔会发生感染，感染的发生与髓内钉的插入技术和在骨折端用其他固定和开放伤口有关。患者在髓内钉术后数周或数月大腿有红肿热痛，应怀疑感染。多数感染患者在大腿或臀部形成窦道流脓。一旦存在深部感染，必须做出髓内钉是否取出的合理决定。在感染清创术中检查内固定良好控制骨折稳定性，应保留髓内钉，采取彻底清除死骨和感染的软组织、伤口换药和合理应用抗生素，骨折愈合到一定程度可取出髓内钉，进行扩髓取出髓腔内感染的组织。若髓内钉对骨折不能提供稳定，需考虑其他方法。若存在大范围死骨，取出髓内钉后彻底清创，用外固定架或骨牵引固定，在骨缺损部位放置庆大霉素链珠。

4. 延迟愈合和不愈合　多数骨不愈合的原因是骨折端血供不良、骨折端不稳定和感染，导致延迟愈合的主要因素有开放性骨折、手术操作中对骨折端软组织的广泛剥离、骨折端稳定不够、骨折分离、感染和既往有大量吸烟史。可根据骨折愈合情况取出静态交锁螺钉，使骨折端动力化，也可扩大髓腔更换髓内针。

5. 畸形愈合　畸形愈合一般认为短缩 > 1 cm、旋转畸形超过 10°、成角畸形 > 15°。畸形可引起步态不正常、肢体短缩和膝关节创伤性关节炎。

6. 异位骨化　在股骨干骨折髓内钉固定后常见有不同程度的异位骨化覆盖髓内钉的尾端，临床无症状，很少有异位骨化影响髋关节的活动，可能与肌肉损伤导致钙代谢紊乱有关，也可能与扩髓碎屑没有冲洗干净有关。

7. 再骨折　多发生在早期骨痂形成期及内固定取出后。牵引治疗所获得的骨折愈合可形成大量骨痂，但新的骨小梁并没有沿着应力的方向进行排列，超负荷时更易发生骨折，多数发生在石膏固定后 3~4 周。钢板坚强内固定可使骨折获得一期愈合，X 线表现为没有骨痂形成，但是骨折部位的骨强度恢复至正常的速度较慢，必须依靠新形成的骨单位进行爬行替代，若在术后 18 个月前取出钢板，则骨痂未成熟，有发生再骨折的危险。多数发生在钢板取出术后 2~3 个月，而且多数发生在原螺丝钉钉孔的部位。闭合髓内钉固定后骨折部位可形成大量骨痂，取出髓内钉后不易发生再骨折。内固定物一定要在骨折塑形完成后取出，通常钢板是术后 2~3 年，髓内钉是术后 1 年。

8. 钢板疲劳弯曲和折断　若骨折的类型是粉碎性或有骨缺损时，在骨折粉碎或缺损区必须早期植骨，以获得因骨愈合而得到骨性支撑，防止钢板应力集中而发生疲劳弯曲和折断。

9. 膝关节功能障碍　股骨干骨折后的膝关节功能障碍是常见的并发症，其发生的主要病理改变是由于创伤或手术所致的股四头肌损伤，又未能早期进行股四头肌及膝关节的功能锻炼，膝关节长期处于伸直位，以至在股四头肌和骨折端间形成牢固的纤维性粘连。术中可见股中间肌瘢痕化，且与股骨间形成牢固的粘连。粘连之股中间肌纤维在膝关节伸直位时处于松弛状态，屈曲时呈现明显紧张。其他病理改变有膝关节长期处于伸直位固定而造成股四头肌扩张部的挛缩。关节内的粘连则常由于长期制动造成浆液纤维素性渗出所致，粘连主要位于髁间窝和髌上囊部位，有时甚至是膝关节功能障碍的主要原因。

第七章

踝关节及足部损伤

第一节　踝关节骨折和脱位

踝关节骨折是常见损伤之一，可根据骨折外力作用方向分为外旋型、外展型、内收型与垂直压缩型，又根据骨折的严重程度分为单踝、双踝和三踝骨折。在重视骨折的同时必须重视韧带的损伤，只有全面地认识损伤的发生与发展过程，才能正确估价损伤的严重程度，确定恰当的治疗方案。

一、闭合性骨折脱位

（一）旋后-内收型

足于受伤时处于旋后位，距骨在踝穴内受到强力内翻的外力，外踝受到牵拉，内踝受到挤压的外力。

第Ⅰ度：外踝韧带断裂或外踝撕脱骨折，外踝骨折常低于踝关节水平间隙，多为横断骨折或外踝顶端的撕脱骨折。

第Ⅱ度：第Ⅰ度加内踝骨折，骨折位于踝关节内侧间隙与水平间隙交界处，即在踝穴的内上角，骨折线呈斜行斜向内上方，常并发踝穴内上角关节软骨下方骨质的压缩，或软骨面的损伤。

外踝韧带断裂的治疗前已述及。外踝顶端的撕脱骨折或撕脱骨折片较大，均可用外翻位 U 形石膏固定 4~6 周，也可切开复位螺丝钉固定，由于外踝的轴线与腓骨干的纵轴相交成向内的 10°~15°角，螺丝钉应穿过腓骨干内侧皮质，如果仅行髓腔内固定，容易使外踝出现内翻，即正常的外踝与腓骨干的交角变小，而影响踝穴的宽度。如果内固定牢固，术后可以不用外固定，早期开始踝关节功能锻炼。

第Ⅱ度骨折中如果内踝骨折移位明显且闭合复位后不稳定，可行切开复位内固定，切开复位时应注意踝穴内上角是否塌陷，如有塌陷则应予以复位并充填以松质骨，然后以螺丝钉内固定。

（二）旋前-外展型

足处于旋前位，距骨在踝穴内强力外翻的外力，内踝受到牵拉，外踝受到挤压的外力。

第Ⅰ度：内踝撕脱骨折或三角韧带断裂。内踝骨折位于踝关节水平间隙以下。

第Ⅱ度：第Ⅰ度加以下胫腓韧带部分或全部损伤，其中下胫腓前韧带损伤也可以表现为胫骨前结节撕脱骨折，下胫腓后韧带损伤也可表现为后踝撕脱骨折。此型可以出现下胫腓分离。

第Ⅲ度：第Ⅱ度加以外踝在踝上部位的短斜型骨折或伴有小碟形片的粉碎性骨折。碟形骨折片位于外侧。

治疗可行闭合复位 U 形石膏固定，闭合复位时应将足内翻，不应强力牵引，以防软组织嵌入内踝骨折端之间影响复位及愈合。如内踝骨折不能复位时，可行切开复位螺丝钉内固定，内踝骨折片较小时可用克氏针内固定并以钢丝作"8"字钻孔缝合行加压固定。

少见的旋前-外展型损伤为 Dupuytren 骨折脱位、腓骨高位骨折、胫骨下端腓骨切迹部位撕脱骨折、三角韧带断裂同时有下胫分离。

（三）旋后-外旋型

足处于旋后位，距骨受到外旋外力或小腿内旋而距骨受到相对外旋的外力。距骨在踝穴内以内侧为轴向外后方旋转，冲击外踝向后移位。

第Ⅰ度：下胫腓前韧带断裂或胫骨前结节撕脱骨折（Tillaux）。

第Ⅱ度：第Ⅰ度加外踝在下胫腓联合水平的冠状面斜行骨折，骨折线自前下方向后上方呈斜行。

第Ⅲ度：第Ⅱ度加后踝骨折，由于下胫腓后韧带保持完整，后踝多为撕脱骨折，骨折片较小，但如合并有距骨向后上方的外力时，则外踝骨折表现为长斜型，后踝骨折片也较大，有时可以波及胫骨下端关节面的 1/4 或 1/3。

第Ⅳ度：第Ⅲ度加内踝骨折或三角韧带断裂。

旋后-外旋型中第Ⅳ度可以并发有下胫腓分离，由于外踝骨折位于下胫腓联合水平，骨折位置不很高，故下胫腓分离的程度较旋前外旋型为轻，且于原始 X 线片中可不显现，而于外旋、外展应力下摄片时方可显现，但如同时合并有垂直外力，外踝骨折线较长，且向上延伸较多时，下胫腓分离则可明显，同时后踝骨折片也较大。

旋后-外旋型骨折可行闭合复位，矫正距骨向后方的脱位，足内旋并将踝关节置于 90° 位用 U 形石膏固定；当后踝骨折片较大时，不能以推前足背屈使向后脱位的距骨复位，由于后踝骨折片较大，又由于跟腱的紧张牵拉，后踝部位失去支点，单纯背屈前足时不能到达后踝骨折的复位，反而可能使距骨向后上方脱位，而应自跟骨后侧向前推拉足部，并同时将胫骨下端向后方推移，才可达到后踝骨折的复位；如果后踝骨折片较大，为控制足部的跖屈，可用短腿前后石膏托制动 6 周。

闭合复位失败者可行切开复位，由于外踝骨折系冠状面斜行骨折，可用松质骨加压螺丝钉在前后方向上做内固定；如果后踝骨折片较小，则于外踝复位并固定以后多同时复位；如果后踝骨折片较大，则需同时以松质骨加压螺丝钉作内固定。内踝骨折也以松质骨加压螺丝钉内固定，术后可仅用短腿石膏托制动 2 周或不用外固定，早期开始踝关节功能锻炼。

（四）旋前-外旋型

足受伤时处于旋前位，三角韧带被牵扯而紧张，当距骨在外踝内受到外旋力时，踝关节内侧结构首先损伤而丧失稳定性，距骨以外侧为轴向前外侧旋转移位。

第Ⅰ度：内踝撕脱骨折或三角韧带断裂。内踝骨折的骨折线可呈斜行，在矢状面自前上斜至后下，于踝关节侧位 X 线片中显示得更为清楚，不同于旋前-外展型第Ⅰ度内踝撕脱骨折，后者内踝骨折为横行，且位于踝关节水平以下。

第Ⅱ度：第Ⅰ度加下胫腓前韧带、骨间韧带断裂。如果下胫腓韧带保持完整，也可以发生 Tillaux 骨折（胫骨下端腓骨切迹前结节撕脱骨折）。

第Ⅲ度：第Ⅱ度加外踝上方 6～10 cm 处短螺旋形或短斜型骨折。

第Ⅳ度：第Ⅲ度加下胫腓后韧带断裂，导致下胫腓分离，或下胫腓后韧带保持完整，而形成后踝撕脱骨折，同样也发生下胫腓分离。

在第Ⅲ度中如果腓骨骨折位于腓骨上 1/4 部位并呈螺旋形，下胫腓可以发生完全分离，骨间膜损伤可一直达到腓骨骨折的水平，称为 Maisonneuve 骨折。

旋前-外旋型骨折中腓骨骨折位置高，常见于中下 1/3 水平，骨间膜的损伤又常与腓骨骨折在同一水平，故下胫腓分离较旋后-外旋型明显。

根据尸体试验与临床病例的观察，产生下胫腓分离的条件包括以下 3 方面。

（1）踝关节内侧的损伤（内踝骨折或三角韧带损伤），使距骨在踝穴内向外或向外后方旋转移位成为可能。

（2）下胫腓全部韧带损伤或下胫腓前、骨间韧带损伤，而下胫腓后韧带损伤表现为后踝撕脱骨折，从而下胫腓联合失去完整性并有可能增宽。

（3）骨间膜损伤，骨间膜使胫腓骨紧密连接并保持正常的关系，骨间膜损伤可以使胫腓骨之间的距离加宽，下胫腓分离得以显现。

在临床上，骨间膜损伤与腓骨骨折常在同一水平同时存在，此时，下胫腓分离最为明显，如果腓骨保持完整，则可以阻挡距骨向外侧的明显移位，其下胫腓分离则不如有腓骨骨折时显著。因此，下胫腓分离以存在于旋前-外旋型骨折中者最为明显。

尽管如此，不是所有的下胫腓分离在损伤后原始 X 线片中都能显现，由于损伤后足部畸形恢复到正常位，或经急救复位，而在原始踝关节正位 X 线片中并不显示下胫腓联合增宽，踝关节内侧间隙也未显示增宽，如果对损伤的严重性估计不足，可能忽略下胫腓分离的存在，导致治疗上的失误。因此，在临床工作中可采取外旋、外展应力下拍踝关节正位 X 线片以证实下胫腓分离的存在，避免遗漏诊断。

下胫腓分离可行闭合复位，将足内旋、内翻位以 U 形或短腿石膏托固定，如果腓骨骨折与内踝骨折复位良好，并不需要将下胫腓联合以螺丝钉内固定。如果切开复位内固定，则只需将腓骨骨折与内踝骨折做内固定，不需固定下胫腓联合。尸体试验证实：仅固定腓骨不固定内踝，不能限制距骨在踝穴内向外或向外后方的移位，在应力下仍然出现下胫腓分离。只固定内踝，不固定腓骨，不能限制距骨在踝穴内向外后方向的旋转，在应力下由于腓骨骨折而失去对距骨向外后方旋转的对抗作用，下胫腓仍然出现分离。而将内踝与腓骨同时固定以后，即使在应力下也不出现下胫腓分离。临床病例的结果与实验结果相同，当内踝骨折固定以后，由于三角韧带与足部的连结，腓骨骨折固定以后外踝韧带与足部的连接，以及腓骨中下 1/3 以上部位骨间膜的完整，使胫腓骨之间获得稳定，踝穴侧方的完整性与足又形成连续的整体，从而距骨在踝穴内也得到稳定，在外旋与外翻的应力下，距骨在踝穴内不发生向外侧或向外后侧的移位，因此，下胫腓不出现分离，在临床上，当内侧结构损伤无法修复时或腓骨骨折严重粉碎难以施行内固定时，如有下胫腓分离存在，则可固定下胫腓联合。

旋前-外旋型骨折第 I、第 II 度可行闭合复位，将足内旋、内翻位用 U 形石膏固定，内踝骨折复位困难，骨折断端间有软组织嵌夹而分离较远者，可行经皮撬拨复位内固定或切开复位内固定。第 III 度因腓骨于中下 1/3 部位形成螺旋形或短斜形骨折，易有重叠移位，如闭合复位困难则以切开复位内固定为宜。第 IV 度骨折并发下胫腓分离，为达到踝穴的稳定并可早期开始踝关节功能锻炼，切开复位将腓骨骨折与内踝骨折做内固定。

（五）垂直压缩型

可分为单纯垂直压缩外力与复合外力所致两种不同的骨折。单纯垂直压缩外力骨折依受伤时踝及足所处的位置不同又可分为背伸型损伤——胫骨下端前缘压缩骨折；跖屈型损伤——胫骨下端后缘骨折以及垂直损伤——胫骨下端粉碎性骨折，常同时有斜行骨折。

由复合外力引起的垂直压缩骨折，可分为垂直外力与外旋力复合引起者，多见于旋后-外旋型骨折中，后踝骨折较大，腓骨冠状面斜行骨折也较长。垂直外力与内收外力复合引起者，内踝或胫骨下端内侧呈粉碎性或明显压缩骨折；垂直外力与外展外力复合引起者，外踝或胫骨下端外侧呈粉碎性或压缩骨折。

垂直压缩型骨折可试行闭合复位，需与造成骨折的外力方向相反，进行牵引并直接推按骨折部位，如背伸型应在踝跖屈位牵引并自近端向远端推按胫骨下端前缘争取达到复位，但是由于外力损伤较大，胫骨下端松质骨嵌压后不易达到复位，即使复位后由于被压缩部位的空隙也不易维持复位。因此，为达到关节面尽可能解剖复位，并维持复位后的位置，多需切开复位，在复位后遗留的间隙处充填以松质骨并用松质骨加压螺丝钉做内固定，术后早期开始功能锻炼。

根据腓骨骨折的高度以及与下胫腓联合、胫距关节之间的关系而将踝关节骨折脱位分为 3 型。

I 型：外踝骨折低于胫距关节（可为外踝撕脱骨折或为外踝韧带损伤），如同时并发内踝骨折则多为接近垂直的斜行骨折，也可以发生胫骨下端内后侧骨折。此型主要由于内收应力引起。

II 型：外踝骨折位于胫腓联合水平，下胫腓联合有 50% 损伤的可能性，内侧结构的损伤为三角韧带损伤或内踝骨折，也可发生胫骨下端外后侧骨折。此型一般由强力外旋力引起。

III 型：腓骨骨折高于下胫腓联合水平，个别病例可以没有腓骨骨折。此型均有下胫腓韧带损伤，内侧结构损伤为内踝撕脱骨折或三角韧带断裂，也可以发生胫骨下端外后侧骨折。此型又分为两种。

（1）压缩型：由高处坠落或由交通事故引起的嵌压或压缩骨折。

1）胫腓骨远端压缩骨折，距骨体滑车完整。

2）各种类型的踝穴骨折同时并发距骨体滑车骨折。

3）胫骨远端压缩骨折，不并发腓骨骨折，但并发下胫腓联合损伤。

（2）联合型：胫骨远端骨折并发踝关节损伤。如胫骨远端的螺旋形骨折，其骨折线可以延伸进入踝关节并可发生内踝骨折以及下胫腓联合分离。

二、开放性骨折脱位

踝关节开放性骨折脱位多由压砸、挤压、坠落和扭绞等外伤引起，其致伤原因与闭合性骨折脱位不同，后者主要由旋转外力引起。在开放性骨折脱位中，按骨折类型可分为外翻型、外翻位垂直压缩型、外旋型、内翻型与单纯开放性脱位5种，其中以外翻型最为多见。压砸外力来自外侧，开放伤口位于内踝部位，呈横形、L形或斜形。外翻位垂直压缩型多由坠落伤引起，其开放伤口也在内踝部位。外旋力引起之开放性骨折，其伤口也在内侧。仅内翻型损伤，其开放伤口位于外踝部位。综上所述，踝关节开放性骨折脱位的开放伤口，多表现为自内向外，即骨折近端或脱位的近侧骨端自内穿出皮肤而形成开放伤口。

踝关节开放性骨折脱位，伤口污染较重，感染率相对较高。由于旋前外展型居多，外踝骨折多位于踝上部位并呈粉碎性，内固定有一定困难，除将内踝骨折以螺丝钉固定外，外踝骨折可用克氏针内固定，如单纯依靠石膏外固定来维持复位后的位置。一旦伤口感染，则必须进行换药和更换敷料，骨折极易发生移位。因此，在踝关节开放性骨折脱位中，如何防止感染以及通过内固定稳定骨折端是主要的问题。

三、踝关节骨折脱位手术适应证

任何一个关节发生骨折以后，最可靠的恢复功能的方法是使关节面解剖复位，大多数踝关节骨折脱位通过闭合复位外固定的保守治疗方法，可以达到这一目的。但对某些复位后不稳定的骨折脱位，则可能不止一次地进行闭合复位、更换石膏或调整外固定物，势必加重关节部位的损伤以及肿胀程度，甚至不得不延长外固定的时间，关节不能早期开始功能锻炼，最终影响疗效。因此，应该避免追求闭合复位而反复进行闭合整复。一经闭合复位失败则应及时选用切开复位内固定。切开复位内固定具有直视下容易达到骨折解剖复位的优点，内固定牢固又为早期开始关节功能活动、不用外固定创造了有利条件，功能恢复较快，令人满意。踝关节骨折脱位之手术适应证如下。

1. 闭合复位失败　在踝关节骨折脱位中复位不满意的是内踝骨折和后踝骨折。除旋后内收与垂直压缩型以外，其他类型的内踝骨折均为撕脱骨折，骨折近端的骨膜常与骨折远端一同向前、向下方移位，骨膜容易嵌夹于骨折断端之间阻碍复位，可行经皮撬拨穿针内固定或切开复位以螺丝钉内固定。后踝骨折大于胫骨下端关节面1/4时，距骨在踝穴上方失去稳定性，容易发生向后上方的移位，后踝骨折经闭合复位后关节面移位大于1 mm者应行切开复位螺丝钉内固定。除内踝、后踝骨折以外，近年来日益重视外踝骨折的复位，外踝本身的轴线与腓骨干轴线之间相交成向外侧的10°~15°角，如外踝骨折后并有重叠或向外后方移位时，踝穴必然相应增宽，距骨在踝穴内可以发生向外侧半脱位，日久可导致踝关节创伤性关节炎。因此，要求对外踝骨折的准确复位，必要时需行切开复位内固定。

2. 垂直压缩型骨折　由于受伤暴力较大，胫骨下端关节面损伤严重，或嵌压明显或移位严重，均难以手法或牵引复位，应行切开复位并以松质骨加压螺丝钉内固定，复位后的间隙可以松质骨或骨水泥充填。

3. 开放性骨折脱位　从关节内骨折或开放性骨折两方面要求，对踝关节开放性骨折脱位行内固定是重要的，但由于受伤外力大，且以外翻型损伤多见，外踝在踝上部位呈粉碎性骨折，以螺丝钉或钢板做内固定有一定困难，因此可以选用克氏针行内固定。当内侧结构是三角韧带损伤时，更应强调对外踝骨折的内固定，如单纯依赖外固定，则在肿胀消退以后或于更换敷料检查伤口时，骨折容易移位而导致畸形愈合。内侧结构是三角韧带损伤而又并发下胫腓分离时，除将外踝骨折行内固定以外，应同时修复三角韧带；如修复三角韧带存在困难时，则内侧结构失去限制距骨外移的作用，此时还应固定下胫腓联合，单纯固定外踝不能限制距骨向外侧移位，势必导致下胫腓分离。

四、踝关节骨折脱位的并发症

踝关节骨折脱位常见的并发症为骨折不愈合、畸形愈合和踝关节创伤性关节炎。

（一）骨折不愈合

最常见者为内踝骨折，其不愈合率为 3.9% ~ 15%。内踝骨折不愈合的原因有骨折断端间软组织嵌入，复位不良骨折断端分离，或外固定时间过短以及不正确的内固定。内踝骨折不愈合的诊断主要依赖于 X 线，伤后半年 X 线仍然可见到清晰的骨折线，骨折断端硬化，或骨折断端间距离大于 2 ~ 3 mm 且持续存在半年以上者，可诊断不愈合。对于内踝骨折不愈合可以通过随诊观察，允许患者负重，经过负重并使用患侧肢体后，确实疼痛症状系由骨折不愈合引起，可考虑行切开复位内固定植骨术，植骨方法可用嵌入植骨或以松质骨充填于断端间。

外踝骨折不愈合较少见，但如一但发生其产生的症状远较内踝骨折不愈合为重，因为在步态周期的负重期，跟骨轻度外翻，距骨向外侧挤压外踝，当外踝骨折不愈合时，对距骨外移和旋转的支持作用减弱，最终将导致踝关节退行性变。如已明确诊断外踝骨折不愈合则应行切开复位内固定及植骨术。

（二）畸形愈合

畸形愈合多由复位不良引起，也见于儿童踝关节骨骺损伤以后导致的生长发育障碍。旋前-外旋型骨折中下 1/3 骨折重叠移位后畸形愈合。外踝向上移位，踝穴增宽，距骨在踝穴内失去稳定，导致踝关节创伤性关节炎。对于腓骨中下 1/3 骨折畸形愈合可用腓骨延长截骨术治疗，如果内踝对距骨的复位有所阻挡，则需行内踝截骨并清除关节内的瘢痕组织，还应清除胫骨下端腓骨切迹内的瘢痕组织，以使腓骨长度恢复以后与切迹完全适合。腓骨截骨以延长器进行延长，在延长同时应将腓骨远段内旋 10°，取内踝上方松质骨块，植于腓骨截骨后间隙内，用钢板做内固定。踝关节骨折畸形愈合并发有严重的创伤性关节炎，不应再做切开复位术，而应考虑踝关节融合术，老年患者也可行人工踝关节置换术。

儿童踝关节骨骺损伤 Salter Ⅰ 型很少见，可由外旋力引起胫骨下端骨骺分离。Ⅱ 型最常见，外旋型损伤其干骺端骨折片位于胫骨下端后侧，外展型损伤其干骺端骨折片位于外侧，同时腓骨下端常并发骨折，一般 Ⅱ 型损伤不遗留发育畸形，但明显移位者可以发生骨骺早期闭合，其畸形不易随发育而自行矫正。Ⅲ 型又可分为内收损伤与外旋损伤，前者又称栏杆骨折，移位明显时可出现内翻畸形。外旋损伤则类似于成人的 Tillaux 骨折，由于胫骨下端前外侧 1/4 骨骺是最后闭合的部位，当受到外旋外力时，该部位可被下胫腓前韧带撕脱而发生Ⅲ型的骨骺损伤，但由于骨骺已接近闭合，因此，对生长发育一般并无影响。

踝关节骨骺损伤Ⅳ型也较少见，多由内收外力引起，但可引起发育障碍而遗留畸形。

Ⅴ型损伤多由垂直压缩外力引起，常系内侧骨骺板受到损伤而早期闭合，导致内翻畸形。对儿童踝关节骨骺损伤以后引起之胫骨下端畸形可行胫骨下端截骨术矫正。

（三）创伤性关节炎

踝关节骨折脱位继发创伤性关节炎与下列因素有关。

（1）原始损伤的严重程度：胫骨下端关节面粉碎骨折、原始距骨有明显脱位者创伤性关节炎发生率较高。从骨折类型分析，以旋前-外旋型并有下胫腓分离者容易继发创伤性关节炎。

（2）距骨复位不良仍然残存有半脱位，多继发创伤性关节炎，距骨向后半脱位较向外侧半脱位更易发生创伤性关节炎。

（3）骨折解剖复位者发生创伤性关节炎者少，复位不良者多。

对青壮年患者踝关节严重创伤性关节炎且踝关节功能明显受限、疼痛症状严重者可行踝关节融合术，常用的踝关节融合术的方法有踝关节前融合、踝关节经腓骨融合、关节内单纯植骨融合和加压融合等。对老年患者可行人工踝关节置换术。对儿童则只能行关节内单纯植骨融合术，因踝关节前方滑行植骨与胫腓骨融合均会损伤胫骨或腓骨下端骨骺。

第二节　距骨骨折及脱位

距骨无肌肉附着，表面60%～70%为关节面，有7个关节面分别与周围邻骨形成关节。距骨从解剖位置可分为头部、颈部和体部。体部又有外侧突和后侧突。后侧突有内、外侧结节。距骨体前宽后窄，踝背伸稳定，而跖屈不稳定。其血液供应主要来自由距骨颈前外侧进入的足背动脉关节支。距骨体的血供可概括如下：①跗管动脉：来自胫后动脉，在其分成足底内侧动脉和足底外侧动脉近端约1 cm处分出，是距骨体的主要供应动脉。在跗管内它发出4～6支进入距骨体。②三角动脉：发自于跗管动脉，供应距骨体的内侧1/4～1/2，是距骨体的第2位主要滋养动脉，经过骨内交通支供应更广泛的区域。③跗骨窦动脉：大小和起源的变异很大，供应距骨体的外侧1/8～1/4区域。跗骨窦动脉与跗管动脉形成交通支，具有供应距骨更多区域的能力。④距骨后结节由胫后动脉（最为常见）或腓动脉直接发出分支支配：虽然动脉非常细小，但由于骨内有丰富的交通，这一区域也有供应距骨体更大范围的潜力。因为距骨所供应的血运有限，因此当距骨骨折有移位或距骨脱位后，容易发生缺血坏死。

一、距骨骨折的分类

距骨骨折尚无一个统一的分类方法。

1. Coltart 分类　把距骨骨折分为3大类。

（1）骨折：①撕脱骨折；②头部压缩骨折；③颈部骨折；④体部骨折。

（2）骨折脱位：①颈部骨折并发距下关节脱位；②颈部骨折并发距骨体后脱位；③体部骨折并发距下关节脱位。

（3）全脱位。

2. Hawkins 分类　把距骨颈部骨折分为3型。

Ⅰ型：无移位的距骨颈部骨折，骨折线在中后关节之间进入距下关节。

Ⅱ型：移位的距骨颈部骨折并发距下关节脱位或半脱位，骨折线经常进入一部分体部及距下后关节面。

Ⅲ型：移位的距骨颈部骨折，距骨体完全脱位，骨折线常常进入一部分体部。体部经常向后内方突出，位于胫骨后面和跟腱之间。

Canale 提出 Hawkins Ⅱ、Ⅲ型可伴有距舟关节脱位。这种骨折又被称为 Hawkins Ⅳ型。

3. Steppen 分类　把距骨体部骨折分为5类。

（1）骨软骨骨折。

（2）距骨体冠状面和矢状面垂直和水平剪力骨折。

（3）距骨后突骨折。

（4）距骨外侧突骨折。

（5）距骨体压缩粉碎骨折。

二、距骨颈骨折

距骨颈骨折约占距骨骨折的50%，青壮年多见。由于颈部是血管进入距骨的重要部位，该部位骨折后较易引起距骨缺血坏死。

治疗：距骨骨折准确复位，重建关节面是基本要求。Ⅰ型无移位，小腿石膏固定8～12周即可，6周内不可负重，当骨小梁穿过骨折线后开始负重。此型不愈合可能性少见，但仍有缺血坏死的可能。Ⅱ、Ⅲ、Ⅳ型骨折，原则上距骨颈的移位骨折应立即切开复位内固定，因为闭合方法很难达到解剖复位。Ⅱ型骨折移位较轻，可试行手法复位。如距骨颈和距下关节达到解剖复位，经X线证实复位满意后，用小腿石膏固定足踝于轻度跖屈外翻位6～8周，再更换石膏固定于功能位，直至骨性愈合。一般固定时间需3~4个月始能愈合，固定期间不宜过早负重。手法复位失败，不应反复操作，以免加重软组织损伤，尽早采用切开复位手术。切开复位一般采用前内或前外切口。显露距骨颈骨折，复位满意后，可用2根克氏针或2枚3.5 mm或4.5 mm螺钉或空心螺钉固定。再用石膏管形固定8~12周。Ⅲ、Ⅳ型骨折是骨科急症，移位的距骨体对皮肤和神经血管的压迫会导致皮肤坏死、神经血管损伤或两者同时发生；距骨唯一存留的血管——三角动脉，可能扭转或闭塞，因此只有通过急诊复位才能得到解除。Ⅲ型骨折移位粉碎严重，往往并发开放伤，须行清创手术，同时复位骨折块。闭合性损伤，手法复位更加困难。

距骨颈切开复位的手术方法：自内踝近端前方做切口，弧向远端走向足底，止于舟骨体的内侧壁，长7.5~10 cm，利用胫前、胫后肌腱间隙显露距骨头和颈。注意不要损伤内踝下方的胫后肌腱和神经血管束。如果距骨体从踝穴中脱出，截断内踝将会使显露和复位更为容易。显露骨折和距骨体及颈的前内侧，尽可能保留距骨头和颈周围的软组织。复位满意后，冲洗关节，去除骨块和碎片。固定材料及石膏固定同前。

三、距骨体骨折

鉴别距骨体骨折和距骨颈骨折很重要。尽管距骨颈和距骨体骨折在不伴骨折移位或虽伴有移位但无脱位的情况下，二者缺血坏死的发生率相似，但距骨体骨折后出现创伤后距下关节骨关节病的发生率较高。

1. 骨软骨骨折　这种骨折是指一部分软骨和骨片从距骨顶部剥脱的剪切骨折。距骨滑车关节面在受到应力的作用后或在其外侧和内侧面发生骨软骨骨折。前者是由于足背伸时受内翻应力旋转，距骨滑车外侧关节面撞击腓骨关节面而引起；后者是足跖屈时内翻应力使胫骨远端关节面挤压距骨滑车内侧关节面而发生骨折。距骨滑车关节面的骨软骨骨折常发生于踝关节扭伤后，患者就诊时关节肿胀、疼痛、活动受限，容易诊断为踝扭伤。有学者报道，此类骨折在急诊室的漏诊率为75%。所有踝扭伤患者中2%~6%后来被确诊为骨软骨骨折。因此踝扭伤后应注意此类骨折的发生，拍摄足的正、侧位和踝穴位X线片。高度怀疑骨折时，可做关节造影双重对比或MRI检查。无移位骨折除限制活动外，用小腿石膏固定6周。大的关节面损伤，尤其外侧损伤，应手术切开或在关节镜下切除骨块，缺损区钻孔，以使再生纤维软骨覆盖，或做软骨移植。大的骨块可用可吸收螺钉固定。

2. 距骨外侧突骨折　该骨折的损伤机制为内翻的足强烈背屈的压缩和剪切应力所致，尤其好发于滑雪引起的踝关节损伤。通常距骨的外侧部分在CT扫描下很容易辨认。治疗：如外侧突没有明显移位或移位不超过3 mm或未累及距骨后关节的重要部位，一般只需闭合治疗，石膏固定6~8周。后期进行距下关节和胫距关节活动，电刺激和应力训练。若移位超过3 mm，则有指征行切开复位或骨块切除术。

3. 距骨后侧突骨折　后侧突骨折常难诊断，如漏诊，会导致明显的长期功能障碍。怀疑此骨折时，可做CT扫描或与对侧足的侧位片比较。治疗可以尝试非手术治疗，但如症状持续或距骨后侧突部位局限性压痛，则有切除骨块的指征。

4. 距骨体部剪力和粉碎性骨折　剪力骨折损伤机制类似于距骨颈骨折，但骨折线更靠后。粉碎性骨折常由严重压砸暴力引起。骨折可发生在外侧、内侧结节或整个后侧突。治疗：移位小于3 mm时，可用小腿石膏固定6~8周。移位大于3 mm时，可先手法复位，位置满意后再石膏固定，如复位失败，应切开复位，螺钉固定。严重移位粉碎性骨折，复位已不可能，可能需要切除距骨体，做Blair融合术或跟-胫骨融合术。

四、距骨脱位

1. 距下关节脱位　多由足部跖屈位张力内翻所引起，其发生率较骨折多。距下关节脱位特点：距骨仍停留于踝穴中，而距下关节和距舟关节脱位，因此又名距骨周围脱位。按脱位后足远端移位方向，可分为内侧脱位、外侧脱位、前脱位和后脱位。脱位后，足有明显的内翻或外翻畸形，诊断一般不困难。少数患者可并发神经血管束损伤。治疗：不伴有跟骨或距骨边缘骨折的距下关节内侧脱位，通常可以闭合复位。但距下关节外侧脱位则很难闭合复位，妨碍复位的最常见因素是胫后肌腱和距骨的骨软骨骨折。脱位后应及早复位，以免皮肤长时间受压坏死。复位成功后用石膏管形将患足固定于背伸 90°中立位 6 周。闭合复位失败，应积极行切开复位，去除阻碍复位的原因，开放脱位应彻底清创。不伴有骨折的距下关节脱位长期结果一般很好，但距下关节活动可能会有中等程度受限，在非平坦路上行走不灵活。距下关节脱位后，虽然距骨血供可能受到损害，但较少发生距骨缺血坏死。

2. 胫距关节脱位　胫距关节脱位多并发于踝部骨折或踝部韧带撕裂伤。在整复骨折时，胫距关节脱位常可一并整复，但当胫后肌腱、血管、神经或腓骨长、短肌腱移位，发生交锁，手法不能复位时，应手术切开整复。

3. 距骨全脱位　距骨全脱位往往发生在足极度内翻时，距骨围绕垂直轴旋转 90°，致使距骨头朝向内侧，同时距骨还沿足长轴外旋 90°，故其跟骨关节面朝向后方。距骨全脱位是一种严重损伤，多为开放损伤，易并发感染，预后差。治疗距骨全脱位手法复位成功率极低，往往需要在麻醉下进行手术。距骨脱位后，严重地损伤了距骨血运，为了血管再生和防止缺血坏死，石膏固定时间一般不应少于 3 个月。对手法复位失败，或开放性损伤的病例，应及时手术复位，以免发生皮肤坏死。一般采用踝部前外侧横切口，术中须注意保护附着于距骨上的软组织，以防发生坏死。术后石膏固定时间与手法整复后相同。陈旧性距骨全脱位，可行距骨切除术或踝关节融合术。

第三节　跟骨骨折

一、解剖特点

（1）跟骨是足部最大的一块跗骨，是由一薄层骨皮质包绕丰富的松质骨组成的不规则长方形结构。

（2）跟骨形态不规则，有 6 个面和 4 个关节面。其上方有 3 个关节面，即前距、中距、后距关节面，三者分别与距骨的前跟、中跟、后跟关节面相关节组成距下关节。中与后距下关节间有一向外侧开口较宽的沟，称跗骨窦。

（3）跟骨前方有一突起为跟骨前结节，分歧韧带起于该结节，止于骰骨和舟骨。跟骨前关节面呈鞍状与骰骨相关节。

（4）跟骨外侧皮下组织薄，骨面宽广平坦。其后下方和前上方各有一斜沟分别为腓骨长、短肌腱通过。

（5）跟骨内侧面皮下软组织厚，骨面呈弧形凹陷。中 1/3 有一扁平突起，为载距突。其骨皮质厚而坚硬。载距突上有三角韧带、跟舟足底韧带（弹簧韧带）等附着。跟骨内侧有血管神经束通过。

（6）跟骨后部宽大，向下移行于跟骨结节，跟腱附着于跟骨结节。其跖侧面有 2 个突起，分别为内侧突和外侧突，是跖筋膜和足底小肌肉起点。

（7）跟骨骨小梁按所承受压力和张力方向排列为固定的两组，即压力骨小梁和张力骨小梁。两组骨小梁之间形成一骨质疏松的区域，在侧位 X 线片呈三角形，称为跟骨中央三角。

（8）跟骨骨折后常可在跟骨侧位 X 线片上看到两个角改变：跟骨结节关节角（Bohler 角），正常为 25°～40°，是由跟骨后关节面最高点分别向跟骨结节和前结节最高点连线所形成的夹角；跟角交叉角（Gissane 角），为跟骨外侧沟底向前结节最高点连线与后关节面线之夹角，正常为 120°～145°。

二、损伤机制

跟骨骨折为跗骨骨折中最常见者，约占全部跗骨骨折的 60%。多由高处跌下，足部着地，足跟遭受垂直撞击所致。有时外力不一定很大，仅从椅子上跳到地面，也可能发生跟骨压缩骨折。跟骨骨折中，关节内骨折约占 75%，通常认为其功能恢复较差。所有关节内骨折都由轴向应力致伤，如坠伤、跌伤或交通事故伤等，可能同时并发有其他因轴向应力所致的损伤，如腰椎、骨盆和胫骨平台骨折等。

跟骨的负重点位于下肢力线的外侧，当轴向应力通过距骨作用于跟骨的后关节面时，形成由后关节面向跟骨内侧壁的剪切应力。由此造成的骨折（原发骨折线）几乎总是存在于跟骨结节的近端内侧，通常位于 Gissane 十字夹角附近，并由此处延伸，穿过前外侧壁。该骨折线经过跟骨后关节面的位置最为变化不定，可以位于靠近载距突的内侧 1/3，或位于中间 1/3，或者位于靠近外侧壁的外侧 1/3。如果轴向应力继续作用，则出现以下两种情况：内侧突连同载距突一起被推向远侧至足跟内侧的皮肤；后关节面区形成各种各样的继发骨折线。前方的骨折线常延伸至前突并进入跟骰关节。

三、临床表现及诊断

跟骨骨折是足部的常见损伤，以青壮年伤者最多，严重损伤后易造成残疾。外伤后后跟疼痛、肿胀，踝后沟变浅，瘀斑，足底扁平、增宽和外翻畸形。后跟部压痛、叩击痛明显，此时即高度怀疑跟骨骨折的存在。

X 线对识别骨折及类型很重要。跟骨骨折的 X 线检查应包括 5 种投照位置。侧位像用来确定跟骨高度的丢失（Bohler 角的角度丢失）和后关节面的旋转。轴位像（或 Harris 像）用来确定跟骨结节的内翻位置和足跟的宽度，也能显示距骨下关节和载距突。足的前后位和斜位像用来判断前突和跟骰关节是否受累。另外，摄一个 Broden 位像用来判断后关节面的匹配，投照时，踝关节保持中立位，将小腿内旋 40°，X 线管球向头侧倾斜 10°~15°。特殊的斜位片能更清楚地显示距骨下关节。如果医生治疗此类骨折的经验比较丰富，3 种 X 线影像可能即已足够，但是，为了对损伤进行全面的评估，通常需要 CT 扫描检查。应该进行 2 个平面上的扫描：半冠状面，扫描方向垂直于跟骨后关节面的正常位置；轴面，扫描方向平行于足底。CT 检查更清晰显示跟骨的骨折线及足跟的宽度，CT 扫描结果现已成为骨折分类的基础和依据。此外，跟骨属海绵质骨，压缩后常无清晰的骨折线，有时不易分辨，常须根据骨的外形改变、结节关节角的测量来分析和评价骨折的严重程度。

四、治疗

各类型跟骨骨折治疗共同的目标如下：①恢复距下关节后关节面的外形；②恢复跟骨的高度（Bohler 角）；③恢复跟骨的宽度；④腓骨肌腱走行的腓骨下间隙减压；⑤恢复跟骨结节的内翻对线；⑥如果跟骰关节也发生骨折，将其复位。制订治疗计划时尚需考虑患者年龄、健康状况、骨折类型、软组织损伤情况及医生的经验。

1. 跟骨前结节骨折　　跟骨前结节骨折易误诊为踝扭伤，骨折后距下关节活动受限，压痛点位于前距腓韧带 2 cm，向下 1 cm 处。无移位骨折采用石膏固定 4~6 周。骨折块较大时，行切开内固定；陈旧骨折或骨折不愈合有症状时，可手术切除骨折块。

2. 跟骨结节骨折　　跟骨结节骨折有两种类型：一种是腓肠肌突然猛烈收缩牵拉跟腱附着部，发生跟骨后撕脱骨折；另一种为直接暴力引起的跟骨后上鸟嘴样骨折。治疗骨折无移位或少量移位时，用石膏固定患肢于跖屈位 6 周。若骨折块超过结节的 1/3，且有旋转及严重倾斜，或向上牵拉严重者，可手术复位，螺丝钉固定。术时可行跟腱外侧直切口，以避免手术瘢痕与鞋摩擦。术后用长腿石膏固定于屈膝 30°跖屈位，使跟腱呈松弛状态。

3. 载距突骨折　　单纯载距突骨折很少见。无移位骨折可用小腿石膏固定 6 周。移位骨折可手法复位足内翻跖屈，用手指直接推挤载距突复位。较大骨折块时也可切开复位。骨折不愈合较少见，不要轻易切除载距突骨块，因为有可能失去弹簧韧带附着而致扁平足。

4. 跟骨体骨折　　跟骨体骨折因不影响距下关节面一般预后较好。骨折机制类似于关节内骨折，常发生于高处坠落后。骨折后可有移位，如跟骨体增宽，高度减低，跟骨结节内外翻等。此类骨折除常规X 线片外，还应做 CT 检查，以明确关节面是否受累及骨折移位情况。骨折移位较大时，可手法复位并石膏外固定，或切开复位内固定。

5. 关节内骨折　　关节内骨折是跟骨中最常见的类型，治疗意见分歧较大。

（1）保守疗法：适用于无移位或少量移位骨折，或年龄大、功能要求不高或有全身并发症不适于手术治疗的患者。鼓励早期开始患肢功能运动及架拐负重。此法可能遗留足跟加宽、结节关节角减少、足弓消失及足内外翻畸形等。

（2）骨牵引治疗：跟骨结节持续牵引下，按早期活动原则进行治疗，可减少病废发生。

（3）闭合复位疗法：患者俯卧位，在跟腱止点处插入 1 根斯氏针，针尖沿跟骨纵轴向前并略微偏向外侧，达后关节面下方后撬起。撬拨复位后再用双手在跟骨部做侧方挤压，侧位及轴位透视，位置满意后，将斯氏针穿入跟骨前方。粉碎性骨折时，也可将斯氏针穿过跟骰关节。然后用石膏将斯氏针固定于小腿石膏管型内。6 周后去除石膏和斯氏针。此方法适用于某些舌状骨折。

（4）切开复位术：适用于青年人，可先矫正跟骨结节关节角及跟骨体的宽度，再手术矫正关节面。做跟骨外侧切口，将塌陷的关节面撬起，至正常位置后，用松质骨填塞空腔保持复位。术后用管形石膏固定 8 周。若固定牢固，不做石膏外固定，疗效更满意。

6. 严重粉碎性骨折　严重粉碎性骨折，年轻患者对功能要求较高时，切开难以达到关节面解剖复位，非手术治疗又极有可能遗留跟骨畸形而影响功能。一期融合并同时恢复跟骨外形可以缩短治疗时间，使患者尽快地恢复工作。在切开复位时，也应有做关节融合术的准备，一旦不能达到较好复位，也可一期融合距下关节。手术时用磨钻磨去关节软骨，大的骨缺损可植骨，用钢板维持跟骨基本外形，用 1 枚 6.5 mm 或 7.3 mm 直径全长螺纹空心螺钉经导针固定跟骨结节到距骨。

五、并发症及后遗症

1. 伤口皮肤坏死、感染　外侧入路 L 形切口时，皮瓣角部边缘有可能发生坏死，应注意：术中延长切口时，小心牵拉软组织并保持为全厚皮瓣至关重要；外侧皮缘下应放置引流以防止形成术后血肿；延迟拆除缝线，甚至达 3 周以上，在此期间不应活动以减轻皮瓣下的剪切力；围手术期常规应用抗生素。一旦出现坏死，应停止活动。如伤口感染，浅部感染，可保留内植物，伤口换药，有时需要皮瓣转移。深部感染，需取出钢板和螺钉。

2. 距下关节和跟骰关节创伤性关节炎　由于关节面骨折复位不良或关节软骨的损伤，距下关节和跟骰关节退变产生创伤性关节炎。关节出现疼痛及活动障碍，可使用消炎止痛药物、理疗、支具和封闭等治疗。如症状不缓解，应做距下关节或三关节融合术。

3. 足跟痛　可由于外伤时损伤跟下脂肪垫或骨刺形成所致，也可因跟骨结节的骨突出所致。可用足跟垫减轻症状，必要时行手术治疗。

4. 神经卡压　神经卡压较少见，胫后神经之跖内支或外侧支以及腓肠神经外侧支，可受骨折部位的软组织瘢痕卡压发生症状，或手术损伤形成神经瘤所致。非手术治疗无效时，必要时应手术松解。

5. 腓骨长肌腱鞘炎　跟骨骨折增宽时，可使腓骨长肌腱受压，肌腱移位，如骨折未复位，肌腱可持续遭受刺激而发生症状，必要时可手术切除多余骨质，使肌腱恢复原位。也可因术中外侧壁掀开时，损伤腓骨肌腱，有限的骨膜下剥离及仔细牵拉可避免此并发症。

6. 复位不良和骨折块再移位　准确恢复跟骨结节到合适外翻对线是基本要求，术中应多角度拍摄 X 线片以避免此并发症。如果负重过早会导致主要骨折块的移位，患者至少应在 8 周内禁止负重以避免该并发症。

第四节　跖骨骨折及脱位

一、解剖特点

前足有两个重要作用，第一个是支撑体重，第二个是行走时 5 块跖骨间可以发生相对移位以便将足底应力平均分布于第 1 跖骨的 2 个籽骨和其余 4 个跖骨，避免局部皮肤压坏。前足表面上是一个整体，但各部分的损伤则需要根据不同情况分别处理。

解剖学上 5 块跖骨明显分为 3 个部分：第 1、第 5 和中部 3 块跖骨。

二、损伤机制

跖骨骨折临床上较常见，但由于其功能的相对次要，目前相关文献极少有其发生率的记载。常由重物砸伤或挤压伤等直接暴力、身体扭转等间接暴力导致跖骨干螺旋形骨折，尤其是中间的 3 个跖骨。应力骨折多见于运动员等。

三、分类

跖骨骨折通常按骨折部位来分类，分别为基底部、骨干和颈部骨折。

四、临床表现及诊断

跖骨骨折诊断较简单，明确的外伤史，局部压痛，有时可及骨擦感，足部活动受限，足部正斜位片可明确诊断。其中斜位片有助于判断跖骨头在矢状位的移位。必要时可行 CT 扫描加三维重建，明确骨折的详细情况。

五、治疗

第 1 跖骨较其他跖骨短而粗大，构成足内侧纵弓的一部分，与第 2 跖骨间韧带连接少，故相对活动度更大。它基底内侧有胫前肌腱附着，外侧有腓骨长肌腱附着，这一对肌腱维持着跖骨的位置。第 1 跖骨头上有 2 个籽骨，分担了前足 1/3 的应力。由于第 1 跖骨对前足的稳定性起关键作用，所以对第 1 跖骨应该采用更加积极的治疗，努力恢复其形态和其他跖骨头之间的正常关系。对于移位不明显的横行骨折，可予石膏外固定。对于一些简单的骨干部位的骨折，可以经皮用克氏针固定，具有损伤小、经济等优点，但固定不如钢板确切，且有损伤跖板、关节面，钉道感染等不足。对于移位明显的不稳定骨折，如果软组织条件允许，可用微型钢板螺钉固定。如果软组织损伤不适宜内固定，则可以采用外固定架治疗。术后注意软组织愈合，一般负重延迟至术后 8～10 周至 X 线片上见骨痂。

第 5 跖骨骨折很常见，由于有很多运动肌附着于其基底部，所以不同于其他骨折。腓骨短肌止于第 5 跖骨结节背侧，第 3 腓骨肌止于干骺结合部，跖侧也有跖筋膜附着（图 7-1）。第 5 跖骨骨折可以分为 3 种类型：第 4、第 5 跖骨间关节以近的骨折为节结骨折，或称 I 区骨折；第 4、第 5 跖骨间关节区域的骨折为 Jones 骨折，或称 II 区骨折；该区以远的骨折为骨干应力骨折或称 III 区骨折（图 7-2）。I 区骨折一般保守治疗效果较好，骨折涉及关节达 30% 以上的需手术治疗。Jones 骨折通常以保守治疗为主，对于运动员等要求尽早活动的，可以行髓内螺钉固定。骨干部位骨折现今的治疗趋势是切开复位微型钢板固定。

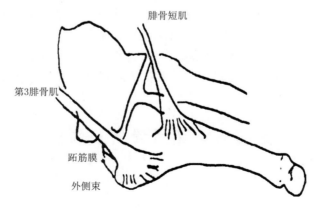

图 7-1　第 5 跖骨基底部韧带附着情况

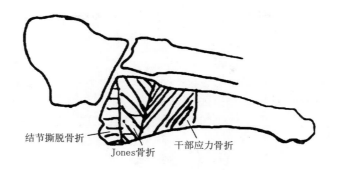

结节撕脱骨折   Jones骨折   干部应力骨折

图 7-2　第 5 跖骨基底部骨折分类

对于中部跖骨骨折侧方移位小于 4 mm，成角畸形小于 10°，短缩不明显，一般石膏固定等保守治疗可取得满意疗效。但存在固定时间长，患足肿胀、疼痛等不适，而且对于跖骨头颈部骨折固定不确切者容易发生再移位。对于移位等畸形明显的跖骨骨折，也可采用经皮或切开复位后克氏针固定，具有手术创伤小、费用低等优点，但对于长斜型或粉碎性骨折，尤其是靠近跖骨头处骨折，其固定效果不如钢板确切，并且会损伤跖趾关节、跖板，术后导致关节疼痛、跖骨头和跖板的粘连等。

随着经济发展，患者要求的提高，对于长斜型或粉碎性骨折，跖骨头骨折跖屈明显者，更多采用 AO 微型钢板内固定等更为积极的治疗方法。跖骨头的形态对于维持整个足弓的稳定性起着极其重要的作用，切开复位内固定并且确切的修复其形态，对于减少日后由于不稳定等导致的足部疼痛有重要意义。当骨折远端跖屈明显，在今后的负重时该跖骨的负荷增加，会导致难以处理的跖侧皮肤过度角质化，而足背侧的骨性突起也可引起疼痛。偶尔远折端的背屈，可以使该跖骨的负荷减小，导致周边的损伤。Sisk 指出骨折越靠近远端，远端跖屈越明显，越应考虑手术。而且足部往往都有鞋和袜子的保护，很少像手外伤一样出现严重的污染而影响内固定的植入，手术较安全。跖骨骨折常由高能量损伤引起，且足背部皮肤软组织菲薄，术前应注意软组织条件，积极予脱水消肿等对症处理，待肿胀消退后方可手术。

第八章

脊柱融合术

第一节 概述

脊柱融合术是脊柱外科最常采用的基本手术之一，是以病损脊椎为中心，从病损区上位的正常脊椎到下位的正常脊椎做植骨术，使多个节段发生骨性连接，融合成一片，形成一个力学上的整体，从而达到治疗脊柱病损、消除疼痛、防止畸形、重建脊柱稳定性和保护脊髓神经等目的。

自从1911年Hibbs和Albee分别描述脊柱后路融合术的基本原则和方法，并获得融合成功后，脊柱融合术有了很大进展，具体表现为手术途径和手术方法的多样性、适用范围的扩大以及内固定器械的推广和使用。需要强调的一点是，尽管目前普遍认为内固定有助于维持融合区的稳定性直到骨性融合，保证骨质的生长和提高融合成功率，也有利于患者早期起床和进行康复治疗，因此常在植骨融合的同时使用内固定器；但作为一名脊柱外科医生，需要时刻铭记的一点是，内固定不等于融合，不能因为使用了内固定而忽略融合术的基本操作。绝大多数情况下，内固定的目的是保证脊柱获得暂时的稳定性从而为最终实现融合创造条件。如果融合不成功，任何内固定终将失效，或是内固定器断裂，或在内固定器与骨骼接触处发生骨折，或骨质吸收，致内固定器松动或脱落。

第二节 脊柱融合术适应证

现代脊柱融合术的指征与Hibbs和Albee时代已有许多不同。运用融合术治疗退变性、创伤性和先天性病变现在已很普遍。尽管在不同的矫形外科中心，脊柱融合的指征、技术经常有所差别，但一般认为选择脊柱融合术的基本原则有以下4点。

1. **椎骨破坏性病变** 如脊柱结核、脊柱肿瘤等疾患造成一节或数节椎骨损毁。

2. **脊柱稳定性丧失** 如脊柱损伤、退变、椎骨破坏或手术造成的脊柱不稳定、移位或滑脱，出现疼痛或功能障碍。

3. **防止或矫正畸形** 在先天和后天畸形中作为治疗手段，或配合矫正手术。

4. **内固定** 一方面，需要铭记的一点是，内固定不等于融合，如果确定病患需要进行内固定，但未注意进行充分的植骨融合，最终将失去固定的意义；另一方面，近年来，脊柱融合术中内固定置入物一直成比例增加。临床研究报道显示，自20世纪90年代以来，椎体间融合器（Cage）较常用。采用单纯骨移植融合和椎弓根螺钉融合进行主观比较研究，虽然均有良好的融合率，但实验结果认为用椎弓根螺钉没有临床优势。一项随机试验提示，为取得较好的手术效果，术中预计内固定会因严重的骨吸收发生松动影响疗效，从内固定组改为骨移植组。另一些随机试验研究的结果提示，不用椎弓根螺钉固定临床效果较好，是否用椎弓根螺钉固定融合比较研究结果表明，椎弓根螺钉固定的患者再次手术发生率、并发症和神经根损伤发生率高，失血也多，手术时间长并且手术复杂程度增加。植入物价格昂贵，每个手术成本成倍增加，且有潜在的风险。因此，尽管目前还没有标准的内固定手术指征，仍要注意防止手术适应证过宽。

第三节　脊柱融合术的并发症及预防

外科手术的常见并发症包括失血、伤口感染以及麻醉并发症等，本文不作赘述。下面将就脊柱手术的可能并发症以及预防措施进行一一介绍。

一、手术损伤

（一）凿穿椎板或器械落入椎管可致脊髓损伤

在椎板缺失或薄弱患者，剥离椎板和去骨皮质时必须仔细操作，以免误伤脊髓。对曾行椎板开窗或椎板切除术，有隐性脊柱裂存在、有附件肿瘤或结核病变者，均应从上下方正常区域开始解剖或剥离，充分显露上下位正常椎板，然后才能处理病损区域。曾行手术者，硬脊膜后方瘢痕和骶棘肌相连，极难解剖分离，应先切除邻近的正常椎板进入正常的硬脊膜外间隙，认清正常硬脊膜，然后仔细切除病区硬脊膜后方瘢痕。

（二）前路手术可能并发症

在前路手术中，可能损伤大血管、输尿管等腹膜后结构。切除椎间盘和做椎体开槽准备植骨床时，也需注意避免器械落入椎管。

二、假关节形成

融合失败常表现为假关节形成，即骨性融合块的中断。融合节段越长则发生假关节的可能性越大。

假关节的临床表现为融合区内有疼痛和局限性压痛点，脊柱畸形矫正度的丧失和内固定器的断裂或移位等。下列发现有助于诊断假关节形成：①融合区锐利的局限性疼痛和压痛；②畸形或疾病继续发展；③拍摄脊柱融合节段的正、侧、斜位 X 线片，以了解骨性融合的连续性，是否有融合块的断裂或缺损，必要时拍脊柱过伸、过屈位 X 线片，对比两次照片观察融合段有无变形，从而判断融合是否成功；④手术探查发现融骨块存在移动。

学术界曾一度认为当术后存在假关节形成时，脊柱融合后的任何持续性疼痛都是由假关节引起的。然而，在一些病例经过成功的假关节修复手术后，疼痛还继续存在。即使如此，如果存在严重的疼痛，修复假关节还是有指征的；而如果没有疼痛或疼痛很轻，修复则为禁忌。

三、畸形发生

成年人脊椎的任何一部分，无论椎体和椎弓的前、后方或侧方发生了融合，该融合节段就达到了稳定，通常不再发生畸形。儿童则不同，融合处的骨骺不能生长，而未融合部分将继续生长，不匀称的生长将引起进行性畸形。如儿童脊柱结核发生了椎体间融合或破坏了椎体骺板，该节段的前方不再生长，但后方附件仍可继续生长，则应行脊柱后路融合术，以避免在青春期生长高潮中发生驼背的进行性加重；而且后路融合范围应和椎体间融合区或椎体骺板破坏区一致。已有驼背畸形者，后路融合的范围宜比椎体破坏区更长，使脊柱在生长中能自然矫正畸形。

（一）曲柄现象

发育未成熟的脊柱侧凸患者，脊柱后路融合术后，晚期出现旋转畸形并发症，越来越受到脊柱外科医生的重视，即使这不是个新问题。有学者已经注意到年龄小的患者行后路融合脊柱融合术后，尽管融合非常牢固，但还是有明显的矫形丢失，Dubousset 将这种现象命名为曲柄现象。最初描述的这一现象发生在少年时曾行脊柱后路融合手术后的麻痹性脊柱侧凸患者。通过对文献研究分析，认为许多侧凸加重的病例事实上是由于侧凸外围椎体的加入而引起，并非曲柄现象。一般不推荐在未成熟患者常规行前路融合，认为选择融合水平更为重要。

很清楚，有些患者后路融合术后，确实有继发于前路椎体持续发育所致曲柄现象的危险。很难建议所有未发育成熟的患者常规地行前路融合手术。然而，对于小于 10 岁、Risser 征为 0、三角软骨未闭合的患者，应该考虑前、后联合入路进行脊柱融合。

（二）腰椎前凸丢失

腰椎生理前凸的丢失是外科治疗脊柱侧凸术后的明确并发症。如果腰椎前凸明显减少，产生矢状位的失平衡，就可能发生被称为平背综合征的残疾综合征。这一姿势的失常，临床上以后背疼痛、躯干前倾以及不能直立为特征。

引起平背综合征发生发展的肯定因素包括：腰骶节段的撑开固定，术前的胸腰段后凸，假关节形成和矢状面矫形的丢失，固定胸椎过度后凸，髋关节屈曲挛缩。显然，引起腰椎前凸变小，以致发展成平背综合征的最重要因素是延伸至下腰段或骶段的撑开内固定系统。随着内固定位置越偏腰骶段，腰前凸丢失的度数也越大。固定至骶骨的患者，最有可能发生平背综合征。

一旦发生平背综合征，治疗比较困难，效果也不肯定，因此极为重要的是如何预防。在治疗脊柱畸形时，应当避免在腰段或骶段行撑开内固定。如果可能，最好行选择性胸椎融合。在那些必须融合至腰椎或骶椎的患者，应设法保留腰前凸。患者应当伸髋俯卧于手术台上，采用可产生腰前凸的节段性固定，腰椎侧凸凸侧的加压有助于维持腰前凸。需要融合至下腰段或骶椎的成人脊柱侧凸，建议用前后联合融合手术维持腰椎前凸，并有助于小关节融合。在已有症状的平背患者，有些可能需要外科手术，治疗包括融合节段的楔形截骨，加前路松解和椎体间融合，这是一个复杂而且并发症和危险性较高的手术。

四、颈椎融合术的并发症及预防

尽管颈部的每一个解剖结构都有在手术中损伤的可能，但手术指征掌握不当和手术技术不精是导致治疗效果不满意的最常见原因。

（一）一般性错误

1. 手术患者选择错误　颈部是心理性疼痛常见的表现部位。术前仔细地评定以排除患者的歇斯底里性格或慢性焦虑状态极为必要。在神经系统检查不能明确定位病变节段时，谨慎分析患者的疼痛尤为必要。另外，颈椎的退变可能是多节段的。因此，即使检查看起来是单节段的，也可能在短时间内其他节段又出现症状，从而影响手术长期效果。对多节段椎间盘退行性病变的治疗，目前的手术结果还不能令人满意。采用单节段椎间盘切除和融合术治疗如下疾病可获得最好的效果：明确的神经根性损害、脊髓受压迫以及少数的无神经根压迫的局限性椎间盘病变等。单纯为解除疼痛而行两个以上节段的融合术，疗效一般很差，最多只是改善症状，而不能治愈。

2. 手术时因为椎体计数有误而导致手术节段的错误　手术时必须使用带金属标记的 X 线片或床旁透视准确定位，片中必须显示第 1 或第 2 颈椎。标记针朝向头侧，以使针尖顶着上面的椎体而避免损伤硬脊膜。另外在脊椎穿刺针尖端近侧 1 cm 处折两个直角弯曲，可预防穿刺针刺入的深度超过 1 cm。

3. 手术操作错误　例如牵开器可以损伤喉返神经、食管和咽。沿正确的间隙分离组织可避免损伤交感神经系统，保持在颈内动脉的内侧分离就可避开交感神经系统。左侧入路不易损伤喉返神经，而右侧入路在 C_6 椎体的尾侧可能损伤喉返神经，术中应特别辨认并加以保护。喉返神经在甲状腺下动脉进入甲状腺下极处进入气管与食管间沟。手术器械在去除椎间盘后部碎片及骨赘时可能撕裂硬脊膜，所以操作时要特别小心。小号刮匙和椎板咬骨钳必须锐利，以避免过分用力而对器械失去控制。必须精确测量移植骨块的大小，并使其在有压力下与受区紧密贴合。

4. 手术时机选择错误　选择手术时机非常重要。如果神经根的传导已明显受损，则手术绝不能耽搁。对于临床所见完全是患者的主观感觉时，常应该考虑延迟手术直到任何可能的诉讼解决为止，然而这可能引起很难根治的慢性疼痛。如果患者出现明显功能丧失超过 1 年，并且在过去的 6 个月中没有明显的改善，可以考虑进行硫喷妥钠疼痛试验和椎间盘造影术。如果这种疼痛具有明确的病理基础，就应该立即进行颈椎前路间盘切除及融合术。

（二）术后并发症

所有前路手术伤口最好都做引流，以避免发生导致气道阻塞的咽后血肿，以及气道阻塞后的并发症。通常都是将一根柔软的闭路负压引流管插入到伤口深处。

植骨块的脱出最常见于治疗不稳定颈椎骨折脱位时，而对后部韧带结构的稳定性没有受损的椎间盘退变进行融合时则不常见。目前，临床常规对于无论任何原因造成的后侧韧带稳定性破坏同时必须进行前路融合术的情况下，均常规地辅以前路钢板固定或后路内固定术。虽然有时使用头环背心进行外固定，但是一般来说，前路内固定术术后只需使用颈部支具。使用头环背心通常是为避免进行后路内固定术，后路内固定术只保留用于由于存在其他损伤而使用头环背心固定过于复杂的患者，以及全身虚弱或者特殊体型的患者。临床经验证实，前路植骨重建结合器械固定对大多数患者都有效。在这种情况下很少使用附加的后路器械固定或头环背心固定。矩形植骨块比圆形的 Cloward 植骨块能提供更坚固的固定。如果移植骨脱出没有超过其宽度的 50% 或者没有引起吞咽困难，一般就没有再次手术的指征。如果植骨块已融合，骨块脱出的部分就会被吸收，植骨块将发生骨化。如果愈合延迟，外固定的时间也应做相应的调整。

与前路器械固定有关的并发症已有报道。使用带锁钢板装置可使发生螺钉松动及食管或气管穿孔的危险性减到最小。使用这种装置也免除了进行双侧皮质钻孔的必要，从而降低了在钻孔和置入螺钉时造成脊髓损伤的危险性。

多节段榫式植骨有时可引起术后椎体塌陷因而危及椎动脉供血。椎体塌陷是由于中点附近椎体骨质太薄弱引起，该处是相邻榫孔相距最近的部位。

前路椎体融合术后不愈合的现象不常见。然而，在多节段椎体间融合术中，假关节的发生率以非线性方式增加。有学者报道在单节段融合术中，即便使用自体骨块也有 3% ~ 7% 的不愈合率。异体骨移植不建议用于多节段椎间融合术，因为不愈合率将明显增加。使用自体髂骨三侧皮质骨移植块的双节段椎体间融合术，据报道，不愈合率为 12% ~ 18%，3 个节段融合术后不愈合甚至更易发生。这种情况通常最好使用颈椎后路融合术治疗。多节段植骨不融合更常见于尾侧植骨处。

行颈椎前路融合术治疗创伤性疾患时，如果合并有韧带撕裂或后侧结构骨折所造成的不稳定，在术后处理的计划中，必须考虑这个附加的因素。这里所描述的术后处理通常仅适用于"稳定的"退行性疾患或其他非创伤性疾患的融合术。存在颈椎不稳定，或融合 3 个及 3 个以上节段时，均常规进行前路内固定术并制动 3 个月。

第四节　常用脊柱融合术

一、颈椎融合术

（一）颈椎前路融合术

前路颈椎间盘切除术和椎体间融合术在治疗颈椎间盘疾病的顽固性症状方面的疗效，已被脊柱外科医生和神经外科医生广泛接受。文献资料证实，解除这些症状的成功率很高，而严重并发症和术后病残率都很低。诸多手术方法的根本区别在于手术时仅限于单纯性椎间盘切除和椎体间融合，还是试图进入椎管行骨赘切除或进行脊髓和神经根减压术。

常用的颈椎前路融合术有 3 种类型，分别为 Robinson 和 Smith 手术、Bailey 和 Badeley 手术及 Cloward 手术。White 和 Hirshch 发现，Robinson 和 Smith 手术对抗压力负荷的能力最强，其次为 Bailey 和 Badeley 的方法，再次为 Cloward 手术。移植骨块可承受的负荷为体重的 2.5 ~ 5 倍，远远超过颈椎在正常情况下的负荷。因此，限制因素不是移植物本身，而是移植骨、椎体的构造。颈椎在体内主要承受纵轴的压缩负荷，但是 Simmons、Bhalla 和 Butterl 却把注意力集中在脊柱的旋转移位及其与移植骨不同种结构的关系上。Robinson 和 Smith 融合技术的坚强构型，在于保持了椎体皮质壳的完整，因为已经证明椎体

40%~75%的强度来自皮质骨。保留终板也很重要，它可以防止移植骨陷入椎体松质骨部分，以及由此引起的移位。

根据经验，当侵犯的骨赘很大时，切除邻近椎体的终板达到较为彻底的前路减压并未发生严重问题，除非骨质疏松严重，即使在骨质疏松情况下，愈合过程中椎间隙也只发生部分塌陷。一般认为彻底减压以解除神经症状比严格地保持终板更为重要，尤其是在后侧更是如此。一般常规地去除上位椎体下端终板的最前侧部分，以便增加椎间隙的显露及充分去除影响融合的终板软骨。

Robinson 等从所选择的一个或多个椎间隙切除椎间盘软骨终板，并用自体髂骨修剪成三面皮质骨块插入植骨，进行前路椎体融合以治疗椎间盘变性。

Simth-Robinson 融合技术的操作因为使用了由 Caspar 研制并以他命名的牵开器及固定器械而变得更为容易。然而，认为对于准备行前路螺钉固定的患者不能使用牵引钉，因为它能引起微小骨折而影响螺钉的固着。在这种情况下，喜欢使用头带牵引。然而使用 Caspar 系统的确能精确测量植骨是否合适，并能很好地暴露椎间隙后部及硬膜。

手术方法：患者在手术台上呈仰卧位，肩胛间区垫一小布卷垫。如果使用前路螺钉钢板固定，就使用头带牵引，可以在头带上使用 5~10 b（1 b=0.453 6 kg）的牵引重量。如果不用内固定则不必要使用头带牵引，因为使用牵引钉和 Caspar 装置就能够撑开椎间隙进行深部显露。

将患者头部转向右侧，取左侧颈前入路，直达脊椎的中线。纵行切开翼状筋膜和椎前筋膜，就可见到前纵韧带和椎体上下缘增生的骨刺。将一根针插入椎间盘后拍摄侧位片以定位其节段。

选择好需要切除和植骨的椎间隙后，按操作步骤进行减压。在椎间隙的前方，用 11 号刀片在前纵韧带和纤维环处做一个宽约 1.5 cm 的矩形窗。用小刮匙将椎间盘组织刮松，然后用髓核钳取出。以这种方式切除椎间盘前部的 1/2~2/3。一般认为使用手术显微镜对安全地切除椎间盘的后侧部分以及任何需要去除的游离碎片或骨赘是有帮助的。使用手术显微镜可以为术者和助手提供很好的照明视野。虽然使用手术放大镜时助手无法获得与术者相同的视野，但是在手术中使用也是有帮助的。

使用高速磨钻去除后方残余的椎间盘组织和纤维环。使用磨钻可以准确地去除椎间盘组织、软骨性终板及纤维环的后部。磨薄后方骨赘然后用有弯刮匙和小号颈椎椎板咬骨钳轻柔地将其去除。如果可能，要保留后纵韧带。但若发现后纵韧带有损伤，则在后纵韧带上切开一个小切口以便探查椎管和清除任何游离的椎间盘碎块。向侧方切除椎间盘到钩突。充分减压后，注意力转到如何处理终板。如前所述切除上位椎体下方终板的前侧 2~3 mm，以充分显露余留的下终板。使用磨钻切除任何残余的软骨性终板直到出血的软骨下骨层为止。按平行的方向准备终板。从前向后测量椎间隙的深度并测量椎间隙的高度，但在测量之前要解除牵引。用一小号摆动锯在髂骨上取一个三面皮质骨的植骨块，操作方法在植骨技术部分已有所描述。在处理终板时，应注意保留上方和下方椎体的前侧骨皮质。将植骨块修成适合椎间隙深度的大小。安放植骨块时将松质骨面向后，并将其后面的上下缘修出轻微的斜面有助于将骨块楔入。通过牵引将植骨块嵌入椎体间，并且使其皮质部分缩进椎体的前侧皮质 1~2 mm。在植骨块后缘和椎管之间应有一个 2~3 mm 的空隙。植骨块即使在牵引情况下也应很紧密地与周围贴合。撤去牵引，用 Kocher 钳夹住植骨块检查是否与周围紧密贴合。按照同样方法处理其他椎间隙。放置闭式软引流管后逐层缝合伤口。无菌敷料包扎伤口，使用颈托固定患者。

术后处理：当天晚些时候或者次日上午允许患者离床活动。术后第一天拔除引流管。用颈托固定 4~6 周，具体时间取决于患者是否舒适及摄片检查植骨块的情况。有时使用软颈围领进一步保护 1~2 周是有益的。在颈椎伸、屈位侧位片显示融合部位无活动征象时，才可以去除硬质的颈托。

Bloom 和 Raney 建议把髂骨植骨块的植入方向倒过来，即将圆的髂骨皮质边缘向后而松质骨缘朝前。他们声称植骨块突出的部分用咬骨钳很容易削除，而不必要牺牲植骨块的皮质部分，从而也不会降低植骨块的强度。植骨块反向放置时，曾遇到骨块的非皮质前缘塌陷，导致在融合的节段产生脊柱轻微后凸畸形。这种情况尤其容易出现在年龄大的女性，因为她们的骨盆皮质骨由于骨质疏松而变得很薄。

手术方法：这种方法可随具体的病变需要而改变。手术中患者卧于 Stryker 架或手术台上，使用颅骨牵引弓牵引。气管内插管麻醉。

在两肩胛骨之间放置折叠术巾使颈部中度后伸。将患者头部向右旋转约15°。从前方左侧显露颈椎。切开椎前筋膜之前，在一个椎体上插入一枚钻头作为标记，侧方摄片定位。定位后，沿中线纵行切开椎前筋膜。筋膜上缝几针粗丝线以便于牵引，术毕时也可用来闭合筋膜。在椎体前面分离筋膜，用电凝和骨蜡控制骨面出血。确认要融合的椎体后，从上位椎体的上缘附近到下位椎体的底面附近之间，在椎体前方做一个宽1.2 cm、深4.7 mm的骨槽。使用小型电动锯或钻比使用骨凿和锤子所致的损伤小。用咬骨钳清理椎间盘间隙，切除要融合椎体的下方和上方的软骨终板，椎间盘切除范围两侧应到钩突。切除软骨板后，将取自髂骨的松质骨条轻柔地植入已准备好的椎间隙中，修整一块合适的髂骨植骨块嵌入椎体上的骨槽内，然后抬高牵引线，减少颈椎伸展程度，从而使植骨块更牢固地嵌入骨槽内，植骨块不能向前突出超过椎体前方的表面。

植骨块安放合适后，结扎先前留在椎前筋膜上的缝线，通过筋膜将植骨块固定在骨槽内，在咽喉间隙放置一大号的Penrose引流条或负压引流管，通过伤口的低处引出。分层间断缝合伤口。

术后处理：在Stryker架或Foster床上维持颅骨牵引。24小时后拔除引流。牵引6周后，患者可以在连有Forrester颈托的Taylor背部支架制动下起床活动。此支架一直戴到椎体完全融合为止，通常为4~6个月。

通常采用头环背心固定，而不选择6周的牵引，这可以使患者较早活动，因而出院也较早。在适当监护下，头环背心同样可以获得满意的效果。一般使用头环背心固定约3个月，在以后的4~6周中使用颈托制动，此时制动逐渐减少而患者康复训练逐渐增加。到完全愈合之前要定期拍X线片复查并维持固定。

Fielding、Lusskin和Batista发现，用Bailey和Badeley方法行数个节段的融合来治疗多节段椎板切除后不稳定，效果是满意的。儿童发生这种情况时，Cattell和Clark使用Robinson描述的胫骨移植支撑植骨方法。

手术方法：气管内插管麻醉。患者置于手术床上，把踝部绑在台上。使用无菌头带牵引，铺巾。采用左侧入路，沿皮纹做一横切口。横向切断颈阔肌，向内侧牵开颈前条状肌群和食管、气管、甲状腺等结构，向外侧牵开胸锁乳突肌和大血管。在暴露的椎间盘上插入一枚针头摄片以确定位置。用Simmons设计的特殊的骨凿和骨刀在椎体上凿除一拱板状正方形或矩形组织块，向上斜行进入上方的椎体，向下斜行深入下方的椎体，骨凿或骨刀的深度都是1.2 cm，而宽度分别为1.27 cm、1.1 cm和0.95 cm。骨凿切入时要小心保持正前正后方向，防止向外偏斜。在大多数需要一个节段融合的患者，可去除一1.27 cm的正方形组织。用咬骨钳和刮匙去除此组织块后，从后向前去除椎间盘。在椎间隙清理的最后阶段，请麻醉师用力牵引头带，使椎间隙拉开，以便充分清除，抵达脊髓椎体连接。加深骨槽至椎体的后侧皮质，并使骨槽的每个角呈直角。牵引头架，在使间隙打开至少3 mm时，测量这个矩形的长度。从髂嵴上取一矩形植骨块，并予以修整使之适合骨槽的大小与形状。将其上下两端削成14°~18°的斜面。强力牵引颈部将骨块植入骨槽中，松开牵引，骨块就牢固地锁在了骨槽内，保持此固定的牵开状态和制动。如果融合两个节段，则延长骨槽和植骨块，跨越中间的椎体，至上方和下方的椎体。

术后处理：在支架固定下可以早期活动，直到骨融合。因为牵引下植骨相当稳定，所以术后疼痛较其他颈椎融合方法要轻。

（二）经咽外途径前路枕颈融合术

颈椎显著不稳而又无法行后路融合时，偶尔需要行前路枕颈融合。这个手术是Robinson和Smith及Bailey和Badeley所描述的入路向头颅的延伸，它可达到枕骨底部及所有颈椎的前侧部分。

手术方法：患者躺在翻转架上，用头环保持初始的颈椎稳定状态。在整个手术过程中保持患者躺在翻转架上并维持牵引。右侧进入，沿胸锁乳突肌前缘切开，切口起自下颌骨角以上，下至环状软骨以下。沿切口分离颈阔肌和颈深筋膜，暴露胸锁乳突肌的前缘。注意不要损伤脊髓副神经，此神经于寰枢椎侧块水平进入胸锁乳突肌前缘。向外牵开胸锁乳突肌，向前牵开气管前带状肌，在颈动脉鞘内触及颈动脉，并显露颈动脉鞘。在肩胛舌骨肌穿过环状软骨水平处将其切断。在切口的上端，辨认二腹肌和舌下神经。钝性分离咽喉间隙并在甲状软骨水平进入，然后分离甲状腺上动静脉、舌动静脉和面动静脉，以从切口上部进入咽后间隙。继续在咽后间隙钝性分离，在中线触摸到寰椎前弓和前结节。在该区上方继续用手指探查，进入枕骨基底部的空腔。不能向头侧继续分离，因为咽在此处附着于咽结节。在咽的下方插入宽的直角拉钩，将其拉向前上方。在操作过程中牵拉迷走神经的咽支和喉支应间断进行，以减少发生暂时性声音嘶哑和丧失唱高音能力的概率。至此，上位颈椎的前面和枕骨的基底部已经显露。电凝颈长肌前缘深面丰富的静脉丛。纵行和横向切开前纵韧带，从脊柱的前方将肌肉分离，暴露 C_1 前弓、C_2 和 C_3 椎体。因为舌下神经通过中线外侧约 2 cm 的前髁状孔（舌下神经管）出颅，所以术野宽约 4 cm。用刮匙在枕骨基底的前表面和上颈椎的椎体前表面做成粗糙面。从髂嵴取新鲜的自体松质骨植骨条，并将它们安放于需要融合椎体的前表面。骨条的厚度不要超过 4.2 mm，以防止过度突入咽部。缝合颈阔肌和皮肤，咽后间隙留置负压引流管 48 小时。

术后处理：患者保持在翻转架上维持牵引 6 周。床旁放置一气管切开包，以防止上呼吸道发生阻塞。使用头环背心外固定可以早起活动，术后 16 周去除头环，此时植骨应已牢固融合。

（三）前路上颈椎融合术

手术方法：通过气管插管麻醉。切口起自颌下区中线的稍左侧，向后至下颌角，然后于胸锁乳突肌的后缘转向下，至颈部的基底，最后弯向前下越过锁骨，而止于胸骨上间隙。切开颈阔肌向内牵开形成的肌瓣，以暴露胸锁乳突肌和颈前肌、咽、甲状腺、下颌骨缘和颌下三角。向外牵开胸锁乳突肌和颈动脉鞘，横断肩胛舌骨肌的腱部，以确认下位颈椎的前侧表面。从中线切开椎前筋膜，向内侧牵开甲状腺、食管和气管。注意此平面上端有甲状腺上动脉、喉上神经血管束、舌下神经、茎突舌骨肌和二腹肌，辨认并保护喉上神经和舌下神经。向内牵开喉部和咽部，向外牵开颈外动脉，辨认颌下三角的底部。保持良好的牵引，以暴露颅底和寰椎前弓。如要扩大显露区，可切除颌下腺，并通过向上及向右转动下颌骨使颞下颌关节向前脱位。此时可见寰椎前弓、齿状突和两侧的椎动脉。于 C_2 和 C_3 椎体前面开一个槽，深达齿状突后侧皮质，用小刮匙刮除齿状突的松质骨使之成为一空壳。从前侧髂嵴取一个植骨块，将其修成与准备好的骨槽相同的大小。把植骨块的上端做成鞍形，将它的一端插入齿状突槽内，另一端与寰椎前弓相贴。骨块的鞍状端支撑齿状突前皮质和寰椎前弓的下部，骨块的下端用穿过下方椎体皮质钢丝袢或结实的缝合材料加以固定，如果使用绞合的钢丝，要用少量骨水泥覆盖住钢丝锐利缘，以防止钢丝刺入咽后壁。

二、胸椎和腰椎融合术

（一）后路脊柱融合术

总的来说，脊柱后路融合术是基于 Hibbs 在 1911 年提出的原则。在 Hibbs 手术中，通过在椎板、棘突和关节突上重叠地铺放大量碎骨条来诱导椎弓融合。在胸椎，融合区一般向外侧延伸到横突尖，这样此处椎体后部的皮质和松质骨可以用来扩大融合区域。除非显露并辨认出骶骨，否则很难对椎体进行准确的定位。在任何其他的平面，尽管根据棘突、椎板和关节突的解剖学特征通常有可能辨认出某一椎体，但一般都需要术中用标记物拍定位片。术前拍加标记的定位片，即在皮肤表面放置金属标记或画线来辨认平面。一般认为在术野中把一个足够大的标记物夹在或插入棘突，摄片定位会更精确。标记物越接近棘突底部，定位越可靠。尽管可移动的 X 线及所拍的 X 线片的质量有时会造成辨认困难，但在手术床旁行侧方摄片或前后位摄片，与质量好的术前 X 线片比较，通常能足以正确地辨认椎体水平，患者的摆放保持脊柱前凸的位置也很重要。

1. Hibbs 脊柱融合术　Hibbs 方法要求在 4 个不同点，即两侧的椎板和关节突进行融合。这些年来，该方法已稍有改良。

手术方法：在中线沿着棘突切开皮肤及皮下组织，用 Michel 钳或塑料胶带将手术巾夹在皮肤的边缘上。向下切开深筋膜和棘上韧带，用 Kirmlsson 或 Cobb 剥离器自棘突尖剥离棘上韧带。然后用弧形骨膜剥离器自棘突两侧和椎板背侧面剥离骨膜，用细长纱垫填塞止血（Hibbs 纱布条）。按棘间韧带走行方向将其切开，继续进行纵向暴露。从黄韧带上剥离肌肉，暴露关节突远侧窝。用手术刀或刮匙清除窝内的脂肪垫。使用刮匙和骨膜剥离器彻底切除棘突上的骨膜和韧带，用骨凿纵行和横向劈开棘突，并用 Hibbs 咬骨钳加以清除。用厚凿剥出外侧关节突的囊，从椎板的远侧和近侧边缘用刮匙连续地游离黄韧带的后层（约2/3），并自前层上分离下来；留下前层覆盖硬脊膜。用特制的直的或呈30°、45°或60°角的薄骨刀从外侧关节面上切除关节软骨和皮质骨。A. D. Smith 强调融合区上方椎体的外侧关节不能损坏，因为损坏后可导致后期发生疼痛。但是必须处理包括在融合区内的外侧小关节，这一点很重要，因为如果不将外侧小关节消除就会危害整个融合节段。刮除融合区内的外侧小关节面后，为使残留的缺损变窄，沿与关节间隙平行的方向在关节上轻轻凿切，切下的薄骨片与关节突轻度分离后填塞入缺损。他认为这比用松质骨片填塞关节空隙更为可取。

用圆凿在每个外侧关节突下的隐窝处取碎骨条，将其转入切除关节软骨后留下的空隙或棘突的碎片填入空隙。去除关节隐窝的皮质骨，然后用碎骨片填塞。同样用圆凿从椎板取骨片填在椎板间的间隙内与两侧的粗糙骨面接触。用棘突的碎片桥接椎板。也可应用从靠近脊柱后上方的髂骨或融合区外的棘突取得的骨片。大量从髂嵴后侧取骨，术后供骨区可能有明显的疼痛或过敏。注意不要损伤臀部神经而导致神经瘤的形成。也可使用骨库骨，尤其是在因为患有脊柱裂而使局部的骨质不够时使用。植骨片不能超出终椎的椎板，因为植骨条的突出端可引起刺激和疼痛。如果要切除髓核，在暴露髓核前就要切好骨片，保留待用。将剩余的黄韧带游离成瓣状，其基底在中线。牵开此瓣以暴露神经根和髓核。切除髓核后，将黄韧带复位并保护硬脊膜。

间断缝合骨膜、韧带和肌肉使其严密覆盖植骨片，然后仔细缝合皮下组织，消除无效腔，采用皮下缝合或不吸收缝线缝合皮肤。

常规使用粘塑胶薄膜将皮肤与伤口隔离，而不使用 Michel 钳将手术巾固定于皮缘。使用 Michel 钳的缺点是容易发生移位及器械容易遗留在伤口内。常规使用改良的 Cobb 骨膜剥离器，如剥离器边缘锋利，就很容易剥离开小关节的外侧关节囊。手术过程中最为重要的一点是准备好宽广的新鲜松质骨床来准备接受植骨。这意味着要彻底去除小关节、峡部、椎板和棘突表面的皮质骨和软骨。

术后处理：常规使用闭式引流12~36小时，按医嘱也可引流48小时。根据融合的节段、患者的年龄、是否有内固定决定下床行走时间，如果疼痛的情况允许，患者1天后可以行走。如果使用塑形很好的 Risser 型石膏，皮肤缝线早期拆除（数天后），用黏性胶带代替；否则，缝线就要保留超过2周。对于老年人术后比较合适的制动方法包括下腰部支架、预制的塑料夹克和定制的双瓣塑料夹克。

对肥胖患者，所有类型的外固定或支架都不合适，而限制活动可能是唯一的最合理的替代方法。

2. 后外侧或横突间融合术　用碎骨片融合关节面、峡部和横突的基底部，并把一大骨块放在横突的后面；在包括腰骶关节时，植骨片要延伸到 S_1 椎体的后面。

像其他许多人一样，使用这种手术方法或其他改良术式治疗假关节形成、先天性或手术造成的椎板缺损、椎弓崩裂和椎板切除术后不稳定造成的慢性疼痛。手术可为单侧或双侧，但经常用双侧，手术范围包括一个或多个关节，取决于要融合区的稳定性。手术时使用 McElroy 设计的器械很有帮助。

手术方法：沿骶棘肌外侧缘做皮肤的纵行切口，跨过髂后上棘后切口弯向内侧。切开腰背筋膜，在椎旁肌肉边缘和覆盖腹横肌表面的筋膜之间切开。此时在切口深部可摸到横突尖。用骨刀剥离肌肉在髂嵴上的附着，使其连带薄层髂骨。骨膜下继续剥离髂后上棘，在骶髂关节水平将其切除，取足够的骨做一或两个植骨块。髂嵴的切除可增加脊柱的暴露。向中线牵开骶棘肌，剥离横突背侧的肌肉和韧带的附着；切除关节囊暴露关节面。用骨刀切除关节面上的软骨，并向下削平，达到足够深度使植骨片能在每个节段都紧密地贴在小关节、峡部和横突基底部上。用小圆凿或骨刀将关节面切碎，从关节区、骶骨上部和横突向上和向下翻转骨条。将切下的髂嵴纵行劈开成两块，其中一块修整成合适大小，填入准备好的骨床内，将其切割面与脊柱贴紧。保留剩下的骨块在对侧使用，必要时可取另一侧的髂嵴同时植骨。最后在植骨处填塞取自髂嵴的松质骨碎骨片，用骶棘肌覆盖融合区，缝合切口。

术后处理：与后路脊柱融合术中所描述的相同。

Adkins 曾行横突间或横突骶骨翼融合，将胫骨植骨块在一侧或两侧植入 L_4 和 L_5 横突之间及 L_5 和骶骨翼之间。

手术方法：从椎弓根向外侧将骶棘肌分离，显露横突和骶骨翼。切除小关节后此步骤操作更易完成；但如果小关节完整，不破坏它们也可获得充分的暴露。用锐利圆凿或咬骨钳在横突的上下边缘开槽，注意不能造成横突骨折。首先用骨刀在骶骨翼后上边缘做平行的凿切线，然后将弧形凿打入凿切线的两端，并将凿切线中间的骨块撬出而形成骨槽。如融合 L_4 和 L_5 椎体，则取末端为 V 形的胫骨植骨块，在横突间将它斜着插入，然后旋转到目标位置，这时它对横突有轻度撑开作用，所以可以牢固地嵌在两个横突之间。融合腰骶关节时，胫骨片的上端呈 V 形，下端平直稍有倾斜。把 V 形端的一臂置于横突前，而将下端击入骶骨槽内。如为单侧植骨，患者的体位应使脊柱向手术侧轻度隆凸，这样当脊柱伸直后，植骨片就可牢固地嵌住。一般选择双侧植骨，植骨片应置于尽可能偏外，以避免压迫神经根，并可得到最大的稳定度。

目前，使用厚度不超过 2 mm 的髂骨翼皮质骨植骨片，置于 L_4 和 L_5 横突桥接横突间的空隙，紧贴横突间筋膜。同样，在骶骨翼开槽和去皮质后，将另一植骨片嵌入骶骨翼和 L_5 之间的空间。要注意植骨不能向前突出到横突的平面之前。

术后处理：与后路融合术相同。

3. 微创后路腰椎融合术　目前，使用基因重组人骨形成蛋白材料借助于内镜和关节镜完成的后路技术正在发展完善。关于这种方法的有效性、安全性以及临床推广意义尚有待进一步研究。

（二）前路脊柱融合术

文献报道的腰椎前路融合术的适应证有许多，笔者掌握的适应证包括感染清创术、结核、肿瘤切除、脊柱后凸的矫正、脊柱侧凸、骨折后神经减压及在后路融合不适合时获得稳定。在少数情况下，我们也曾用前路治疗脊柱滑脱和椎间盘内紊乱。

1. 前路椎间盘切除和椎体间融合术　对下肢痛的合理治疗必须依靠准确的诊断。此区域的疼痛综合征有许多，但一直存在诊断的误区。选择治疗方法取决于患者的生理情况和精神状态以及参与治疗的外科医生的经验。半侧椎板切除及神经根减压技术仍然是治疗持续下肢痛最常用的方法。对于前部或后部结构的持续性不稳定，辅助后路或后外侧融合常可以取得满意的效果。

按上面提到的标准手术方法进行治疗，仍有一部分患者不能成功。下述是椎间盘手术后导致症状持续存在的原因。

（1）原始诊断错误。

（2）椎间盘组织突出复发（因为摘除不彻底）。

（3）椎间盘在另一个平面突出。

（4）神经根骨性压迫。

（5）神经周围粘连。

（6）椎体节段不稳定。

（7）精神性神经病。

对这部分患者，目前可使用肌电图、心理素质评估、椎管造影后 CT 和钆增强或不增强的 MRI，也可使用椎间盘造影术来提高正确诊断率。最后，鉴别性脊髓麻醉可能对鉴别疼痛类型有帮助。

手术方法：全身麻醉，患者取 Trencllenburg 体位（仰卧头低位）。经腹膜后入路到达椎体，辨认腰大肌、髂动静脉及左侧输尿管。如果融合超过 3 个椎间隙，输尿管要牵向左侧。触诊确定骶骨岬。在腰椎的椎前筋膜注射生理盐水，抬起交感神经链以便于分离。把左髂动、静脉牵向左侧，以显露腰骶间盘。在显露 L_4 椎体间隙时，把左侧的动静脉和输尿管牵向右侧。切开并剥离前纵韧带，形成一基底在左侧的韧带瓣。用缝线在韧带瓣上作一标记并将其牵开以进一步保护静脉。用一薄骨刀从椎体软骨板上分离椎间盘和纤维环，再用垂体咬钳和大刮匙将其切除。彻底清理椎间隙向后直到后纵韧带，而不触动骨质，这样可以保证在准备好植骨面前出血程度量最少。最后，用骨刀切除椎体的软骨板直到骨面出血。在椎体相对的面上切出一些浅切迹并用卡尺仔细测量其大小和距离。自髂骨翼取植骨块，为了坚固地嵌塞要使其略大于切迹。将脊柱过伸，插入多块植骨，然后消除过伸。用双极电凝止血的效果较好，但要注意不要烧灼腰骶关节前面的交感神经纤维。在这个地方最好使用银夹。完成融合后，用可吸收线缝合各层。估计失血量并补足。

术后处理：需用鼻胃管吸引约 36 小时，进行胃肠减压。注意下肢的运动，防止病床依赖和血液淤积。术后第 3 天开始在床上做直腿抬高锻炼，并必须一直坚持。术后第 5 天，在使用腰围制动的情况下，允许患者坐起和行走。出院前摄片作为判断植骨情况的参照标准。3 个月后拍摄站立的屈曲和伸展位片，检查融合是否成功。术后第 6、第 12 个月个摄片复查一次，断层摄片对判断假关节是否存在很有帮助。

使用腹膜后入路显露 L_2、L_3 和 L_4 椎间盘，对于 L_5 和腰骶椎间盘，如果需要充分的前路显露，有些人喜欢经腹膜入路。这些入路，尤其是在中线经腹膜入路后的深静脉血栓发生率比常规的脊柱手术要高。尽管对这种并发症的预防非常不成功，但还是应该采取适当的预防措施。

2. 微创前路融合术　在普通外科和胸外科，由于腹腔镜外科技术和电视辅助胸部外科（VATS）技术的出现，有许多手术在减轻疼痛、缩短住院时间和术后恢复时间方面都得到了显著的提高。

经腹膜的腹腔镜下腰椎固定器械和融合技术正在研究和开发之中。各种器械目前正在进行或刚刚完成了临床试验。这些器械系统能切除椎间盘并将充填有自体骨的螺纹装置插入椎间隙，典型的部位是在 L_5、S_1 和 L_4、L_5 的间隙。虽然这些技术确实为完成前路椎体间融合并保持椎间隙的撑开提供了一个有效的手段，但是，这些技术需要大量学习才能掌握。VQTS 和腹腔镜的操作都应由一名对这些技术有经验的外科医生来施行，以减少类似开放的腰椎前路椎体间融合手术后发生的潜在灾难性并发症。手术最终的成功还有赖于正确的诊断及病例的选择。

三、脊柱融合中的内固定

许多外科医生在做脊柱融合时使用各种类型的内固定取植骨块，目的是在融合过程中控制关节的活动，加速融合，并减轻术后的疼痛和后遗症。另外，使用内固定器械还可以在脊柱愈合过程中保证畸形得到矫正和维持脊柱的正常形态。关于脊柱内固定应用的优点、缺点多年来争论不一，此处不作赘述。但需注意，在应用内固定器械前，应向患者详细介绍这些植入体由 FDA 批准的使用适应证及当前使用的状况。如果这些器械用于任何非严格标准的适应证，必须要得到患者特殊签署的同意文件方可使用。

四、后路融合术后的处理

关于脊柱融合术后的正确治疗方法的选择意见不一。通常让患者卧床休息 12～24 小时，然后开始活动。对于卧床休息的时间，应当使用何种外固定架或是否应使用外固定架，都没有明确的统一意见。这取决于需治疗的病情及融合的位置和范围。外科医生的倾向性对做出决定也同样重要，他们考虑更多的是患者舒适而不是通过固定来促进融合，尤其是在用器械固定治疗退行性疾病而不是治疗不稳定的时候。如果融合了腰骶区并且术后制动是主要目的，那么融合术数天之后就可使用塑形良好的躯干石膏和塑料夹克。另外也可将固定范围固定至一侧大腿。然而事实表明，即使用这种程度的支架固定，腰骶结合部也不能完全制动。固定应持续到患者感觉舒适或放射片证实融合很牢固的位置。术后 3～4 个月时，拍患者仰卧情况下的左右侧弯体位的前后位和前屈后伸位的 X 线片，以确定是否已牢固融合。一个长时间的愈合过程是必要的，尤其是没有使用器械固定时。然而，即使应用器械，融合也需要 1 年或 1 年以上。

第九章

上颈椎损伤

第一节　寰椎骨折

一、概述和解剖特点

寰椎即第 1 颈椎（C_1），系联结枕骨和其他颈椎的主要解剖结构。它是一节非典型的脊椎，外观呈椭圆环状，无椎体，而在环形两侧增厚变粗，称为侧块，其上下表面各自为斜向内前方的关节面，与枕骨髁状突和枢椎关节面相对应，分别构成枕寰和寰枢关节。从侧块伸出两臂左右联结成环，即为前后弓，两弓中央增粗为结节，在与侧块相遇处骨质较纤弱，是骨折部位好发所在。前弓后面的中央与齿突对应构成寰齿关节，由寰椎两侧块间的横韧带和关节囊维持其稳定性。寰椎椎管矢径约 3 cm，其间容纳脊髓约 1.0 cm，齿突约占据 1.0 cm，尚有 1.0 cm 空间为缓冲间隙。

二、病因和发病机制

自上而下的传导暴力已被公认是造成寰椎骨折的主要作用形式。当暴力作用到头顶后，通过枕骨两髁状突分别向下并向后到达寰椎两侧块的关节面（图 9-1）。由于枢椎两关节侧块作为人体纵轴对抗这种冲击暴力，致使寰椎介于外力之间，就可能导致寰椎前后弓与其侧块联结处的薄弱带发生骨折。

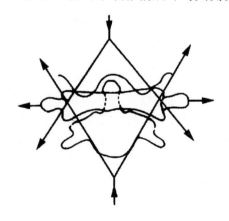

图 9-1　寰椎骨折传导暴力方式

寰椎损伤的具体原因有多种，然而，头顶直接遭到外力作用，例如最常见的创伤，如跌倒、交通事故及跳水等运动创伤，都有可能造成此类损伤。直接暴力作用多是由于刀或子弹引起穿透性损伤，此时可因椎动脉和颈椎脊髓损伤而立即死亡，故平时医疗单位极少见到。由于暴力的大小、方向以及损伤瞬间伤者头颈姿势的不同，寰椎骨折具有多样性。

根据骨折部位和移位状况可分为以下 4 种类型。

Ⅰ型：寰椎后弓骨折，是因为过伸和纵轴暴力作用于枕骨髁与枢椎棘突之间，并形成相互挤压外力所致（图9-2），也可能与枢椎骨折和齿突骨折并发。

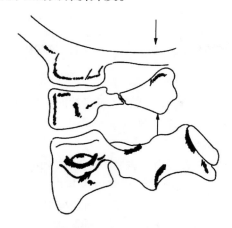

图9-2　枕骨髁与枢椎棘突挤压可致寰椎后弓骨折

Ⅱ型：寰椎侧块骨折，多发生在一侧，骨折线通过寰椎关节面前后部，有时波及椎动脉孔。

Ⅲ型：寰椎前后弓双骨折，即在侧块前部和后部都发生骨折，通常称为Jefferson骨折，多为单纯垂直暴力作用结果。骨折移位特点与该部解剖和暴力大小有关。寰椎的前后弓4处骨折是本损伤的基本特点，4个骨折块分别为两侧块的外厚内薄楔状结构，作用力呈离心式分布，骨折块也常随作用力呈分离移位，即造成爆裂性骨折。

Ⅳ型：寰椎稳定性骨折，包括寰椎椎弓单处骨折、经侧块关节面骨折及单纯横突骨折。

三、临床表现

颈部僵硬和枕下区域疼痛是寰椎椎弓骨折的主要临床表现，局部压痛限于枕骨粗隆下方，被动头部运动以旋转受限最明显。颈部疼痛、僵硬，患者常以双手托住头部，防止其活动；有时出现咽后血肿，但通常不会引起呼吸困难和吞咽障碍；头部前倾呈强迫体位，有时用手扶持头部，避免头颈向任何方向转动。枕骨髁与枢椎棘突挤压可致寰椎后弓骨折，脊髓或神经根受压比较少见，这与该区椎管矢状径大，骨折后其骨折片离心分离有关。如第2颈神经（枕大神经）受累时，患者感觉枕部疼痛，颈肌疼挛，颈部活动受限，若伴脊髓损伤，可有运动感觉丧失，损伤严重者可致瘫痪甚至立即死亡。

四、诊断和鉴别诊断

（一）X线检查及表现

寰椎椎弓骨折的诊断主要依赖X线检查。普通的前后位和侧位X线拍片常因该部结构复杂造成影像重叠，影响对损伤的判断。因此，寰枢区前后位开口拍片，能够集中显示解剖形态，利于上颈椎损伤的判断。

Jacobson认为正常人寰椎区开口拍片可因不同程度的旋转和侧屈引起寰-枢椎斜倾，从而造成X线影像上侧块与齿突的位置改变。因此发现两侧块偏斜时，应仔细观察枢椎棘突的位置是否居中，这对正确的判断至关重要。如枢椎棘突位置居中，侧块移位意味着既不是旋转也不是侧屈，而是由于损伤所引起的骨折移位。

寰椎骨折损伤的X线表现特点归纳如下。

（1）寰椎的两侧块移位，可以同时向外侧分离移位，也可为不对称的移位，移位的范围可达2～4 mm。

（2）判断侧块移位应参照枢椎的棘突是否维持在中央。若棘突阴影在中央而有侧块移位，则表示并非因旋转所致侧块与齿突距离的差异。

（3）断层拍片可了解细微结构的变化，可能发现寰椎侧块的内侧有一小游离骨片，系为横韧带撕脱所致。但这种小的撕脱骨片在普通 X 线片上是无法显示出来的。

（4）咽后壁软组织肿胀阴影能在清晰 X 线片上显示出来，表示该部骨折出血的血肿部位。

双侧寰椎侧块都发生偏斜，这是 Jefferson 骨折所特有的表现。但在没有旋转和侧屈异常条件下，发生偏斜也见于寰枢椎前脱位，应结合上颈椎的侧位 X 线片加以鉴别。

（二）稳定性的判断

寰椎爆裂性骨折诊断时多因对此类损伤认识不足或摄片时投照部位、角度不佳，参数选择不当而发生困难。清晰的上颈椎前后位开口片通常可以显示寰椎骨折和解剖关系的变化。根据该区正常 X 线解剖关系的变化，能够较准确地做出诊断。

正常情况下，上颈椎前后位开口片表现寰椎两侧块与齿突间的距离相等而对称；两侧块外缘与枢椎关节突外缘在一直线上；侧位 X 线片表现寰椎前结节后缘与齿突前缘即寰齿间距成人为 3 mm，这是恒定的 X 线标志。以上 X 线表现若发生变化，尤其寰椎侧块向外滑动移位，就是骨折的重要诊断依据。同时必须注意因颈椎过伸时枕骨直接撞击寰椎后弓致椎动脉沟处单纯寰椎后弓骨折，该骨折仅能从侧位 X 线片上显示出来。在侧位 X 线片如果寰齿间距大于 3 mm，还提示可能并发横韧带撕裂伤。损伤后的稳定程度主要取决于横韧带和翼状韧带损伤状况。尤其横韧带对固定齿突、稳定寰枢关节及保持寰椎两侧块间的张力起着极为重要的作用。如果横韧带无损，则两侧块的分离移位是有限的，其两侧移位距离之和必然小于 6.9 mm；如果横韧带完全断裂，则两侧块失去了韧带控制，离心性分离移位大于 6.9 mm，即造成该区不稳定（图 9-3）。严重的不稳定性骨折常表现为寰枢椎关节脱位。为了解寰枢区损伤的细微结构的变化，宜采用断层拍片及 CT 扫描，常能显示寰椎爆裂的骨折片分离状况，对确定其稳定程度是有益的。注意寰椎侧块内侧缘撕脱骨折，是横韧带撕裂征象，提示骨折不稳定。

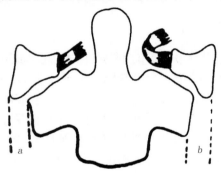

图 9-3　寰椎骨折分离移位

$a + b \geqslant 6.9$ mm，表示寰椎骨折横韧带断裂。

（三）骨折与神经损害的关系

根据 Jefferson 骨折机制和骨折移位特点，可以推测此损伤不应并发严重神经损害。因寰枢区椎管矢径和横径大，骨折后骨折块自椎管向外滑动，使椎管容积扩大，通常对脊髓不会产生压迫。但下列几种情况可能造成神经损害。

（1）小骨折片撕脱分离或侧块嵌入椎管并压迫脊髓。

（2）并发横韧带断裂或齿突骨折导致寰枢关节脱位可严重损伤颈脊髓，导致四肢瘫痪，甚至立即死亡。

（3）陈旧性寰椎爆裂性骨折经治疗未能达到骨性愈合，遗有永久性不稳定，正常解剖及生理功能丧失，可能出现迟发性神经损害。

五、治疗

关于此类损伤治疗的专题文献较少，各学者报道的病例有限，但也已形成较系统的治疗措施。

治疗目的在于恢复枕—寰—枢解剖区域的稳定性及其功能，避免脊髓急性受压或迟发性损害。早年曾施行寰椎后弓切除术，但目前已不再单纯采用这种既危险又破坏稳定因素的手术方式。

（一）非手术治疗

采用非手术治疗的新鲜损伤，是一种合理的治疗方法。不管骨折是否稳定，都可以获得满意的疗效。其方法是在骨折诊断确定后，用颅骨牵引或 Glisson 枕颌带牵引，重量为 3~5 kg。牵引的作用是可减少或解除枕骨髁和枢椎对寰椎骨折块的压力，并使分离的侧块与前后弓断端接触，有利于骨折的复位和愈合。

自 Halo 支架应用于颈椎固定后，许多学者愿意采用这种装置来控制上颈椎损伤后的稳定。尤其对并发横韧带断裂的不稳定性寰椎爆裂性骨折，Halo 头盆环具有保持枕—寰区域的高度稳定作用。必须使骨折有充分愈合时间，通常要 3~5 个月。骨折愈合还应用颈托继续保护一个时期。

（二）手术治疗

为获得伤后枕—寰—枢区永久性稳定，有些学者积极主张手术治疗。手术方法有 2 种，即寰枢间融合术和枕颈融合术。

1. 寰枢间融合术　包括传统、改良的 Gallie 和 Brooks 手术方法。寰枢间融合术不能用于新鲜的寰椎骨折，必须等待后弓与两侧块牢固地骨性愈合后施行。其方法如下。

（1）切口：自枕骨粗隆下 2.0 cm，沿中线通过发际抵 C₄ 棘突，切开皮肤、皮下，用电凝止血。

（2）枢椎棘突和椎板的显露：沿中线于项韧带基部做潜行切割分离，自 C₂、C₃ 棘突一侧切断肌肉止点，用骨膜剥离器从棘突侧方及椎板做钝性骨膜下剥离，用干纱布条填充止血，将项韧带推向对侧。同法剥离对侧。用自动拉钩牵开固定，C₂、C₃ 棘突和椎板即充分显露。

（3）寰椎后弓的显露：自枢椎椎板两侧方切割肌肉附着部，沿正中线切开枕颈交界部肌肉层和疏松结缔组织，用手指可在枕骨大孔后缘与 C₂ 椎板间触及寰椎后弓结节，切开枕寰间韧带和纤维组织，即用小型锐利剥离器细心加以剥离。切开后弓骨膜并做骨膜下剥离，剥离范围应在后结节两侧不超过 1.5 cm，以避免损伤椎动脉第 3 段（即裸露段）。

（4）植骨融合和钢丝结扎。

1）Gallie 法及改良法：剥离寰椎后弓，用长柄尖刀自寰椎所显露的后弓上缘，谨慎切开与枕寰后膜的粘连，将神经剥离子伸入其间隙，紧贴后弓深面充分剥离。

寰椎椎弓完整者，将其下缘用咬骨钳咬除皮质骨，制成骨粗糙面，枢椎上缘包括椎板和棘突同法制备出骨粗糙面。

将自体髂骨修剪成两块楔形骨块，其高度为 8~10 mm，楔形上下面均为松质骨，底面为皮质骨。

使用优质中号钢丝，用钩状导引器或动脉瘤针将双股钢丝自寰椎后弓的一侧深面自上而下穿越并在后弓的后上方与钢丝尾端套入收紧，同法贯穿另一侧钢丝。将 2 块楔形骨块嵌入寰枢椎两侧，固定在寰椎后弓的钢丝分别从楔形骨块表面通过，再穿过 C₂ 棘突，收紧后结扎，并保证寰椎后弓和枢椎椎板间隙为 8~10 mm。

近年有多种改良方法，如 Fielding 法，大块骨块嵌入寰枢椎之间，或在寰枢椎后弓和椎板间植骨，再以钢丝固定。其基本技术多属于 Gallie 法技术操作。

2）Brooks 法及改良法：与 Gallie 法不同的是钢丝自寰椎后弓穿出后，再贯穿枢椎椎板下方，植骨时将植骨块松质骨面朝向寰椎后弓和枢椎椎板。骨块下方咬一豁口，恰好与枢椎椎弓基底相嵌收紧，并结扎钢丝。根据 Brooks 法基本原理，采用不同形状的植骨块，钢丝的结扎形式也不同。

此外，还有侧块螺钉、Apofix 夹等将寰枢椎后结构植骨融合的内固定法。

2. 枕颈融合术　枕颈融合术方法多种多样，这里仅介绍枕骨瓣翻转及自体髂骨移植法。

患者俯卧于石膏床内，全身麻醉或局部麻醉，做枕后结节至颈动脉的后正中切口，暴露寰椎后弓和枢椎椎板。

自枕骨大孔后缘上方 6 cm 处，即枕骨结节下方双侧，用锐利骨刀向下凿取 1~1.2 cm 宽的 2 枚骨瓣，其深度限于枕骨外板，向下至枕骨大孔后上方 2 cm。将骨瓣向下翻转折曲，盖住颈 1~2 椎板，保持骨瓣连接处不折断。

将自体髂骨片移植到骨瓣浅面，上至骨瓣折曲处，下达 C₃ 的椎板和棘突表面。逐层缝合创口。术后维持石膏床内的体位并借助石膏床翻身，1 个月后可以用头颈胸石膏固定。

第二节　齿突骨折

枢椎齿突骨折是一种累及寰枢椎区稳定性的严重损伤，由于局部解剖学的特殊性，其不愈合率较高，日后不稳定的持续存在，可能导致急性或迟发性颈髓压迫并危及生命。

一、概述和解剖特点

胚胎时期的齿突为一向上直立的软骨性突起，约在第 6 个月出现位于两侧的骨化中心，出生时通常已融合为一圆柱，但在尖端仍有一裂隙遗留呈凹状；至 2 岁又出现一骨化中心，完成骨化时间一般不超过 12 岁。枢椎椎体与齿突的基底部由一软骨板分开，4 岁开始骨化，7 岁时形成骨性连结，但大约有 1/4 的软骨板骨化不完全，致使齿突与椎体间有部分软骨存留。齿突血供也具特殊性，基底部骨折后极易发生骨折不愈合。

齿突是枕—寰枢椎的骨性中轴，长 14 ~ 16 mm，被寰椎横韧带束缚在前弓的内面并与前弓和韧带分别构成关节，其两侧和尖部分别有翼状韧带附着并止于枕骨大孔前缘和枕骨髁的内侧面。齿突对于寰枢椎稳定具有重要作用，它与横韧带以及其他韧带一起共同限制着寰枢椎的过度活动。例如，当上颈椎屈曲至一定程度时，齿突即与枕骨大孔前缘相抵触，使屈曲活动受到阻碍，从而防止因寰枢椎过度活动引起颈髓损伤。

二、病因和发病机制

齿突骨折在成人的颈椎损伤中占 10% ~ 15%，而小儿颈椎损伤尽管并不常见，但齿突骨折所占比例却相当高。Althoff 在生物力学实验中用尸体颈椎标本进行研究，分别对寰枢关节施加过屈、过伸及水平剪切等负荷，结果均未能造成齿突的骨折。因此他认为前、后水平方面的外力主要引起韧带结构的破坏或 Jefferson 骨折，而不引起齿突骨折。研究还表明，引起齿突骨折不同类型的负荷量由小至大依次为：水平剪切 + 轴向压缩，来自前侧方或后侧方与矢状面成 45° 的打击，与矢状面成直角的侧方打击。因此提出水平剪切与轴向压缩力的共同作用是造成齿突骨折的主要机制。而 Mouradin 在实验中加载寰枢椎侧弯造成齿突骨折，并认为寰椎侧块撞击所产生的剪切力可能起重要作用（图 9-4）。

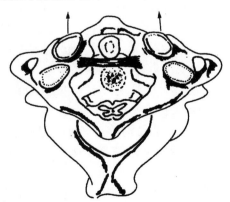

图 9-4　剪切暴力致齿突骨折

骨折类型：尽管对于齿突骨折已有多种分类，目前在临床上多采用 Anderson-D'Alonzo 分类，即根据骨折部位分成 3 型（图 9-5）。Ⅰ 型：齿突尖端翼状韧带附着部的斜行骨折，约占 4%；Ⅱ 型：齿突与枢椎椎体连结处的骨折，占 65%；Ⅲ 型：枢椎体部骨折，这一部分相当于胚胎时期前寰椎与尾侧 C₂ 体节融合处，占 31%。多数学者认为以这种分类方法为基础，结合患者的年龄、骨折移位的方向等因素能够判断骨折的预后并选择有效的治疗方法。其他的分类方法尚未被广泛承认和应用。

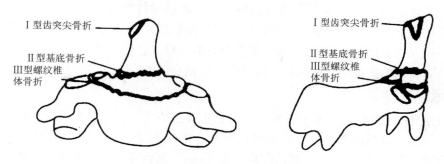

图 9-5　齿突骨折 Anderson 分型

三、临床表现

枕部和颈后部疼痛是最常见的临床症状，并常有枕大神经分布区域的放射痛。颈部僵硬呈强迫位置，典型的体征为患者以手扶持头部可缓解疼痛，但在临床上并不常见。有 15% ~ 33% 的患者有神经系统的症状和异常体征，其中以轻度截瘫和神经痛最为常见，严重者还可发生呼吸骤停，多见于老年人，常常当即死亡。

X 线检查是诊断齿突骨折的主要手段和依据。上颈椎的常规检查应包括正、侧位片和开口位片，如疑有齿突骨折应进一步摄断层片或行 CT 扫描。齿突和脊髓各占据椎管矢状径的 1/3，而其余 1/3 为缓冲间隙。成人寰椎前结节后缘与齿突之间的距离（寰齿间距）一般为 2 ~ 3 mm，而儿童略偏大，为 3 ~ 4 mm，超出这一范围即应考虑有齿突骨折和（或）韧带结构的断裂。有时引起向前水平位移的负荷首先引起骨的破坏而非韧带断裂，但 Fielding 研究中发现，横韧带断裂时也可无齿突骨折。在Ⅱ型齿突骨折时骨折断端间的接触面积要小于 X 线片所显示的范围。骨折段向后移位 4 mm 可减少接触面积 50%，如同时有侧方移位则将使接触面积进一步减少。如两个方向和移位均不超过 2 mm，接触面积将在 64% 以上。

四、诊断和鉴别诊断

详尽准确的损伤史和局部检查，常能使医师考虑到这种损伤存在的可能。

早期诊断十分重要，尤其无移位的齿突骨折，常常因满足于常规拍片未发现骨折而误诊；有时虽已拍摄开口位片，但因拍片角度不合适，齿突骨折处显示不清或多重骨影掩盖等因素而漏诊。对有临床上可疑者必须密切观察，随时复查，必要时多次拍开口位断层片。有学者经常遇到损伤后未能及时发现骨折，日后经复查反复摄片再确诊的病例已为陈旧性骨折，给治疗带来困难。

清晰的开口位片可以显示齿突骨折及其骨折的类型，侧位片能够显示寰枢椎是否脱位。必须注意齿突骨折可能并发寰椎骨折。

五、治疗

根据骨折类型和移位程度及影响骨折愈合因素进行综合考虑，采取相应的治疗方法。

（一）非手术治疗

对新鲜骨折，采用牵引复位＋头颈胸石膏固定。牵引重量通常为 1.5 ~ 2 kg，牵引方向应根据骨折移位情况而定，2 天后摄片复查，尤其前后位及侧位片，了解骨折复位情况，必要时可将牵引位置进行适当调整。一经获得良好复位即可取正中位，维持牵引 3 ~ 4 周，然后在维持牵引下取仰卧位施行头颈胸石膏固定，持续 3 ~ 4 个月。拆除石膏后，再摄 X 线片了解骨折复位情况，并常规采用石膏或塑料颈托保护 2 ~ 3 个月。

Ⅰ型齿突骨折较少见且稳定性较好，因而采用简单的局部制动多能达到骨性愈合而无后遗症；对于Ⅲ型骨折则几乎都用坚强的外固定如 Halo 支具等；Ⅱ型骨折晚期骨不连的发生率最高，因此目前争论的焦点也多集中在对Ⅱ型的治疗。

近来，一些学者采用 Halo 支具固定治疗齿突骨折，能够保持高度的稳定作用，并也获得较好的效果，但这种装置的安装给患者带来不便，穿钉和固定的并发症并非少见，安装技术也比较复杂。虽然头颈胸石膏日后可能发生少许松动而不如 Halo 支具固定那样稳定，但是头颈胸石膏是以枕颌部和肩部为支点，能够保持骨折端的生理压缩性接触，对骨折愈合是有益的。

（二）手术治疗

齿突骨折及由此引起的不连接是寰枢椎不稳定的主要原因之一，尽管对于新鲜的齿突骨折特别是Ⅱ型和有移位骨折的处理意见尚未统一，但通常认为融合术的指征是：①颈脊髓损伤；②持续的颈部症状；③骨折不愈合且移位超过 4 mm，寰齿间距大于 5 mm。融合方法的选择也不一致。从生物力学的观点看，枕颈融合并不合理，但由于其易于操作且稳定性好而仍为不少学者所采用。

对于陈旧性骨折并发寰椎脱位，术前应细心检查寰椎移位情况，并摄动态 X 线片以了解寰椎移位是否具有可复性。颅骨牵引 1 周后摄片，在持续牵引中，一些移位严重者均可出现不同程度的复位。多数病例可得到较满意复位。因此，术前耐心观察对选择治疗方法极为有利。一经复位便可立即应用寰枢椎融合，而避免枕颈融合。

寰枢椎融合的术式主要有 2 种：一是 Gallie 首先采用的寰椎后弓与枢椎椎板间中线植骨的方法；二是 Brooks 和 Jenkins 于棘突两侧植楔形骨的方法，前文已做详尽介绍。有的学者采用前路经枢椎椎体插入螺钉直接将齿突固定。

第三节　枢椎创伤性滑脱

一、概述和生物力学特点

枢椎作为整个枕颈部复合体与下位颈椎的连接部，在脊柱的生物力学功能方面有很重要的意义。其前柱的上部是齿突，与寰椎前弓和横韧带及其他附属结构构成寰枢关节；下方借椎间盘和前、后纵韧带与 C₃ 椎体连结；其后柱的椎板和棘突均较为宽厚、坚实，棘突较长且尾部分叉，与其他颈椎棘突有明显的形态上的区别，在颈椎后路手术中，可作为定位的解剖标志；其中柱则较为薄弱，上关节突靠前，下关节突靠后，两关节突之间为一狭窄的骨质连结，通常称为峡部，其间又有一椎动脉孔穿越，在解剖上属于一个脆弱部位。

从生物力学观点上看，一个轴向的压力从上到下呈漏斗状，到枢椎平面合为一条力线，通过峡部（图 9-6）。一个伸展力量作用于齿突产生一个集中点，迫使它在矢状面上绕 X 轴旋转，这个力依靠两个力平衡：一边是张力，作用于前纵韧带、椎间盘和后纵韧带；另一边是压力，作用于 C₂、C₃ 的小关节突关节。这两个相等和相对的力产生了一个平衡点，位于枢椎上、下关节突之间的峡部，恰好也是解剖上的薄弱处，当应力超出其极限时，将导致骨折。

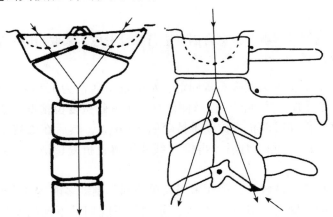

图9-6　自下而上的暴力以枢椎椎弓为焦点造成骨折

二、病因和发病机制

枢椎主要的损伤机制为以下两点。

（1）超伸展外力是枢椎椎弓部断裂的主要损伤机制。

（2）绞刑中使用颊下绳结的机制。

已有大量的研究确定这种损伤被称为绞刑者骨折，骨折发生在侧块最前面的部分，或进入椎弓根，并有前纵韧带、椎间盘和后纵韧带的断裂。其损伤机制是过伸加上突然和猛烈的牵张暴力，造成颅颈分离（图9-7），即枢椎椎体和颅寰结构作为一个整体向上分离，后方的枢椎后结构与 C_3 的连结仍是完整的，常造成脊髓横断并立即死亡。但也有承受了这种损伤的一些报道，仅存在有短暂的神经症状。这个区别被解释为负荷方向和重量，以及施加时间不同所致。

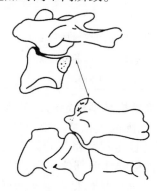

图9-7　颅颈分离示意图

（3）在车祸或跳水事故中，损伤机制为过伸和轴向压缩暴力。过伸是由于身体前冲，前额撞击在倾斜的车窗玻璃或游泳池底所致，也涉及了轴向的压力，可能还有旋转的成分。相当多的枢椎骨折伴随 C_3 椎体压缩性骨折。还有不能用一种简单的伸展机制来解释的损伤，如低位颈椎的关节突骨折，这提示轴向压应力的存在。与绞刑中过伸伴收紧和牵张暴力相反，汽车事故或其他减速事故中是过伸伴轴向压缩暴力作用于枢椎。

（4）屈曲损伤也可能是绞刑者骨折的原因，但这种情况较少见。

实际上，枢椎椎弓根骨折，其损伤的各种外力组合依据涉及的具体暴力矢量而定，包括暴力的大小、方向、作用点及作用时间。总的来说，暴力到达时脊柱各结构的位置，特殊患者其脊柱结构独特的力学特征都决定了特别的损伤、破坏的结构部位和移位的程度（图9-8）。当观察到创伤性枢椎前滑脱时，X 轴的弯曲是致伤暴力的主要组成部位，而最可能涉及的机制是过伸性暴力。

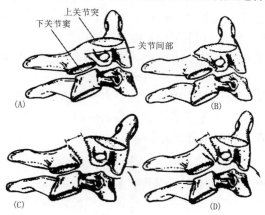

图9-8　不同暴力所致不同程度的移位

（A）完整枢椎；（B）枢椎椎弓骨折；（C）骨折块向前下方移位；（D）骨折块向下方移位。

三、骨折分类和临床表现

(一)分类

1. Francis 分类　直到 20 世纪 80 年代,有人提出绞刑者骨折分类的标准。首先是 Francis 等按照骨折移位、成角和韧带的不稳定情况将绞刑者骨折分为 5 个等级(表 9-1)。移位的测量是在侧位片上 C_2、C_3 椎体后下缘分别划垂线,测量垂线距离;成角 C_2、C_3 椎体后缘分别划线,测量两线交角的度数。

表 9-1　绞刑者骨折的 Francis 分类

等级	移位(mm)	成角(°)
I	<3.5	<11
II	<3.5	>11
III	>3.5 或 <1/2 椎体宽度	<11
IV	>3.5 或 >1/2 椎体宽度	>11
V	椎间盘破裂	

I 级骨折被认为是稳定的;II ~ IV 级骨折是不稳定的;V 级骨折意味着移位超过 C_3 椎体矢状径的 50% 或成角畸形已造成至少一侧 C_2、C_3 间隙大于正常颈椎间盘的高度。

2. Effendi 分类　Effendi 等根据骨折的稳定程度将其分为 3 型。

I 型:稳定骨折,骨折线可以涉及椎弓的任何部位,C_2、C_3 椎体间结构是正常的。

II 型:不稳定骨折,枢椎椎体显示屈曲或伸展的成角或明显的向前滑脱,C_2、C_3 椎体间结构已有损伤。

III 型:移位的骨折,枢椎椎体向前移位并有屈曲,C_2、C_3 小关节突关节发生脱位或交锁。

3. Levine 和 Edwards 分类　1985 年,Levine 和 Edwards 根据骨折的形态和稳定程度结合损伤机制将创伤性枢椎滑脱分为 4 型。

I 型:骨折有轻微的移位,韧带损伤轻微,是稳定的骨折,占 28.8%。损伤机制是过伸加轴向负荷造成枢椎椎弓在伸展位上断裂。

II 型:骨折有超过 2 mm 的前移和不显著的成角,是稳定的骨折,占 55.8%。损伤机制是过伸和轴向负荷引起椎弓近乎垂直的骨折,随后突然的屈曲导致椎间盘的后部纤维伸展和椎体的前移和成角,C_2、C_3 椎间盘可因这种损伤机制中涉及的突然屈曲成分而破裂。

III 型:III 型骨折是 II 型骨折一种变型,C_2、C_3 间显示严重的成角和轻度的前移,骨折线通常不是垂直,而是从后上到前下斜形通过枢椎椎弓,占 5.8%。损伤机制是屈曲占主要成分并伴有牵张成分的暴力。

IV 型:双侧椎弓根骨折伴后侧小关节突的损伤,通常伴有椎弓骨折的严重移位和成角,以及一侧或两侧的小关节突脱位,占 9.6%。损伤机制是屈曲暴力加轴向压缩。

通常认为,Levine 和 Edwards 的分类方法结合了骨折形态和损伤机制,对治疗方法的选择有指导意义。

此类损伤的神经损害发生率和损害程度较低可能是由于前方骨折块向前移位产生椎弓缺损并造成实际上椎管的扩大,脊髓也随之前移,而免受了寰椎后弓的压迫。但当骨折线累及枢椎椎体时,枢椎椎体后下方骨质仍留在原位,则出现了脊髓受压的危险。

(二)临床表现

最常见的症状是颈部疼痛和僵硬,其次是四肢麻木和无力。另一临床特点是并发有头和颌面部的损伤,位于前额或下颊,多为皮肤挫伤。有时可有其他椎体和长骨的骨折。

四、诊断

诊断程序包括:①骨折的分类;②有无神经损伤;③有无伴随伤;④是否为多发伤。

1. 普通 X 线检查　包括颈椎常规片和断层片。创伤性枢椎前滑脱的诊断主要依靠侧位片，侧位片可清楚显示骨折线及移位和成角的情况，据此可做出骨折类型的影像学诊断。在医师陪同保护和指导下，谨慎摄颈椎伸、屈位片，可进一步提供骨折稳定情况的信息。有时尚需做断层检查才能清楚显示骨折线。X 线的典型表现是双侧枢椎椎弓根骨折，骨折线呈垂直或斜形，枢椎椎体可有不同程度的移位和成角畸形。另需注意寰椎、下颈椎有无伴随骨折，对婴幼儿还需注意枢椎椎弓根先天性缺损或软骨连结的可能。检查其他损伤部位可了解有无多发伤的情况。

2. CT 扫描检查　CT 可清楚显示骨折线、移位情况及与椎管的关系。CT 三维重建有助于对骨折形态的全面了解。

3. MRI 成像　MRI 检查可了解脊髓及周围软组织的情况，对整个损伤可有全面的评估，并为手术入路的选择提供依据。

在整个颈椎骨折脱位中，创伤性枢椎前滑脱占 4% ~ 7%，如缺乏准确的外伤史或对该损伤特点认识不足，会造成漏诊。有时损伤较为复杂，伴有多发伤，尤其是存在明显的致命性非颈部伤时，更会引开医师的注意力，从而造成颈椎伤被忽视。

再次强调颈椎常规片对外伤后颈部疼痛患者的重要性。对可疑的患者不要放过，应反复检查直到肯定或排除诊断为止。通过详细的病史了解和体格检查，掌握暴力的作用点及方向，结合影像学检查，判断其损伤机制，并可指导治疗方案的选择。

五、治疗

治疗方法的选择取决于骨折的稳定程度，大多数创伤性枢椎前滑脱患者采用密切关注的非手术治疗可以获得仅有最小畸形的坚固的骨性愈合，不融合的发生率很低。

（一）非手术治疗

非手术治疗包括头颈胸石膏、石膏颈托、Halo 支架和牵引。

1. 稳定骨折（Levine-Edwards Ⅰ型）　可直接采用石膏固定 12 周，拍片复查获得骨性愈合后改用颈托固定 6 周。

2. 不稳定骨折（Levine-Edwards Ⅱ型）　可行牵引复位，入院后行床边拍片，观察搬运途中有无移位，可从小重量开始牵引，起始 2 kg，渐加重到 4 ~ 5 kg。根据损伤机制、移位和成角情况选择牵引方向及颈部位置，密切进行 X 线复查了解牵引效果，如发现牵引后移位加重或过牵，需立即调整，减轻重量或改变牵引方向，观察到复位后，改中立位牵引 2 kg 维持 3 ~ 6 周，以制动和维持复位，然后带 Halo 支架下地活动。注意在骨折初期，Halo 支具并不能取得和维持复位，过早带 Halo 支具下地可能造成再移位。待伤后 3 个月期满后，骨折常能愈合，并带有一个最初的间隙，C_2、C_3 常自发融合。

对 Levine-Edwards ⅡA 型骨折的识别是重要的，此型骨折患者行牵引治疗后会造成 C_2、C_3 分离和移位加重，推荐的治疗是 Halo 支具制动并在影像学监测下施行轻度的加压，以取得和维持解剖复位。在 X 线片显示已获得解剖复位后继续 Halo 支具制动 12 周，观察到骨折愈合后，改用塑料颈托维持 6 周。

在影像学检查提示 C_2、C_3 的纤维环和韧带已有断裂的情况下，牵引可能产生较大的过牵。但也有原始 X 线片显示较大的 C_2、C_3 分离而采用牵引获得接近解剖复位的报告。显然，小心的、轻重量的牵引可以在外固定前或手术前采用，以改进复位，解除肌肉痉挛和获得软组织的修复，但必须在密切观察之下，一旦发现过牵，需立即停止。

（二）手术治疗

Levine-Edwards Ⅲ型骨折是唯一需要手术治疗的绞刑者骨折，因后方的小关节突骨折和脱位若不予复位，可引起持续的颈部疼痛。可进行后路手术复位及 "∞" 字钢丝固定植骨融合术，然后以 Halo 支具制动，以获得植骨的融合和骨折的愈合。C_2、C_3 前方韧带和椎间盘的断裂，可造成该节段的极度不稳，有时牵引难以维持复位，需进行手术固定，术式有后路椎弓根钉内固定术、C_2、C_3 开槽植骨融合术、前路钢板内固定术。术后给予有效的外固定制动作为保护，直到有骨性融合的 X 线表现。手术的目的是减压、复位及提供稳定。

关于创伤性枢椎前滑脱的预防，在汽车事故中安全带的使用可以大大减少这种损伤，当然，对交通法规的遵守是最有益处的。

第四节　枢椎骨折

一、枢椎侧块骨折

枢椎的侧块是齿突两侧骨膨大部，其表面为关节面并与寰椎下关节面构成寰枢关节，侧块后外方为椎间孔，有椎动脉通过。侧块骨折为一种较少见的损伤，损伤机制与寰椎椎弓骨折基本相似，垂直压缩和侧方屈曲为其主要暴力方式（图 9-9）。

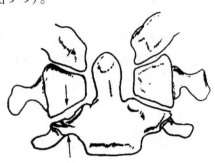

图 9-9　枢椎侧块骨折

颈部或枕部疼痛和头颈活动受限为主要局部临床表现，极少并发脊髓或神经根损伤，虽然并发 C_1、C_2 其他部位损伤，但较少出现神经症状。

治疗主要依据损伤严重程度来选择合适治疗方法。①轻度压缩骨折而无移位者，仅需要颈领固定直至骨折愈合。②侧块严重骨折者，需要牵引复位。③关节面不平的陈旧性损伤，并发有退行性改变及存在不稳定因素，且有局部疼痛或功能受限者，需要寰枢椎固定融合。

二、枢椎椎弓骨折

见上节内容。

三、枢椎椎体骨折

关于枢椎椎体骨折的报道不多，实际上这种损伤并非不常见，只是散在于绞刑者骨折和齿突骨折的专题报道中，一些非典型的绞刑者骨折的报道实际上是枢椎椎体骨折，而 Anderson-D'Alonzo 分类的 Ⅲ 型齿突骨折从其定义上就是枢椎椎体骨折，确切地讲并非齿突骨折。

（一）病因、分类和损伤机制

枢椎椎体骨折位于齿突基底部和双侧椎弓根之间，按照骨折的形态可分为 3 型。

Ⅰ 型：骨折线呈冠状排列的垂直的枢椎椎体骨折，其机制包括以下几点。

（1）较引起绞刑者骨折的暴力略少伸展，并伴较小的轴向负荷的暴力作用引起枢椎椎体背侧部位的垂直骨折。

（2）主要的轴向压缩负荷加伸展暴力作用于额顶部，从而引起椎体后背侧部位的垂直骨折加 C_2、C_3 椎间盘前部断裂，C_2 椎体前下缘撕脱骨折，伴 C_1 和 C_2 大部分椎体的过伸（但往往不能表现出骨折）。

（3）屈曲暴力加轴向负荷作用于枕顶部，引起颈 - 椎体侧垂直骨折，椎间盘断裂，C_2 复合体（寰椎和枢椎大部分椎体）前移和前纵韧带撕裂。

（4）屈曲加牵张暴力可引起枢椎椎体后部骨折，椎间盘部分断裂和 C_2 复合体屈曲。

（5）一个急性过伸和旋转的暴力。Schneider 等曾描述了 1 例类似的骨折，是因绞索套的绳结放置于耳下位置而发生的。

Ⅱ型：骨折线呈矢状方向的垂直枢椎骨折，即枢椎侧块骨折或枢椎上关节突骨折，其损伤机制是轴向压缩和侧屈暴力通过枕骨肌传导到寰椎侧块再传递到枢椎侧块，引起压缩性骨折。

Ⅲ型：骨折线呈水平方向的椎体部骨折，即齿突Ⅲ型骨折，此处不作赘述。

（二）临床表现和诊断

枢椎椎体骨折的临床表现特点依骨折类型有所不同。

（1）Ⅰ型骨折的患者伴随神经损害的概率较高。

（2）枢椎椎体前半部分连同寰椎移位，而枢椎椎体后侧骨折碎片仍留在原位，从而造成脊髓受压的危险，但也有神经功能完整仅有颈部剧烈疼痛为主要症状者。

（3）Ⅱ型骨折的患者一般不伴有神经损害症状，仅有局部症状，颈部疼痛、僵硬。

诊断时应根据准确、详尽的病史，体格检查并结合多种影像学检查结果综合研究。

（三）鉴别诊断

普通 X 线检查中，颈椎侧位片和矢状面的断层片对Ⅰ型骨折的诊断非常有用。侧位片可显示骨折线通过枢椎椎体背侧，椎体的前方大部分和寰椎一道向前移位，并伴屈曲或伸展的成角畸形，而其椎体后、下部分仍在原处，位于 C_3 椎体上方的正常位置，断层片可清楚显示骨折线及骨折块移位的情况。开口位片和冠状面的断层片对Ⅱ型骨折的诊断非常有价值，可显示枢椎侧块塌陷、寰椎侧块进入枢椎上关节面。

CT 及 CT 三维重建对了解骨折的全面信息非常重要。MRI 对软组织的良好分辨率使其在脊髓损伤中使用广泛；同样，在枢椎椎体骨折患者中，MRI 可清楚显示脊髓损伤和受压的情况。

（四）治疗

1. 治疗原则　枢椎椎体骨折的治疗应以保守治疗为主，根据每名患者独特的损伤机制，采取不同的治疗。对无神经损害、无明显移位的患者进行石膏固定；有移位的患者进行牵引复位，注意事项同绞刑者骨折的治疗。对屈曲加牵张暴力所致损伤的患者，牵引可能造成移位加重或过牵，需改用 Halo 支架固定，并在影像学监视下略作加压。对伴有神经损害的患者，可先进行牵引复位，密切观察，同时进行多种的影像学检查明确骨折移位情况和脊髓受压情况，如能复位，症状改善，可继续维持牵引。

2. 手术治疗　如症状无改善或症状改善后停滞，则根据影像学检查所显示脊髓压迫的部位选择手术的入路及术式。对Ⅱ型骨折不能复位者，为防止长期的不稳、畸形愈合和退变性寰枢关节炎也可考虑行后路融合手术。

第十章

下颈椎损伤

第一节　单纯椎体楔形压缩性骨折

屈曲暴力伴垂直压缩外力的协同作用，可导致受力节段的椎体相互挤压引起椎体楔形骨折。这种损伤可在任何椎体发生，但多见于 $C_{4\sim6}$ 椎体。

一、发生机制

当垂直外力作用时，上下颈椎的终板相互挤压，致受压缩力大的椎体前部皮质压缩性骨折，随之受累椎体的前缘骨松质也同时被压缩变窄，椎体垂直高度将变小。除椎体受压骨折外，后结构的小关节也可能发生骨折。由于脊椎后结构承受张应力，后韧带复合体也常发生撕裂。

二、病理改变

如果压缩性骨折的椎体仅限于前柱即椎体前部，则椎管形态不会发生改变，脊髓也极少受到损伤。若并发椎间盘损伤并向椎管突出，则导致脊髓受压。典型的表现为椎体的压缩性骨折以及棘间、棘上韧带断裂。按照暴力大小不同，可以分为 5 度（图 10-1）。

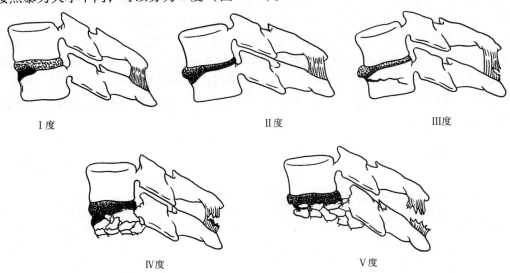

Ⅰ度　　　　　　　　　　Ⅱ度　　　　　　　　　　Ⅲ度

Ⅳ度　　　　　　　　Ⅴ度

图 10-1　颈椎椎体压缩骨折

Ⅰ度：椎体前上缘受压缩而变钝；Ⅱ度：椎体前上缘受压，圆钝更明显，椎间盘可以轻度向前方挤压；Ⅲ度：在Ⅱ度的基础上，椎体出现横行骨折线，棘间韧带可以有部分撕脱；Ⅳ度：在Ⅲ度的基础上，椎体呈爆裂性骨折，椎体向后移位，突入椎管内伴后纵韧带损伤，但移位 <3 mm；Ⅴ度：在Ⅳ度基础上，椎体向后移位超过 5 mm，棘间韧带完全断裂。

三、临床表现

临床表现主要以局部症状为主。疼痛使运动功能受限，有时头颈部呈前倾僵直状态。棘突和棘间隙有压痛。并发神经压迫者，表现出相应的神经系统症状和体征，但偶尔也可能出现脊髓受压症状。

正、侧位 X 线片显示损伤的椎体前部压缩，整个椎体呈楔形改变；有时可表现为小关节突骨折。椎体密度增加应与肿瘤相鉴别，尤其在 MRI 成像上，注意与其他疾患鉴别。

四、治疗原则

轻度压缩性骨折，可直接用头颈胸石膏、支具或石膏颈领固定。楔形变明显者，采用枕颌带牵引，颈椎略呈伸展位 20°~30°，以减轻椎体前方压力，形成张应力，使之复位，并可使后结构复位愈合。

压缩的椎体复位是比较困难的，而后结构的修复对损伤节段的稳定，具有十分重要的意义。牵引 3 周后，改用头颈胸石膏或支具固定 2~3 个月。即使楔形变化的椎体没有恢复，由于具有坚强稳定的后结构，颈椎的运动功能也不会受到影响。如果发生脊髓压迫，则需要做进一步检查以确定致压原因，根据情况施行减压和稳定手术。通常采用切除损伤椎体减压及自体髂骨植入术，以恢复颈椎前柱高度和生理弯曲为目标，可同时应用内固定。

第二节　垂直压缩性骨折

垂直压缩性（爆裂性）骨折指颈椎在中立位受到来自纵向的压缩性暴力作用，最为典型的是椎体的爆裂性骨折。这是一种很严重的椎体骨折，自 CT 扫描技术应用以来，得以认识椎体爆裂性骨折横断层面的病理变化，提高了对此类损伤的认识和诊治水平。

一、发生机制

高处重物坠落打击或人体从高处跌落，头顶部撞击地面，是常见的致伤原因。颈椎在中立位时，突然受到来自垂直方向的暴力打击，外力通常自头顶传递到枕寰部和下颈椎，可以造成寰椎爆裂性骨折（Jefferson 骨折）。暴力自上而下，垂直通过椎间盘达椎体，也可能导致下颈椎椎体爆裂性骨折。骨折片自椎体中央向四周分离移位，前、后纵韧带同时破裂。垂直压缩性骨折根据其损伤程度可以分为 3 度。打击强度更大时，不但骨折块突向椎管内，造成脊髓损伤，同时还可能引起后方小关节、椎板和棘突的骨折。

二、病理改变

椎体爆裂性骨折实质上属于粉碎性骨折的一种类型。强大的暴力使周围韧带结构严重破坏，椎体的骨折碎片向外爆裂分离，骨折块既能向前方突出椎体前缘，又可向椎管移位，有时骨片挤进椎间孔，引起脊髓和神经根损伤。

三、临床表现

1. 局部症状　颈部疼痛和运动功能丧失，压痛广泛，以损伤椎节的棘突和棘间压痛最明显。颈椎前方也可触及压痛。

2. 脊髓损伤症状　该损伤多比较严重，甚至造成脊髓完全性损伤。损伤平面以下感觉、运动和括约肌功能障碍。有时可引起脊髓前动脉损伤或压迫，导致脊髓前侧损害的特殊临床征象。

3. 神经根受压　出现肩臂和手部麻木、疼痛或感觉过敏，严重者肢体瘫痪。

4. 影像学表现。

（1）X 线片的特征性表现是诊断的重要依据。侧位 X 线片显示椎体粉碎性骨折，骨折片向前凸出颈椎前缘弧线，向后凸入椎管。颈椎生理弧度消失；正位片提示椎体压缩性骨折。

（2）CT 扫描的横断层面，可以清楚显示椎体爆裂的形态和分离移位的特点，尤其能显示骨折片在椎管内的大小和位置及其与脊髓之间的关系。

（3）下颈椎骨折，尤其是 C_6、C_7 的骨折，有时由于患者肥胖颈短，肩部高耸，X 线显示不满意，容易造成漏诊或误诊，注意一定要拍颈椎全长的正侧位片。

四、治疗原则

1. 非手术疗法　这种类型损伤多较严重，经急救和对并发伤的处理后，应施行颅骨牵引，纠正成角畸形，力图恢复颈椎的正常序列，但突入椎管的骨折片经牵引很难复位。椎体爆裂性骨折，从其病理角度来说是一种不稳定骨折，而且三柱均遭损伤。因此，牵引力不宜过大，以防损伤加重或损伤脊髓。任何试图加大重量牵引来获得复位的想法都是错误的，牵引的目的是制动和减少脊髓的再损伤，一般牵引重量为 4~5 kg。

2. 手术治疗

（1）脊髓损伤多来自椎管前方骨性组织和椎间盘组织，应取颈前路减压。显露椎体前部，将粉碎的椎体骨折片，特别是突入椎管的骨碎片逐一加以清除。骨折椎体上下方椎间盘，包括软骨板在内一并挖出。取自体髂骨，其长度略长于减压范围的上下长度，将移植骨块嵌入其间隙，既有一定的支撑作用又有固定融合作用。如应用椎体撑开器，可使前柱高度和生理弧度的恢复更为理想，同时使用带锁钢板更有利损伤节段术后的稳定。

（2）手术后持续采用颈托固定 2~3 个月或颌颈石膏固定，直至骨折愈合，再采用颈托维持 3 个月。

（3）损伤早期施行急诊手术，必须有充分的术前准备和具备必要的手术条件。伤员全身状况准备，包括水电解质紊乱的纠正、保持呼吸道通畅。通常新鲜损伤，术中出血比较多，应予以及时补充。

第三节　双侧关节突关节脱位

双侧关节突关节脱位，实际是颈椎骨折脱位，是典型的屈曲性损伤，可以发生在 C_2~T_1 的任何节段，但以 C_4 以下节段最多见。这种损伤多较严重，极易并发脊髓损伤。

一、发生机制

发生机制多见于高处跌落头颈部撞击地面，或重物直接打击，致枕颈部受到屈曲性暴力作用。有时也可能乘坐高速行驶的车辆骤然刹车，头颈部因惯性作用而猛烈屈曲暴力引起。当头颈部遭受屈曲暴力作用时，颈椎活动单位的支点位于椎间盘中央偏后部。由于颈椎的小关节突关节面平坦，且与水平面成 45°角，骤然屈曲的外力，引起上位颈椎的下关节突将关节囊撕裂而向后上方翘起。随着外力的惯性和头颅的重力作用，使已移位的下关节突继续向前滑动移位，整个上位椎体也相随前移。作用力消失后，因颈部肌肉收缩作用呈弹性固定。如果上下关节突关节相互依托，形成顶对顶，即为"栖息"状态（图 10-2）；如果上位椎体的下关节突，越过了下位椎体的上关节突，形成小关节突关节背靠背的形态，即为所谓交锁状态（图 10-3）。

二、病理改变

损伤节段水平面的两侧小关节突关节脱位是主要的病理变化。由于过度屈曲性暴力，在损伤节段运动单位的全部韧带结构，包括前、后纵韧带，棘间韧带以及黄韧带和关节囊韧带等均遭撕裂，椎间盘也不例外，受累的椎体向前下方脱位。多数伴有关节突骨折，或椎体发生轻度压缩性骨折。椎体移位，即损伤节段的椎管形态遭受到挤压或剪切等机械作用损伤，严重则可造成脊髓完全解剖横断性损伤。

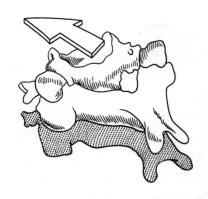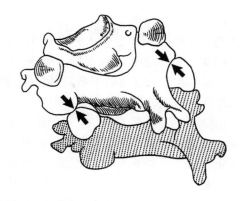

图 10-2　屈曲暴力致双侧关节脱位形成顶对顶状态

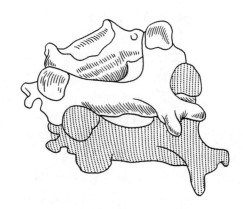

图 10-3　双侧关节突关节交锁状态

三、临床表现

1. 局部表现

（1）颈部疼痛，包括颈项前后部明显疼痛，颈部伸展、屈曲和旋转功能丧失。

（2）头部呈强迫性固定并略有前倾畸形，颈部周围肌肉痉挛。这种特征在颈部肿胀的条件下不易被发现。

（3）压痛广泛，但以脱位节段的棘突和棘间隙及两侧肌肉最明显，同时颈前部也有压痛。

（4）椎前凸凹畸形，损伤节段水平可在颈椎前方触及脱位的椎体突起，但 C_7 以下和 C_3 以上因部位深在不易发现。

2. 脊髓和神经根伤　多数并发脊髓损伤，伴有不同严重程度的瘫痪或伴有相应神经根疼痛。损伤位置在 C_4 以上者常并发呼吸功能障碍，呼吸表浅、缓慢或丧失正常节律。因此，损伤早期可因呼吸衰竭死亡。

3. 影像学表现

（1）损伤节段椎体前移的距离，常为椎体前后径的 2/5 或 1/2，上位颈椎的下关节突位于下位颈椎上关节突的顶部或前方，两棘突间距离增大。

（2）前后位 X 线片，因多个骨性结构重叠，小关节相互关系显示并不十分清楚，但钩椎关节关系紊乱，其相互平行和对应关系及两椎体边缘相互重叠，经仔细辨认还是能够确定的。但是下颈椎的骨折脱位，有时由于肩部影像的阻挡，会导致漏诊，尤其在并发头颅外伤等的情况下。

四、治疗原则

急救治疗并保持呼吸道通畅。如果出现呼吸功能障碍，需要紧急气管切开或插管，人工呼吸机保持呼吸道通畅，维持呼吸并合理给氧。

1. 非手术治疗　颅骨牵引应是急救颈椎损伤最基本也是最重要的步骤。牵引的目的在于复位和制动，其重量从 3 kg 起，逐渐加大牵引重量。每隔30分钟床旁拍摄一次颈椎侧位片，观察复位情况。同时密切注视血压、脉搏的变化，保持呼吸道通畅更为重要。牵引的方向和颈椎置放的位置对复位十分重要。开始时，颈椎保持轻度的屈曲位（约20°），严防过伸。待脱位或交锁的关节牵开后，在肩背部垫一软枕，并将牵引方向改为略微伸展位。一经摄片证实复位，立即减轻重量至 2 ~ 3 kg。在整个抢救和牵引治疗过程中，时刻观察肛门反射和阴茎海绵体反射，以判断脊髓损伤程度。在整个牵引过程中，一定要严格控制牵引重量，密切观察，防止过度牵引，造成医源性损伤。应该指出，由于外科技术的进步，单纯依赖牵引复位，目前已经很少有人使用。因为即使牵引获得复位，其损伤的椎间盘和韧带自行修复的可能性也极小，手术治疗是不可取代的。因此，牵引往往作为术前的一项准备工作。

2. 手术治疗

（1）适应证：非手术治疗时脊髓损伤症状逐渐加重者，骨折脱位经非手术复位失败者，陈旧性骨折脱位伴有不全瘫痪者，均具有手术指征。

（2）手术方法：根据病情需要手术方式分为后路和前路两种。①后路开放复位、减压和（或）融合术：在颅骨牵引下，气管插管麻醉。俯卧位，头部置于头架上略呈屈曲位。取后正中切口暴露棘突、椎板及脱位的关节突。在直接暴露下将其复位，如有困难，将脱位关节突的上关节突做部分切除，用钝骨膜剥离器伸入下关节突的下方间隙，在牵引下缓慢撬拨使之复位。复位后，将颈椎伸展并用侧块螺钉或钢丝连环结扎固定。如果关节突关节交锁影响复位者可将其障碍部分切除以利复位。对于并发椎板和关节突骨折并陷入椎管内，则必须将其切除减压。并发脊髓损伤，可在复位后施行损伤节段椎板切除减压，再做固定和植骨融合术。②前路复位、减压和融合术：取仰卧位，经胸锁乳突肌内缘和颈内脏鞘间隙进入，暴露损伤节段。准确定位后，将损伤的椎间盘切除。在持续颅骨牵引下，用骨膜剥离器伸入椎间隙，以下位椎体作为杠杆支点，用手指推压脱位的椎体使之复位。复位后，如有骨折片突入椎管，则采用刮匙应细心加以刮出。取自体髂骨植入减压部的间隙固定融合。

（3）如并发椎体和关节突关节骨折，则应用前路术式，以牵开器将脱位的上下椎体撑开，并切除损伤的椎体及上下椎间盘椎体终板，可获得复位。取自体髂骨植入，应用钢板内固定。双侧关节交锁，完全采用前路撑开器复位有一定困难。有时即使在术后透视荧光屏显示椎体位置良好，但后方的关节交锁不一定都显示出良好复位。

第四节　单侧关节突关节脱位

单侧关节突关节脱位是较为常见的颈椎损伤，通常是由于屈曲和旋转暴力协同作用造成某一侧关节突关节脱位或交锁。

一、发生机制

与屈曲性损伤相似，只是在头顶部撞击地面或重物打击头颈部时，使颈部屈曲并伴一侧旋转。当屈曲和旋转外力同时作用于颈椎时，损伤节段形成向前下方扭曲暴力，以椎间盘偏后中央为轴心，一侧的上位颈椎下关节突向后旋转，而另一侧下关节突向前方滑动，并可超越下位颈椎的上关节突至其前方，形成"交锁"现象。有时在上下关节突相互撞击时，造成关节突骨折。

二、病理改变

即使单侧关节突关节交锁同样可造成双侧关节突的关节囊撕裂，前、后纵韧带，椎间盘及其他韧带结构破坏。由于脱位的关节突位于上关节突的前方，使椎间孔变形或狭窄，神经根容易遭到损伤。这种脱位被认为是颈椎损伤处于相对"稳定"状态，但非脱位侧的两个关节突关节面彼此分离。这种不对称性脱位，使椎管在损伤平面发生变形，脊髓损伤时有发生。

三、临床表现

1. 单纯颈椎损伤　　只表现为颈部的局限性症状：疼痛，强迫性头颈倾斜畸形；颈椎伸屈和旋转功能受限。

2. 脊髓和神经根损伤　　表现为相应脊髓节段的症状：四肢瘫、下肢瘫或部分瘫痪；神经根损伤者，表现该神经根分布区域皮肤过敏，疼痛或感觉减退。

3. 影像学表现　　X线特征性表现是诊断的关键。侧位X线片典型征象是脱位的椎体向前移位距离为椎体前后径的1/3，至多不超过1/2。在脱位的椎体平面上，丧失了关节突关节的相互关系，脱位节段上方的关节突显示双重影。前后位片显示脱位颈椎的棘突偏离中央，向小关节脱位的一侧偏移。斜位片可清楚地显示小关节脱位或"交锁"征象。有时也会发现关节突关节小的骨折片。

四、治疗原则

1. 牵引复位　　颅骨牵引或枕颌带牵引是最常用的复位方法。牵引时，头颈略呈屈曲位（约20°），牵引重量为5~6 kg，逐渐加大，但至多不超过10 kg，以避免或加重脊髓损伤。为便于复位，有时可在脱位侧的肩背部略为垫高，使损伤节段轻度侧屈，将脱位的关节突牵开，然后调整牵引方向，使之复位。复位后，根据MRI表现，如有椎间盘损伤，应施行手术治疗，切除椎间盘并植骨融合和内固定。

2. 手术复位及内固定　　牵引复位失败者，可考虑切开复位。手术取后路切口暴露交锁的小关节突，切除嵌入的关节囊和韧带组织，用骨膜剥离器撬拨使之复位；如有困难可将下椎体上关节突阻碍复位部分切除，调整牵引方向通常可复位。为保持损伤节段的稳定，术中应用钛缆或钢丝结扎棘突并取自体髂骨移植。一些学者应用不同方法进行椎板切除减压及植骨固定术。对明确椎间盘损伤者，宜前路暴露，切除损伤的椎间盘和上下终板，借助椎体牵开器将其高度恢复，通常可将单侧脱位的关节突复位，然后植入自体骨，应用钢板内固定，保持复位及植骨块的位置。

第五节　颈椎前半脱位

该损伤多发生在成年人，偶尔也见于小儿。这种损伤多半比较隐匿，容易被漏诊或误诊，应引起注意。实际上，这种半脱位提示维系椎节运动单元稳定结构破坏，是不稳定表现形式。

一、发生机制

屈曲性损伤暴力相对较小，其作用力尚不足以引起双侧关节突关节脱位或交锁，也不能导致椎体压缩性骨折，但可以引起颈椎前半脱位。头部在屈曲外力作用下，受力作用节段的两个椎体前方为压应力，而颈椎的后部结构为张应力。以椎间盘中央偏后为轴心，椎体前部为支点，张应力侧为关节囊、棘间韧带、黄韧带等撕裂，严重者后纵韧带也同时受损。外力持续作用导致上位颈椎的两下关节突向前滑动并分离移位。外力中止后，因颈部肌肉收缩作用，使已半脱位的关节又缩回原位，但也有因关节囊的嵌顿或小骨折片的阻碍，而保持半脱位状态。

二、病理改变

后结构的软组织，即后韧带复合组织广泛撕裂、出血及血肿，是所有屈曲性损伤共有的病理变化。关节囊撕裂致小关节松动和不稳。将近有1/3~1/2撕裂韧带不愈合，而椎间盘损伤是不能修复的，继发"迟发性颈椎不稳定"是必然结果，尤其是中老年人，在不易引起注意的损伤后，发生率更高。

三、临床表现

颈椎前半脱位的症状比较轻，但其疼痛症状常发作，影响患者生活和工作。

1. 局部表现　　如颈部疼痛，酸胀乏力，头颈伸屈和旋转功能受限；颈部肌肉痉挛，头颈前倾、自身感觉僵硬；损伤节段的棘突和棘间隙肿胀并有压痛，椎前侧也可有触痛。有些患者感到颈部无所适从，任何位置上都不适，精神压力极大。

2. 神经症状　较为少见，即使发生也多不严重，有时为神经根受刺激症状和体征。由于该损伤容易造成日后不稳，致局部退变加剧，可以发生"迟发性神经损害"，其临床表现与颈椎病相近。

3. 影像学表现　X线可能无异常征象。如果小关节仍维持在半脱位状态，侧位片可显示关节的排列异常。应用伸、屈动力性摄片以显示损伤节段的不稳定，损伤节段的棘突间隙变大。MRI检查可以显示脱位及脊髓受压的情况。

四、治疗原则

1. 牵引治疗　牵引通常可以复位，但不必使用颅骨牵引，枕颌带牵引就足以复位。牵引时，取头颅正中位，重量2~3 kg。拍片证实复位后，持续牵引3周。由于复位后存在严重不稳倾向，极易再发脱位，因此复位后应以头颈胸石膏固定，为期2~3个月。之后，再以颈部支具维持一段时间。

2. 手术治疗　对于在后期仍然存在损伤节段的不稳定，或伴有迟发性脊髓或神经根压迫症者，应采取手术治疗。取颈前路椎间盘摘除、减压及自体植骨融合；若有脊髓压迫，应施行扩大减压和植骨固定术。

第六节　颈椎过伸性损伤

这是一种最多见的颈椎脊髓损伤，通常有较轻微或隐匿的骨损伤，X线多无异常征象，故而易被疏漏，影响治疗。这种损伤并不少见。据报道，该损伤占全颈椎各类损伤的40%~70%，并常常并发脊髓中央综合征，且多见于中老年有颈椎退变的人群。

一、发生机制

颈椎过伸性损伤大多见于高速行驶的车辆急刹车及撞车时。此时，由于惯性力的作用，面、颌、额部等遭受来自正前方的撞击（多为挡风玻璃或前方座椅的靠背），而使头颈向后过度仰伸（图10-4）。此外，来自前方的其他暴力，仰颈位自高处跌下，以及颈部被向上后方暴力牵拉等均可产生同样后果。

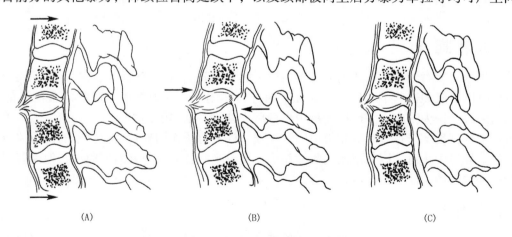

(A)　　　　　　　　　　(B)　　　　　　　　　　(C)

图10-4　颈椎过伸椎间盘损伤过程
（A）过伸；（B）剪切；（C）复原。

在正常颈椎仰伸时，椎管内脊髓及硬膜囊呈折叠样（手风琴式）被压缩变短；但若前纵韧带断裂、椎间隙分离，则可使脊髓反被拉长。此时的硬膜囊具有一定的制约作用。在此情况下，如该伤者颈椎椎管较狭窄，则易使脊髓嵌夹于突然前凸、内陷的黄韧带与前方的骨性管壁之中；尤其是在椎管前方有髓核后凸或骨刺形成的前提下，这种对冲性压力，最后易集中到脊髓中央管处，以致引起该处周围的充血、水肿或出血。如中央管周围受损程度较轻，则大部分病理过程有可能完全逆转。

二、病理改变

颈椎过度伸展常伴有脊髓损伤。通常，超伸展时，脊髓可能被椎管后部皱褶的黄韧带与前部椎体后缘相互挤压致伤，导致以颈脊髓中央管为中心或脊髓前部的损伤，相应的临床表现为脊髓损伤中央综合征和前脊髓综合征。但是，这种类型的脊髓损伤并非一定由颈椎过伸损伤所致，有时垂直压缩外力使椎体爆裂性骨折也可引起这种类型的脊髓损伤。资料表明，颈椎过伸性损伤多并发脊髓损伤中央综合征和前脊髓综合征（图10-5）。

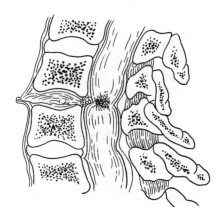

图10-5 脊髓中央损害

除此之外，尚有严重的脊髓不全损伤和部分性脊髓损伤（典型Brown-Sequard综合征）。因此，不应把脊髓损伤中央综合征与颈椎过伸性损伤等同起来，即这种脊髓伤多可由颈椎过伸伤所致，而后者不一定都导致脊髓中央综合征，因此，不宜将过伸性颈椎损伤与脊髓中央综合征等同起来。暴力的大小、颈椎原有退行性病变及椎管变化都能影响颈椎损伤程度和脊髓损伤类型。颈椎受超伸展暴力作用最容易并发脊髓中央和前部损伤，但还可能由于剪切暴力造成损伤节段上位椎体向后移位，引起脊髓严重的类似横切损伤，或偏于某一侧的部分损伤。外力消失后，颈部肌肉收缩及弹性作用瞬间复位，故X线片上极少残存脱位征象。

三、临床表现

1. 颈部症状 除颈后部疼痛外，因前纵韧带的受累，同时伴有颈前部的疼痛。颈部活动明显受限，尤以仰伸（切勿重复检查）为著。颈部周围多伴有明显的压痛。

2. 脊髓受损症状 因病理改变位于中央管周围，愈靠近中央管处病变愈严重，因此锥体束深部最先受累。临床上表现为上肢瘫痪症状重于下肢，手部功能障碍重于肩肘部。感觉功能受累主要表现为温觉与痛觉，而位置觉及深感觉存在，这种现象称为感觉分离。严重者可伴有大便失禁及小便滞留等。

3. 影像学特点

（1）X线片：外伤后早期X线侧位片对临床诊断意义最大，应争取获取一张清晰的平片。典型病例在X线片上主要显示：椎前阴影增宽，损伤平面较高时（少见）主要表现为咽后软组织阴影增宽（正常为4 mm以下）；而损伤平面在C$_4$椎节以下时，则喉室后软组织阴影明显增宽（正常不超过13 mm）（图10-6），但椎前软组织阴影正常并不能排除颈椎过伸性损伤的存在，一定要结合临床查体，必要时应该进行MRI检查。受损椎节椎间隙前缘的高度多显示较其他椎节为宽，且上一椎节椎体的前下缘可有小骨片撕下（占15%~20%）。大多数病例显示椎管矢状径狭窄，约半数病例可伴有椎体后缘骨刺形成。

（2）MRI检查：对椎间盘突出、软组织损伤及脊髓受累程度的判定意义较大。

（3）CT扫描：对骨骼损伤及髓核脱出的判断也有一定作用，但不如MRI显示清楚，可酌情选用；注意有无椎板骨折征。

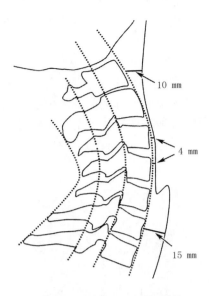

图 10-6 颈椎正常椎前阴影

四、诊断

（1）详尽的病史，常能提供损伤机制；颅脑损伤患者，应设法了解损伤时的姿势和暴力。

（2）颅及面部损伤都应摄颈椎 X 线片，对任何有怀疑的患者，把颈椎摄片列为常规，以避免因其他部位损伤掩盖了颈椎损伤。侧位 X 线片必须清晰显示上下颈椎结构，上颈椎损伤而神经症状表现低位时，必须注意观察低位颈椎有无变化，伸屈侧位 X 线片有一定价值。CT、MRI 对于显示椎间盘和脊髓损伤判断有重要作用。

（3）典型的脊髓损伤中央综合征，常能提示颈椎过伸性损伤，而其他类型脊髓损伤，必须结合其他各项检测再做出判断。

五、治疗原则

颈椎过度伸展性损伤的机制和病理变化提示该损伤并不存在因外伤所致的持续椎管的骨性狭窄，或需要复位的明显骨折脱位。

1. 非手术治疗

（1）一经确诊，即常规应用 Glisson 带牵引，其重量为 1.5 ~ 2.5 kg。牵引位置宜取颈椎略屈位，持续牵引 2 ~ 3 周，然后采用头颈胸石膏或塑料颈托加以保护 1 ~ 2 个月。在牵引期间，应用呋塞米和地塞米松静脉点滴，以利脱水并提高机体应激能力。伤后 8 小时之内，可使用甲泼尼松冲击疗法。牵引目的是使颈椎损伤节段得到制动，略屈曲位有益颈椎椎前结构愈合，后结构例如褶皱的黄韧带舒展并恢复常态。

（2）症状越轻恢复越快且全面，通常下肢最先开始恢复，最早于伤后 3 小时即见恢复，其次是膀胱功能，上肢恢复最迟，手部功能恢复最差，常因脊髓损伤波及前角细胞，致手内在肌萎缩，而残留某种功能障碍。其他类型脊髓损伤，同样取决于损伤的严重程度。

2. 手术治疗　颈椎脊髓过伸性损伤常并发颈椎退变增生、颈椎后纵韧带骨化等，由于颈椎损伤而致发病，非手术治疗常收效甚微。因此，选择性手术减压为功能恢复创造了良好的条件。

（1）适应证：①脊髓损伤后经非手术治疗无明显效果并确定有准确损伤节段；②影像学检查 X 线，CT 或 MRI 有明显骨损伤并对脊髓有压迫；③临床症状持续存在，在非手术治疗过程中有加重趋势；④并发颈椎病变和后纵韧带骨化，因外伤而诱发者，待病情稳定后行手术治疗。

（2）手术方法：根据脊髓致压物的部位和范围，选择适宜的入路和减压方法。以前方为主的压迫，如单个或少数节段宜施行前路减压，以后方为主的压迫或广泛的后纵韧带骨化的前方压迫，应选择后路减压。

第七节　颈椎附件骨折

一、椎板骨折

颈椎椎板骨折是指构成椎板任何部位的骨折，但是多伴随椎体、关节突关节和棘突骨折，单纯椎板骨折比较少见。

（一）发生机制

颈椎在遭受过伸暴力作用时，致上下位椎板之间相互猛烈撞击而引起骨折。骨折部分多发生在关节突后至棘突之间，骨折线呈斜行。好发于颈椎退变的中老年人，但也会发生于青壮年。直接暴力造成的椎板骨折，多见于战时的火器性损伤，如子弹和弹片伤，这种高速投射物致伤都很严重，多并发颈椎其他结构的损伤。锐器（如刀尖或金属锐器等）直接刺入致椎板骨折，平时或战时都可见，两者同属开放性损伤。椎板骨折片陷入椎管导致脊髓损伤，但致伤物直接对脊髓损伤更多见，也更严重。

（二）临床表现

单纯椎板骨折只表现局部疼痛和颈部功能运动受限，如并发脊髓损伤则表现出相应的临床症状和体征。X线常常不能清楚地显示损伤部位，只能在清晰的侧位X线片上见椎板骨折，前后位片由于骨性组织重叠无法辨认。CT扫描为这类损伤的诊断提供了极为有用的根据。

（三）治疗原则

1. 牵引和制动　单纯椎板骨折对颈椎的稳定性并无影响。采用牵引和制动以减轻组织损伤性疼痛，并防止骨折片移位。枕颌带牵引，取正中位，重量 2～3 kg 即可。2 周后改用颈领或头颈胸石膏固定。对于新鲜开放性损伤，宜按其创口情况进行清创处理后，再进行牵引制动。

2. 手术治疗　并发脊髓损伤者，必须准确确定损伤节段。减压取颈后路，暴露棘突和椎板。在切除椎板的骨折碎片时要将椎板全部切除进行椎管内脊髓探查。如并发椎体损伤则需前入路手术切除致压物，视椎板骨折状况决定是否施行后入路手术。

二、棘突骨折

单纯棘突骨折比较少见，有时并发椎体或其他附件骨折，以 C_6、C_7 和 T_1 棘突骨折多见。该骨折常见于铲土工和矿工，故也称为"铲土工"骨折。

（一）发生机制

（1）由于颈椎骤然过屈所致，当头颈部被重物打击，而致颈椎猛烈屈曲时，在力作用点之下的棘突和肌肉发生强烈的对抗性牵拉，即可造成棘突撕脱骨折。当人处在挥动铁铲时，突然、猛烈的用力，使肩胛肌剧烈收缩并与斜方肌等形成不协调的收缩，引起棘突骨折。骨折多为一个棘突，有时为两个棘突骨折。

（2）垂直压缩暴力导致脊椎纵向劈裂骨折，有时可导致棘突沿矢状面劈开，但此种损伤不常见。

（二）病理改变

棘突骨折部位，多数发生在棘突的基底部上方，骨折伴有棘间韧带和项韧带撕裂；有时骨折在棘突末端，两个棘突骨折，上方一个在近端，下方一个发生在远端。撕脱骨折与下位椎节的棘突呈正常序列排列，与上位椎体棘突分离。损伤不累及椎管和椎间孔，故极少伴有脊髓和神经根损伤。但必须注意损伤机制中有可能引起椎体骨折和脱位。

（三）临床表现

1. 局部表现　疼痛、肿胀和颈椎活动受限为主要表现。压痛局限于骨折处，有时可触及活动的棘突。肿胀较明显，范围也扩散到整个颈后部，并可见皮下瘀血。

2. 影像学表现　典型 X 线表现是在侧位 X 线片上显示棘突骨折。骨折线自上斜向下方，骨折的棘突向下方移位并与上位棘突分离。

（四）治疗原则

移位者，应用枕颌带牵引，取颈椎略伸展位。牵引目的在于放松颈部肌肉，并使骨折复位。牵引重量宜在 2~3 kg。复位后用颈托固定。因颈后肌肉丰厚，棘突骨折端接触面积又小，相当多棘突尖部骨折延迟愈合或不连接，引起持久颈部不适，甚至影响工作和生活。因此，对一些症状严重者可施手术切除，同时修复棘间韧带和项韧带。

三、颈椎钩突骨折

颈椎钩椎关节的钩突骨折并非少见，但从前对该损伤的认识不足，常被忽略。

（一）发生机制

致伤原因系颈椎受到侧屈暴力。颈椎钩椎关节对椎体的稳定有重要作用。当颈椎遭受到侧方屈曲或垂直暴力作用时，一侧钩椎关节受到张应力而分离，而另一侧受到旋转及压应力或旋转撞击作用，可造成骨折（图 10-7）。严重者该侧椎体也可引起压缩骨折。这种不对称的骨折，常伴有数种附件骨折，如椎弓、关节突关节等，但极少有移位或仅轻度移位。骨折片如进入椎间孔则产生神经根损伤，但较少并发脊髓损伤。

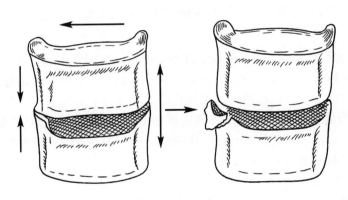

图 10-7　钩突骨折

（二）诊断

钩突骨折并不少见，但容易被忽视，诊断应注意以下几点。

1. 有明显屈曲、垂直和旋转暴力作用，必须加以注意。如果已发现椎体脱位或骨折脱位，应注意观察钩突影像学表现。

2. 凡颈椎损伤后有急性神经根性疼痛或神经根支配区功能改变，都应考虑钩突骨折的可能。

（三）治疗原则

治疗方法的选择应视骨折的具体情况而定，轻度骨折可采用颈托固定；有移位骨折，应用枕颌带牵引复位，并以颈托固定。经非手术治疗仍表现损伤节段不稳者，应做前路减压，消除血肿，切除骨折的钩椎关节，并做椎体间融合术。

四、颈椎峡部骨折

颈椎峡部损伤的病例比较少见，文献报道的不多，可并发有颈椎前脱位和椎间盘损伤。

（一）发生机制

致伤原因系颈椎受到过伸暴力。当颈椎遭受到过伸暴力作用时，前方前纵韧带受到张应力而处于紧张状态，上一脊椎的下关节突向后下方滑移，如果关节囊强度不能阻止下关节突滑移到下一脊椎的上关节突下方，下关节突后下缘就可能以峡部为支点产生过伸运动，此时如压应力超过峡部所能承受的压力极限时，就有可能发生峡部损伤。如果暴力继续存在，脊椎就有可能产生向前滑移，下一脊椎椎体的后上缘从前方对颈髓造成压迫，向前滑移的峡部头侧从后方对颈髓压迫，就有可能出现症状。部分病例有先天性的一侧或两侧峡部不连，可同时伴有脊柱裂，要注意鉴别。

（二）临床表现

在 X 线侧片上表现峡部断裂征象，并常伴有脊椎不稳。动力位片上，患者过伸时椎体前移增加，过屈位片时前移变小。MRI 可以显示软组织和脊髓受损的情况。

（三）诊断

（1）有明显扭转性外伤，尤其有颜面部外伤者，必须加以注意。颈背部可有明显的压痛点。颈椎正位、侧位片可以明确诊断，必要时进行 CT 检查明确。动力位拍片要慎重，最好有专科医师陪同。

（2）临床查体有神经脊髓受损指征者，要进一步进行 MRI 检查明确脊髓神经受压情况。

（3）注意同颈椎先天性峡部裂相鉴别。病史和查体有助于诊断。

（四）治疗原则

治疗方法的选择应视损伤的具体情况而定。稳定性骨折可采用颈托固定或石膏固定；并发颈椎不稳或滑脱，MRI 显示脊髓受到压迫者，可进行手术治疗。手术以前路手术为佳。将不稳节段的椎间盘摘除植骨，颈椎前路钢板内固定，可以防止脊髓进一步受到损害。

第八节　下颈椎损伤常用手术

颈椎由于所受暴力与致伤机制不同，造成的骨折脱位类型也不尽相同。当致伤外力消失后，一部分脱位的小关节能够复位，多数小关节则处于对顶或交锁状态。常见的骨折脱位大多数由于颈椎遭受屈曲外力，形成双侧小关节交锁所致。当伴有旋转外力时，则多形成单侧交锁。对新鲜的颈椎骨折脱位，传统的处理方法是采用大重量屈曲牵引复位，再以颌胸石膏固定。此方法由于采用大重量牵引，有一定的危险性，尤其不能用于牵张外力造成的脱位；且石膏固定不确实，小关节囊修复困难，易出现颈痛及颈椎反曲畸形等病理表现；对于牵引不能复位者，则采用颈椎后路切开复位，复位困难的还要切除部分交锁的上关节突，复位后则采用棘突钢丝等内固定维持颈椎序列。只有对于陈旧性的颈椎骨折脱位，确实无法复位者才考虑采用颈椎前路减压手术。

随着 MRI 在颈椎外科的广泛应用，一些学者发现颈椎骨折脱位者几乎都伴有相应节段的椎间盘损伤。脱位自行复位者，虽然 X 线片上没有明显的发现，但实际上损伤的椎间盘可造成对颈髓的压迫，这就是以前所谓的"不伴有骨折脱位的脊髓损伤"。对于有小关节交锁者，在复位时由于椎间盘向后方移位，会加重脊髓的损伤，故目前认为颈椎前路减压术不仅适用于陈旧性骨折脱位，对于新鲜的骨折脱位可以不使用大重量牵引，而直接采用颈椎后路切开复位固定，一期或二期施行颈椎前路减压术。

一、颈椎骨折脱位前路减压术

（一）适应证

（1）明确诊断的伴有椎间盘突出的新鲜颈椎骨折脱位。

（2）陈旧性颈椎骨折脱位难以后路复位，出现迟发性神经损害表现并逐渐加重者。

（3）颈椎骨折脱位复位后出现颈痛、颈椎不稳，须施行颈椎融合术者。

（二）术前准备

1. 颅骨牵引　对于新鲜颈椎骨折脱位者，施行颅骨牵引维持颈椎位置，并试行复位。对于陈旧性骨折脱位者也可施以颅骨牵引，使脱位处周围软组织松弛，便于术中复位。

2. 训练推移气管和食管　术前必须训练推移气管和食管。如果术前牵拉训练不足，术中可因无法牵开气管或牵拉暴露不充分而被迫中止手术。如果勉强进行，则可能损伤气管或食管，甚至引起术后喉头水肿、痉挛。

3. 卧床排便训练　术后将有数日卧床，为减少术后排尿困难、插导尿管后引起的尿路感染，在术前必须施行床上排尿练习。

（三）麻醉

因需施行术中复位，牵拉较剧烈，以气管插管全身麻醉为宜。

（四）体位

患者仰卧于手术床上，双肩垫软枕，头颈自然向后仰伸，颈后部放置沙袋或一包辅以海绵的木质枕头，后枕部垫以软头圈，头两侧各放置小沙袋以防止术中头颈部旋转。避免在麻醉过程中患者头颈过度后仰，以防加重脊髓损伤。如有颅骨牵引弓，不要去除。

（五）手术操作

1. 切口　对于施行术中复位者，多采用颈前路右侧斜或横切口，视野开阔，切口松弛，有利于术中牵拉。单纯施行前路减压者，则可以采用颈前路右侧横切口，瘢痕较小，术后外观较好。

2. 椎体和椎间盘前份的暴露　切开皮肤和皮下组织，切断颈阔肌。止血后在颈阔肌深面做分离，上下各 2~3 cm，扩大纵向显露范围。颈内脏鞘和颈动脉鞘分离后用拉钩将气管、食管向中线牵拉，颈动脉鞘稍向右侧牵拉，即可抵达椎体和椎间盘前间隙。用长镊子提起筋膜后逐层剪开，然后纵行分离此层筋膜，向上下逐渐扩大暴露椎体和椎间隙，通常为 1 或 2 个椎间盘。

3. 定位　颈椎外伤有椎体骨折或前纵韧带损伤者，凭直观观察即可定位。最可靠的方法是根据 X 线片或 C 形臂 X 线机透视定位。

4. 撑开椎体、复位　欲施行术中复位，必须有颈椎前路椎体撑开器。于脱位节段上下位椎体中央分别拧入撑开螺钉，在撑开螺钉上套入撑开器，向上下两端撑开。对于新鲜颈椎骨折脱位，已进行后路手术复位者，撑开椎体有利于使损伤的椎间盘高度恢复，减轻对脊髓的压迫，并在进行椎间盘切除时有利于操作。对于未复位者，撑开椎体一般可以实现经前路的复位，甚至对于陈旧性骨折脱位者，亦可以实现复位。

5. 摘除髓核和移位椎体　I 形或 Z 形切开前纵韧带，向两侧剥离，显露椎间盘的纤维环外层。用长柄尖刀切开纤维环，深度以 2~4 mm 为宜，并上下钝性剥离分开。髓核钳通过纤维环切口伸入椎间隙，由浅入深，从一侧到另一侧分次摘除髓核。用力要缓慢，钳口不宜张太大。若椎间隙狭窄，髓核钳不易伸入，可用椎体撑开器适当扩张椎间隙。要严格掌握髓核钳进入椎间隙的深度，髓核钳伸入椎间隙的深度一般控制在 20~22 mm，过浅无法夹取突出的髓核，过深则容易损伤脊髓。为防止髓核钳伸入过深，造成脊髓损伤，可在髓核钳的头端套一皮套作为深度标志。接近椎体后缘时改用刮匙，将残余的椎间盘组织和软骨板刮除。用神经剥离器探查，至椎体后缘与硬膜外间隙通畅，并切除后纵韧带，无残余致压物，此时减压已彻底。

6. 植骨　于髂嵴处用骨凿切取一小植骨块，修整规则。将椎间隙上下方的终板彻底刮除，露出骨松质面。将植骨块的骨松质面分别朝向上下方，用捶骨器击入椎间隙，松开椎体撑开器，使植骨块嵌插紧密。

7. 选择和安置钛板　植骨放置妥当后，选择合适的钛板。若选用不锈钢钛板则需根据颈椎生理曲度予以手工预弯，钛质钢板则在生产时已预弯过。钛板不可过长，不应超过相邻正常椎间隙 1 mm 范围，否则椎间的活动可能影响到钛板系统，引起构件的疲劳、松动。同时，钛板过于接近正常椎间隙，容易使螺钉穿透椎体终板，穿入正常椎间盘，还可能使相邻正常椎间隙发生融合。为了使钛板与椎体前缘接触良好，必须切除椎体前缘骨赘，但前纵韧带不需剥离，要确保钛板位于正中线上。

（1）钻孔：用止血钳或特制的钛板夹将钛板固定好，然后在 X 线透视下在椎体上钻孔。将钻头导向器卡入钛板槽中并精细调节钻入深度以策安全。根据测量减压处椎体矢状径或术前影像学测量的结果估计初始深度。螺钉要保持 15°的内倾角，而与椎体终板保持平行。当钻头接近椎体后皮质层时停止钻入，用探子在透视下伸入钻孔中测量深度。若后皮质已经穿透则可触及后纵韧带，若探子触及坚硬的骨皮质，则可使钻头每次深入 1 mm 深度，直至探子能探到后纵韧带为止（图 10-8）。对透视和摄片不易看清楚的部位，如 C_7、T_1 和 T_2 则根据上一椎体矢状径测量值减 1 mm 来估算深度。每个椎体钻 2 个孔，植骨块用 1~2 枚单皮质螺钉固定到钛板上。若减压椎体进行部分切除，则需用双皮质螺钉穿透植骨块，再穿入椎体的后皮质层中。

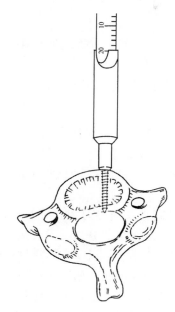

图 10-8　伸入钻孔中测量深度直至探子能探到后纵韧带为止

（2）攻丝：在固定螺钉前攻丝，一般仅需将钻孔的前 2/3 攻丝即可。Caspar 攻丝锥有可调节外套，能保护周围软组织并防止丝锥旋入过深。

（3）固定钛板：通过测量钻孔的深度来选择合适长度的螺钉，其长度是刚好钻入后皮质而不进入椎管。尽量一次选好合适的螺钉，以减少更换螺钉的次数。过频更换螺钉将明显降低螺钉对骨质的咬合力，增大螺钉滑脱的危险。所有的螺钉旋入相应的钻孔后，再逐一拧紧。若螺钉无法充分拧紧则可换上直径 4.5 mm 的螺钉。另外，可在钻孔中填入碎骨片再拧入原螺钉。钛板固定后摄颈椎正、侧位片以确认钛板螺钉的位置是否正确。

（4）关闭切口：冲洗术野，放置引流条，逐层缝合关闭切口。

（六）并发症

（1）螺钉、钛板脱出引起吞咽困难、食管穿孔、感染等。

（2）脊髓损伤为最严重的并发症。

（七）术后处理

术后 24 小时拔除引流条，对于使用内固定者颈托保护 4~6 周。术后适当应用抗生素预防感染，酌情应用呋塞米、地塞米松 5~7 天。

（八）注意事项

（1）前路椎体撑开复位时，注意避免撑开力量过大，不要强行复位，以免损伤脊髓和韧带。对于无法复位者可只进行前路减压术。

（2）切除椎间盘时应逐步进行，因椎间盘已有突出，压迫脊髓，动作粗暴易加重脊髓损伤。

（3）强调使用椎体撑开器和颈椎前路钢板内固定。

二、颈椎椎体爆裂性骨折减压术

颈椎椎体爆裂性骨折多由垂直屈曲外力造成，使颈椎前柱高度丧失，颈椎反曲，造成颈椎不稳。同时，破碎的椎体骨质和椎间盘向后方移位，压迫脊髓，造成神经损害。故颈椎椎体爆裂性骨折的手术目的有 3 个：减压、恢复前柱高度、植骨融合。依据"哪里有压迫就从哪里减压"的原则，颈椎椎体爆裂性骨折一般采用前路减压手术。对于颈椎椎体爆裂性骨折，常规的手术是颈椎前路椎体次全切除减压术。此手术切除的椎体宽度较环锯法大，因而减压效果也更理想。对于颈椎椎体骨折者，因不用向已骨折的椎体和椎间盘击入钻芯，减少了加重脊髓损伤的危险。

（一）适应证

颈椎椎体爆裂性骨折伴或不伴脊髓压迫。新鲜骨折或陈旧骨折均可采用此种手术，手术时机以伤后早期为佳。

术前准备、麻醉、体位同"颈椎骨折脱位前路减压术"。

（二）手术操作

1. 切口、显露及定位　同"颈椎骨折脱位前路减压术"。

2. 撑开椎体　目前较多的应用颈椎椎体撑开器。于伤椎上下位椎体中央分别拧入撑开螺钉，在撑开螺钉上套入撑开器，向上下两端撑开。撑开椎体有利于使损伤的椎体、椎间盘高度恢复，减轻对脊髓的压迫，并在施行椎体切除时有利于操作。

3. 减压　确定骨折椎体的上下方椎间盘，用尖刀切开纤维环，髓核钳取出破碎的椎间盘组织，用三关节尖喙咬骨钳咬除骨折椎体的前骨皮质和大部分骨松质，接近椎体后缘时暂停，先用刮匙将剩余椎间盘和终板全部刮除，再用神经剥离器分离出椎体后缘与后纵韧带间的间隙，伸入薄型冲击式咬骨钳逐步将椎体后骨皮质咬除，此时形成一个长方形的减压槽，可见后纵韧带膨起。小心地用冲击式咬骨钳或刮匙将减压槽底边扩大，将致压物彻底切除。如后纵韧带有瘢痕形成，可在直视下用神经剥离器钩住后纵韧带，用尖刀将后纵韧带切除，完成减压。

4. 植骨　调整椎体撑开器撑开的高度，使颈椎前柱的高度恢复正常。于髂嵴处凿取一长方形植骨块，修整后植入减压槽，松开椎体撑开器，使植骨块嵌紧，完成植骨。

5. 固定　对于颈椎椎体爆裂性骨折，现在多主张使用颈椎前路钢板固定。钢板固定可使颈椎取得即刻稳定性，便于术后护理和尽早恢复工作。同时内固定的使用有利于植骨块的愈合，并在愈合的过程中维持椎体的高度，避免植骨块在愈合的爬行替代过程中塌陷，从而造成颈椎弧度消失。

6. 关闭切口　用生理盐水反复冲洗创口，缝合颈前筋膜，放置半管引流条 1 根，逐层缝合关闭切口。

术后处理、注意事项同"颈椎骨折脱位前路减压术"。

三、颈椎前路改良徐印坎环锯减压术及椎间融合术

（一）适应证

（1）单节段颈椎间盘损伤颈椎不稳倾向。

（2）单节段颈椎间盘损伤后压迫神经根、脊髓。

（二）禁忌证

（1）全身情况差，或并发重要脏器疾患，不能承受手术创伤者。

（2）并发椎体骨折。

术前准备、麻醉、体位同"颈椎骨折脱位前路减压术"。

（三）手术操作

1. 切口　可采用颈前路右侧横或斜切口，以横切口更常用。

2. 显露及定位　同"颈椎骨折脱位前路减压术"。

3. 改良徐印坎环锯减压法

（1）颈椎椎间盘显露后，将指示钻芯的扁刃对准椎间盘正中稍偏上方打入，包括上下椎体的边缘，

居颈长肌中央，不可有偏斜。考虑到颈椎的弧度，钻芯在矢状面内应有一定的倾斜，确保垂直椎体前缘。

（2）选择内径合适的环锯套入指示钻芯，加压并沿顺时针旋转。当指示钻芯尾端与环锯同一水平时，提示环锯已深达 15 mm。指示钻芯每外露一刻度即加深 2 mm，椎体矢状径通常为 20～25 mm。待露出两个刻度，即接近 20 mm 厚，此时用力不可过大，缓慢旋转，当接近椎体后缘时因骨皮质硬度大，环锯旋转时有一种摩擦感。一旦指示钻芯与环锯一起旋转时，环锯已完全钻通颈椎，抵达硬膜、后纵韧带前方。然后，缓慢旋转环锯将环锯连同钻芯和骨与椎间盘组织取出。用吸收性明胶海绵填入减压孔内止血。检查取出的骨和椎间盘组织是否居中和完整，再用刮匙或冲击式咬骨钳将残留椎间盘和减压孔四周的骨质切除，务必将椎体后部边缘的致压物切除干净。用生理盐水反复冲洗，清除组织碎片。

4. 取骨移植物和植骨　用内径比钻孔环锯大的取骨环锯自髂骨上旋转取骨，其长度约 2.0 cm，修整后，将移植骨块对准圆孔，用捶骨器轻轻打入圆孔。移植骨末端外露 1～2 mm，使移植骨与椎管前壁有 3～4 mm 间隙。嵌入困难时可让助手在台下牵引患者头部，或者用骨刀凿取合适大小的三面皮质植骨块，植入减压孔中。移植骨块不可太小，植入时必须捶紧，防止植骨块脱落，压迫脊髓、气管和食管。

5. 前路钢板内固定　根据病情及术前计划，必要时施行前路钢板内固定，以增加稳定性及促进骨融合。

6. 缝合切口　用生理盐水反复冲洗创口，缝合颈前筋膜，放置半管引流条或负压引流管 1 根，逐层缝合关闭切口。

（四）术后处理

（1）术后 24～48 小时拔除创口引流条。使用抗生素，预防感染。酌情应用呋塞米、地塞米松 5～7 天，减轻神经水肿。

（2）颈托维持至拆线，如未施行钢板内固定则再以颈颌石膏外固定 3 个月，至植骨愈合为止；如施行颈前路钢板内固定，则术后颈托外固定 3 个月。

（五）并发症

1. 血管和神经损伤　主要原因是解剖不熟悉或操作粗暴。

2. 脊髓和神经根损伤　主要在减压过程中操作失误所致，常见是环锯位置和方向控制不准或刮匙和冲击式咬骨钳行潜行减压时手法不正确，以致损伤脊髓。

3. 移植骨块滑脱　由于移植骨块过小，嵌入不紧或术后颈椎活动过多引起。

四、下颈椎后路减压及植骨融合内固定

后路手术应在不能前路复位、减压条件下实施，其目的是经后路将交锁关节突复位并达到直接减压的目的，同时能够起到坚强内固定作用。

（一）术前评估

颈椎 X 线片、CT 扫描及 MRI 在术前评价中有其各自特殊的作用。CT 扫描在显示骨结构的细节方面更有价值，因而尤其是在脊柱固定器械的选择方面更为有用。MRI 检查通常并不能提供骨结构的准确细节，但对神经组织的解剖结构能提供更好的信息。两者都能够较好地显示椎动脉的位置及其与侧块的关系。取俯卧位之前，最好将其头部能安置头架。摆好体位后，将患者双上肢向下卷折固定于身体两侧，双肩部用粘贴纸或宽胶布向下牵引固定。这样一方面利于术中透视，另一方面也可消除颈后部皮肤皱褶，有利于手术显露。

（二）内固定器材

1. Apofix　为钛质椎板钩加压内固定材料，不干扰 MRI 及 CT 扫描检查，适合于颈椎后路手术内固定。它由上、下椎板钩和中间的连接套筒组成，通过内外套筒相插来进行连接。结构简单，无须螺母、螺钉等任何锁紧装置。使用时通过加压钳将上、下椎板钩向中间加压来完成复位，最后在套筒连接部位进行直接夹紧挤压使其变形锁紧，再将上、下椎板钩连接成为一整体装置。

2. Halifax　由相对的一对椎板钩组成，中间由加压螺杆连接，安放于相邻椎板间，通过拧动螺母对椎板钩进行加压固定。与 Apofix 一样可单侧使用，但更多的是双侧使用。椎板钩边缘光滑，钩刃设计成嵴形以适应颈椎椎板的生理结构，因而具有较好的稳定性，适合于 C_{1-7} 节段的不同椎板外形，除可用于寰枢椎内固定以外，还可在下颈椎骨折脱位的复位、固定中使用。

3. 钩形钢板　钩形钢板的设计是一种预应力结构，固定后钩形钢板在两侧关节突关节和棘突间植骨3个点提供压缩应力，形成的三角形稳定结构为固定节段提供了内在稳定性。其术后的即刻稳定作用优于前路椎间融合术和后路 1/3 环形钢板固定术，适用于 C_{2-7}，可固定 1 ~ 2 个节段。

4. 颈后路椎弓根螺钉钢板

（1）由于颈椎椎弓根细小、变异较大且周围均为重要结构，因此椎弓根螺钉的使用受到很大限制。颈椎椎弓根螺钉适应证为颈椎创伤，包括三柱损伤，以及退变性颈椎疾病、肿瘤、感染等需行广泛颈椎切除减压者，但当椎弓根和椎体损伤时无法使用。

（2）由于颈椎椎弓根的解剖不同于腰椎，因此置钉方法也不尽相同。颈椎椎弓根螺钉的力学性能在所有颈椎内固定中是最强的。对于颈椎单节段后柱不稳，所有后路内固定均可达到完整颈椎的稳定性，但对于两节段三柱不稳，一般内固定的旋转稳定性不足，椎弓根螺钉则有明显的优越性。

5. 侧块螺钉钢板　也称作小关节螺钉钢板。侧块钢板固定的优点包括：操作简便、对后结构的完整性依赖小、可获得更强的即刻稳定性。鉴于上述优点，侧块钢板得到了较为广泛的应用。

（三）手术操作

临床上有许多常用颈后路内固定系统，如 Axis、Cervifix、Summit 颈椎后路内固定系统等。其方法大同小异，本文主要介绍侧块螺钉系统，以 Axis 为例。

1. 体位　取俯卧位之前，将头部安置头架。摆好体位后，将患者双上肢向下卷折固定于身体两侧，双肩部用粘贴纸或宽胶布向下牵引固定。这样一方面利于术中透视，另一方面也可消除颈后部皮肤皱褶，有利于手术显露。

2. 定位　先在拟固定节段最下一个椎体的关节突钻入克氏针，入点位于关节突中点的内侧和头侧各 2 ~ 3 mm 或内侧和头侧 1/3 处，克氏针头向前外侧倾斜 25°，并平行于关节突关节面（可用神经剥离子插入小关节内以确定倾斜的平面），再在拟固定节段最上面一个椎体的关节突钻入克氏针（图 10-9）。

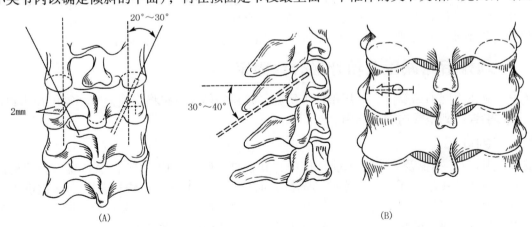

（A）　　　　　　　　　　　　　（B）

图 10-9　颈椎侧块螺钉的进钉点及进钉方向

3. 选择钛板　选择合适长度的钛板，切忌过长。将钛板两端的螺孔套入克氏针，观察钛板的螺孔与克氏针入点是否合适，并注意中间椎体关节突的位置，进行调整和塑形，至合适为止。

4. 置入螺钉

（1）分别取出克氏针，用 2.5 mm 钻头沿克氏针方向钻孔，仔细钻透关节突前方骨皮质，测深器测量钻孔的深度，用 3.5 mm 丝锥对近端 2/3 长度攻丝。

（2）拧入骨皮质螺钉，螺钉穿透前方皮质时操作需小心。固定范围超过一个运动节段时，两端的螺钉暂不拧紧，便于钛板的调整和其他螺钉的置入，并采用 X 线透视检查螺钉的方向和位置。最后拧紧所有的螺钉。

5. 植骨　将椎板表面凿成粗糙面，进行骨松质植骨。

6. 关闭切口　常规逐层关闭切口。

（四）注意事项

（1）钻孔及螺钉固定时，应按照解剖标志和 X 线透视影像，严格掌握方向和深度，以免损伤椎动脉、神经根及小关节的关节面。

（2）钛板应紧贴关节突放置，以维持颈椎正常的生理前凸。

五、钛质线缆系统的术中应用

（一）常用器材

1. Songer 钛缆　线缆结构与 Atlas 钛缆相似，锁紧扣设计略有差别，该钛缆一端制成小套圈结构，可容钛缆穿过，收紧钛缆后采用固定夹垫圈在其游离端用收紧钳扣紧。其收紧钳的应用比 Atlas 钛缆相对简捷。

2. Atlas 钛缆　Atlas 线缆由 7 束线构成，每条线又由 7 股线构成，即每根线缆包含 49 根钛线，其柔韧度和强度均比单股钢丝更好，并可控制钢缆的锁定张力。线缆一端有一个固定夹，经过退火处理软化，能被模锻成环绕线缆的形状，纵使受到能拉断线缆的拉力作用，固定夹也不会滑落，其头端有 20° 的角度可调。

（二）手术器械

1. 拉紧器　为一低切迹工具，在拉紧线缆时可最大限度减低手术的暴露，同时还能精确显示出线缆所受到的拉力并可重复使用。

2. 临时固定夹　在拉紧线缆过程中用于临时固定，在最终拉紧前需要再作拉紧或松开线缆的临时固定装置。

3. 夹紧钳　与拉紧器配合使用，用于最后夹紧锁定固定夹。

4. 剪线钳　在固定夹锁紧后用于剪断线缆。

（三）使用方法

（1）把线缆穿过固定夹，压住松开把手，同时把松开钮滑向左侧，使拉紧器处于完全撑开位置。

（2）插入并锁紧线缆，线缆的导引头要短而直，线缆穿过拉紧器后，关上锁紧开关，握住拉紧器的下手柄，往上拉上手柄，将松动的线缆拉紧。连续按拉紧器的拉紧手柄至达到拉力的期望值，拉力显示计按磅显示出线缆所受到的拉力。用夹紧钳的钳嘴夹住固定夹的头部，紧压夹紧钳的两手柄至其"停止点"相遇。

（3）松开拉紧器的锁紧开头并拿走拉紧器，剪掉露出固定夹之外部分的线缆，操作完成。

第十一章

腰骶椎骨折脱位

第一节　腰椎损伤概论

　　腰椎位于脊柱的下部，上接胸椎，下接骶椎。对人体来说，腰椎具有运动、负荷和稳定功能，其中负荷和稳定功能尤为重要。

　　腰椎的前部由5节椎体借助于椎间盘和前纵韧带连结而成；腰椎的后部则由各椎节的椎弓、椎板、横突和棘突等构成，其间借助于关节、韧带和肌肉连接，腰椎的前后结构之间围成椎孔，各椎节依次联结成椎管，其间容纳脊髓下端、圆锥和马尾神经。

一、腰椎的结构与功能

　　腰椎的椎骨和纤维结构主要包括腰椎椎体、椎弓根、椎板、小关节、棘突和横突，以及韧带、关节、椎间盘和肌肉。腰椎椎骨和纤维结构的主要功能是传递负荷和保持运动的统一，而且椎管的神经组织专司下肢的感觉、运动和括约肌舒缩功能。完整无损的腰椎结构能够抵抗一定的压应力、拉应力和扭矩。然而，并不是所有的腰椎损伤都对上述能力产生破坏作用。

（一）椎体结构与功能

　　腰椎椎体较大，其横径及矢状径自上而下逐渐增大，这与椎体负荷自上而下逐渐增加有关，椎体前缘高度逐渐递增，椎体后缘高度逐渐递减，而L$_3$椎体前后高度大致相等。腰椎椎体在腰椎的功能中占据核心地位，因腰椎位于躯干部中央，其负荷承载能力最大。

　　椎体的横切面呈"肾形"，椎体内为松质骨，外层为一薄层密质骨。椎体上下面较平坦，前端较后端略呈凹陷，腰椎椎体的横径大于矢状径，并且自上而下逐渐增大，第1腰椎横径和矢状径最小，第4、第5腰椎的横径和矢状径最大。腰椎椎骨形态见图11-1。

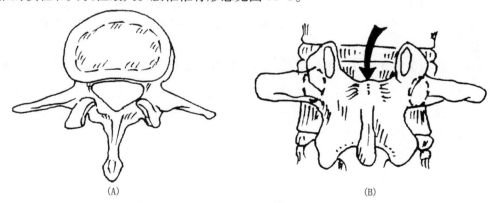

图11-1　腰椎椎骨形态
（A）横截面；（B）侧面。

　　人体上半部的负荷功能全部由腰椎承受和传递，其中腰椎椎体大约承受84%，而腰椎的后部结构只承受约 16%，可见，腰椎椎体在承受负荷方面起着十分重要的作用。

松质骨和皮质骨在椎体承受重力的情况下所起的作用是不同的。松质骨较皮质骨具有更大的承受重力作用。现已证实，松质骨与皮质骨的承重作用是联合的。在椎体中部，皮质骨向松质骨凹陷，皮质骨下的松质骨相对疏松，以横行的骨小梁为主，连接皮质骨和椎体中央的松质骨呈"工"字结构的狭窄部，此部的骨小梁，以轴向骨小梁和交织的骨小梁为主。薄壳结构的皮质骨，在压力的作用下，壳板向心性变形，将压应力部分转化为水平应力，向心性的经横行骨小梁向"工"字形结构的狭窄部传递，使皮质薄壳结构的轴向负荷能力得到加强；同时，松质骨的中央部分，因受环周水平应力的作用，限制了因轴向负荷而引起的横向膨胀，也使轴的负荷能力得到提高，松质骨作为多孔材料，其内部的液态成分，有助于提高负荷能力，而皮质骨的薄壳结构形成封闭的腔室，则是加强此种效应的有利条件。

（二）椎弓、椎板

1. 椎弓、椎板结构　椎弓自腰椎椎体后上方垂直发出，伸向后方，较为粗大。椎弓上切迹较椎弓下切迹浅而窄。相邻椎节的上下切迹形成椎间孔。椎弓向后延伸形成椎板、上下关节突、横突和棘突。椎体后缘和椎弓围成椎孔。椎弓根为椎弓的起始部，在其上方为椎弓根上切迹，该切迹较浅；其下切迹较深。

椎板系椎弓向后方连续所形成的短而宽，并且是较厚的板状结构，椎板的宽度小于椎体高度。相邻椎板之间由黄韧带覆盖和连接，正常椎板厚度自上而下有变薄的趋势，一般来说，腰 1~3 为 6~5 mm，腰 4~5 为 6~5.5 mm。

2. 椎弓、椎板的功能　椎弓根峡部连结前后结构，也是上下小关节的联结点；是在不同条件下承受力学作用的重要部位。椎板不仅构成腰椎管的后部，而且是重要的重力承载部位，其作用是间接的，完整无损的椎板对腰椎负荷能力和防止旋转有强化的作用。

（三）横突和棘突

1. 横突和棘突的结构　横突是椎弓外后侧骨性突起，因其横向生长，故名横突。腰椎横突，从第 2 腰椎起逐渐增长，第 3 腰椎横突最长，第 5 腰椎横突通常较粗，一侧或两侧增大，很少对称，并且多有畸形。

两侧椎板在后中线交融而形成棘突的基底部。棘突为长方形、扁平板状向后方延伸，呈垂直略向下方。腰椎棘突，约有 1/2 左右偏斜。第 5 腰椎棘突常有畸形或者发育异常，呈现棘突缺如而成隐裂，也可能形成游离棘突，称为浮棘，有时浮棘还可并发隐裂。

2. 横突和棘突的功能　横突和棘突提供了腰椎椎体的冠状面和矢状面的力矩，是肌肉、韧带的附着点，这样，可以维持自主运动、主动运动的稳定性。

二、韧带和肌肉

（一）腰椎的韧带和肌肉

韧带多数由胶原纤维组成，呈单轴结构。当负荷方向与纤维走向一致时，韧带的承载能力最强，腰椎的骨韧带结构具有腹侧骨性结构强，而背侧韧带强的特点。椎体韧带有前纵韧带、后纵韧带、横突间韧带、棘上韧带和棘间韧带等。没有肌肉附丽的脊柱，一般是极不稳定的结构。神经和肌肉的协调作用提供了脊柱的正常活动。

（二）腰椎韧带和肌肉的功能

韧带承担腰椎大部分张力负荷，可有效地抵抗张力。韧带的作用大致有：①可允许两腰椎椎体间有充分的生理活动，又能保持人体的一定姿势；②可将腰部运动限制在恰当的生理范围内，对脊髓提供保护；③在高负荷、高速度加载力致伤的情况下，通常韧带可限制位移，可以吸收能量，借以保护脊髓及马尾神经，以免受到损伤；④部分韧带具有良好的稳定能力，可以对抗冲击力。

前纵韧带较为坚强，能阻止腰部过度伸展，是临床上对腰椎压缩性骨折施行伸展复位的软组织的张力基础。

横突间韧带、棘上韧带和棘间韧带有良好的机械效能，具有抵制腰椎过屈、侧弯的能力，椎弓间的黄韧带也有利于脊柱的稳定性。

后纵韧带可以承受超过 100 N 的拉力。爆裂性骨折的哈氏棒治疗，即利用强大的轴向拉力，使后纵韧带拉伸。由于后纵韧带有较低的弹性，使其前方爆裂性骨折被挤压复位。

肌肉的肌力是保持姿势的必要条件，神经与肌肉的协同作用，便产生脊柱的正常活动。主动肌引发和维持其活动，而拮抗肌则是控制和调节其活动。肌肉功能的合理协调，不仅可以保持稳定的腰椎，而且可使腰椎的应力分布合理。健全的肌肉既是预防椎间盘退行性变的保障，又是骨折内固定后使腰椎获得稳定的重要因素。

三、腰椎小关节

（一）腰椎小关节结构

腰椎小关节由腰椎的关节突及关节突关节组成。腰椎的关节突与颈椎和胸椎有明显的不同。上关节突自椎弓根后上方发出，并斜向后外方，关节面凹向后内侧；下关节突由椎板下外方发出，伸向前外方，与上关节突关节面相对应，并构成关节突关节。在腰椎不同的节段，关节突关节所处的位置和形态不尽相同。腰 1~2 关节突的关节间隙位于矢状面，上关节突形成前（内）-后（外）环状结构，有一定的稳定性。关节突关节具有完整的滑膜和关节。两侧关节突关节的位置、大小和形态非完全对称。

（二）腰椎小关节功能

腰椎小关节的承载功能不容忽视。在一般情况下，正常人直立负荷，其重力的分配在腰椎体-椎间盘与关节面之间。一般认为，双侧小关节重力负荷量为 15%。脊柱姿势的变化，负荷总量的改变，小关节相应的配额比例也有改变。小关节面承载 0~33% 的压缩负荷。脊柱在过伸位时，关节面的承载功能特别明显；而在某些姿势下，小关节面间不承载负荷，则关节囊韧带被拉伸，有时小关节还承受拉应力。

此外，小关节对脊柱活动起控制作用；在椎间盘损伤时，小关节对脊柱的稳定性也起重要作用。

第二节　腰椎损伤的原因及其机制

腰椎有较好的活动性，活动范围较大，而且腰部可做屈伸、侧弯、旋转运动。但很容易受到旋转负荷的破坏，造成腰椎损伤。腰椎椎体与脊髓的有效间隙相对狭窄（图 11-2），所以腰椎损伤后容易形成神经压迫。

腰椎损伤是常见的脊柱损伤，其损伤所引起的脊柱骨折的部位，多在 T_{12} 至 $L_{1~4}$，其致伤原因较多。

一、腰椎损伤的致伤原因

1. 坠落伤　由高处坠落所导致的损伤。高处坠落，足臀部着地或背部着地，使躯干猛烈前屈，产生屈曲型暴力作用于腰椎，而造成腰椎损伤（图 11-3）。重力打击背部，由于暴力作用方向（AO）与骨柱纵轴线之间的夹角不同，产生的压缩分力（OB）和剪切分力（OC）也不同（图 11-4）。

2. 重物打击伤　即重物落下，或重物撞击腰部所导致的伤害。例如弯腰工作时，重物打击腰部，使腰椎突然屈曲所造成的腰椎损伤。常见于矿井的顶板塌方或房屋倒塌时的伤害。重物落在头顶部、肩部或背部，由于脊柱的姿势不同，可造成不同类型的损伤。暴力作用方向和脊柱纵轴线方向的夹角小，则压缩力垂直分力大于脱位分力（水平分力），将会发生椎体压缩。若暴力作用方向和脊柱纵轴线方向的夹角大，水平分力大于垂直分力，则容易产生脱位。

3. 直接暴力伤　直接暴力作用于所致的腰部腰椎损伤，例如车祸、工伤事故等，致伤因素是直接撞伤腰部而造成腰椎损伤。枪弹伤也是。

4. 其他　其他原因所致的腰椎损伤，例如骨病，使腰椎骨坚固性减弱，在轻微外力作用下即可造成骨折。

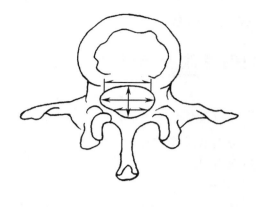

图 11-2　腰椎椎管径线

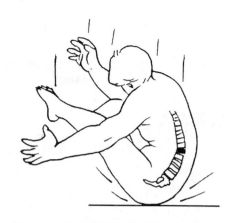

图 11-3　高处坠落常致脊柱屈曲压缩骨折

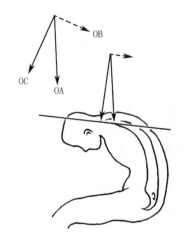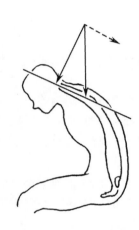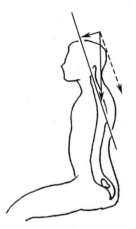

图 11-4　重物打击背部致腰椎损伤

二、腰椎损伤的机制

依据损伤的暴力、暴力作用方式和受暴力作用时体位的不同，其损伤也不相同。但常见的暴力类型及其损伤机制有下列几种。

1. 压缩型暴力　损伤的暴力与脊柱纵轴方向一致，垂直重压椎骨，使椎体发生爆裂性骨折。骨折块向椎体左右和前方散裂。骨折块可向椎体后部突出而进入椎管，致使脊神经不同程度损伤。如从高处坠落，足跟或臀部垂直着地；或站立时重物落在头顶，引起腰椎粉碎性骨折及压缩性骨折。

2. 屈曲型暴力　此种类型的损伤最为常见。在受伤害时，暴力使患者的身体猛烈屈曲，椎体相互挤压。脊柱前部承受压应力，而脊柱后部承受强应力，可造成椎体前方压缩性骨折，同时伴有棘上韧带断裂而分离。如果这种暴力的水平分力较大，则发生脊柱脱位，上一椎体前移，并使骨关节突脱位，或者出现骨折。

3. 屈曲旋转型暴力　这种暴力不仅使脊柱前屈，同时又使脊柱向一侧旋转，造成椎间关节脱位。这种类型的暴力是屈曲和扭转两种力量同时作用于脊柱，损伤较为严重。这种暴力多导致胸腰椎损伤。

4. 屈曲分离型暴力　这种暴力损伤常见于车祸，故又称安全带损伤。高速行驶的汽车发生车祸时，由于安全带的作用，下肢和躯干下部保持不动，上半身高速前移，结果造成安全带附近脊柱后部承受过大的强力而撕裂。这种撕裂可以是韧带软组织的撕裂，也可以是骨组织的撕裂。

5. 平移型暴力　这种暴力往往很大，可以引起脊柱骨折、脱位；严重的骨折脱位可使相邻两椎体间的所有稳定结构受到破坏。这种暴力对脊髓和马尾神经的损伤严重，预后较差。

6. 伸屈型暴力　此种类型的暴力损伤多发生在高空仰面坠落者，坠落的中途背部被物阻挡，使脊柱过伸，引起前纵韧带断裂，椎体横行撕裂，棘突互相挤压而断裂。

第三节　腰椎损伤的病理改变与分类

一、病理改变

腰椎损伤后，可发生腰椎骨折。腰椎损伤最常见的是骨折。腰椎骨折损伤 90% 为屈曲损伤。椎体前部多为压缩性骨折。严重者，可有韧带撕裂，裂隙内充满积血。黄韧带和小关节也可撕裂。小关节可出现骨折。骨折和软组织损伤导致的出血，渗透到肌组织内。

人体在暴力作用下，由于暴力传导到脊柱，引起脊柱反常活动而造成脊柱损伤。不同种类的暴力，对骨柱损伤的类型也不同，可形成血肿。血肿机化后产生瘢痕，造成肌萎缩和粘连，妨碍脊柱正常活动，并可引起腰部疼痛。

总结暴力种类与损伤类型的关系如下。

1. 屈曲暴力　导致椎体前方压缩、楔形变，椎体后韧带结构受到牵张、断裂。

2. 伸缩暴力　椎体前纵韧带及椎间纤维环前方撕裂，椎体前下角或前上角发生小片撕脱骨折。上下椎弓和关节突相互撞击而骨折。

3. 侧屈暴力　椎体一侧压缩，呈侧楔形，同侧关节突相互撞击而骨折。对侧受到牵强。

4. 垂直压缩暴力　椎体粉碎性骨折，骨折片向四周散开。椎板纵行骨折，椎弓根间距加宽。

5. 纵向牵缩暴力　椎体经过椎间盘撕裂，椎体边缘撕脱骨折。韧带结构撕裂，经棘突和椎板的撕裂骨折。

6. 旋转暴力　上椎体脱位，或伴有下椎体上面的薄片骨折。关节突骨折和脱位。

7. 水平剪力　椎间盘及韧带结构的前后脱位，常伴发关节突骨折。

二、暴力种类与其作用机制（图 11-5）

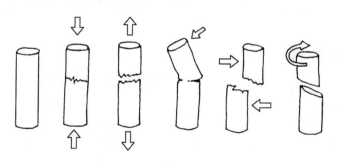

图 11-5　暴力种类

1. 压迫脊神经　垂直压缩暴力可造成椎体爆裂性骨折。骨折的碎块向四周裂开并发生移位。向前移位的骨块，可影响自主神经功能。在垂直暴力的作用下，椎体中后部的骨折碎块可突破后纵韧带进入椎管内，可严重损伤马尾神经。尖锐的骨折碎片可以破坏硬膜囊的完整化，使脑脊液漏出。

2. 脊髓受损　屈曲型压缩和爆裂性骨折占腰椎骨折的绝大部分，而这种损伤都伴有椎体的屈曲压缩性改变，这种改变可使椎间盘进入椎管内，使属于脊髓的有限空间被椎间盘所占据，加重脊髓损伤。进入椎管内的椎间盘如不及早切除，很快与硬膜粘连，再切除就很难清除。

3. 形成脊髓后方压迫　爆裂性骨折对脊柱的破坏相当严重，黄韧带断端随同骨折的椎板，由后向前压迫脊髓的后部；而突发断裂的黄韧带，在两个椎板之间，犹如绷紧的弓弦，挤压硬膜。在过伸性的损伤中，黄韧带常常发生皱缩，凸向椎管，构成脊髓后方压迫。

4. 椎管容积丧失　平移性损伤、旋转移位损伤所造成的骨折、脱位，对脊髓的损伤较为严重。这种损伤的暴力一般都较大，脊柱的三柱结构均遭受破坏，上位椎管向一个方向移位 1 mm，就脊髓所受挤压而言，等于下位椎管向相反方向移动 1 mm。脊髓上下两部分，分别受到来自两个相反方向的压迫，造成脊髓内部压力急剧增加，供血被迅速破坏，致使伤后脊髓功能恢复的可能性很小。

5. 椎间孔区域被挤压　由于骨折、脱位，椎体高度降低等因素，引起椎间孔区域被挤压，对神经根，椎间孔动脉、静脉形成压迫，使椎管内结构的血液循环发生障碍，静脉丛出血增加，造成硬膜外压迫的征象。

6. 导致骨柱慢性不稳定　脊柱骨折脱位破坏了脊柱正常的负荷功能。长期的非生理性情况下的负荷，导致脊髓畸形缓慢加重，导致脊柱慢性不稳定。

7. 脊柱成角　本身可造成椎管狭窄。

三、腰椎损伤的分类

腰椎损伤有多种不同的分类方法，各种分类方法各有不同的侧重点。有的依据损伤的机制，有的依据影像学的表现，有的依据生物力学的不同概念，腰椎损伤的分类还有的依据马尾圆锥的损伤，但由于腰椎损伤不是一个简单的损伤，所以现今的分类方法均不够理想。理想的分类方法起码应包括损伤的影像学表现、生物力学稳定性及反映损伤的预后。

现将常用的腰椎损伤分类方法列举如下。

（一）根据暴力类型分类

1. 爆裂骨折　以纵向垂直暴力为主而导致的骨折（图 11-6 ～ 图 11-11）。根据纵向暴力的垂直程度将爆裂骨折又分为以下几种亚型。

（1）完全纵向垂直暴力：A 型，上、下终板均被破坏。

（2）非完全纵向垂直暴力。

B 型，略前屈，致上终板损伤，多见。

C 型：略前屈，致下终板损伤。

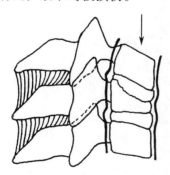

图 11-6　单纯轴向压缩力致伤机制

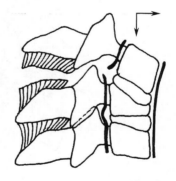

图 11-7　屈曲压缩暴力致伤机制

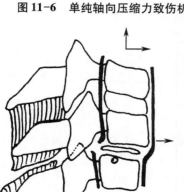

图 11-8　屈曲分离暴力致伤机制

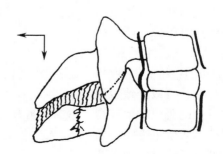

图 11-9　仰伸暴力致伤机制

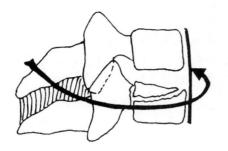

图 11-10 旋转暴力致伤机制

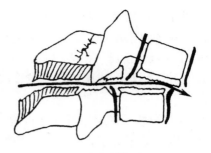

图 11-11 剪切暴力致伤机制

D 型：伴有旋转损伤。

E 型：略带侧弯，伴一侧压缩。

2. 弯曲骨折 根据弯曲力对腰椎纵轴产生的效应不同，可将弯曲骨折分为压缩性骨折（以压缩效应为主）和分离性骨折（以分离效应为主）。

（1）压缩性骨折：按弯曲力作用方向不同，可分为两种。

1）屈曲压缩性骨折：椎体前柱压缩，中柱无变化，或轻度压缩，椎弓根间距无变化，棘突无分离。此种骨折多数较稳定，可采用保守疗法治疗。

2）侧向压缩性骨折：这种类型的骨折较少见。

（2）分离性骨折：按弯曲力的作用方向，可将分离性骨折分为如下两种。

1）屈曲分离性骨折：这种骨折的特点是椎体楔形变，椎后韧带复合结构被破坏，棘突间距加大，关节突骨折，或者半脱位，而椎弓根间距正常（图 11-12）。此种损伤均可造成三柱破坏，属不稳定骨折，需手术内固定。

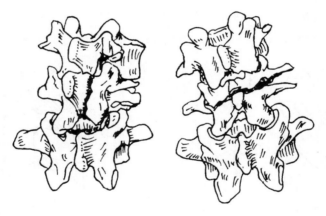

图 11-12 椎体爆裂性骨折

2）过伸分离性骨折：由于过伸而引起的骨折。此类骨折较为少见。

（3）平移骨折：引起本类骨折的暴力有平移暴力和旋转暴力。暴力作用主要集中于椎间盘，故损伤多为椎间盘损伤，椎体之间的联结破坏，极易发生脱位，所以截瘫的发生率较高。根据暴力作用的特点，这类骨折可以分为两种类型。

1）剪力型：由水平暴力引起。

2）旋转型：椎间隙变窄，横突骨折并伴有脊柱骨折的病理变化。暴力导致腰椎骨的损伤，当暴力达到一定程度，可以导致脱位。

平移骨折的脱位发生较高；弯曲骨折并发脱位，以屈曲分离性骨折多见，而爆裂性骨折，脱位程度较轻。脱位程度常用脱位率表示：无脱位记为 0 度，脱位 25% 为 Ⅰ 度，26% ～ 50% 为 Ⅱ 度，51% ～ 75% 为 Ⅲ 度，76% 以上为 Ⅳ 度。

（二）根据损伤的程度分类

根据腰椎骨骨折损伤的程度，可分以下几种类型。

1. 单纯椎体压缩骨折　一个或两个椎体的前上方或侧方，由于屈曲暴力的作用被压缩成为程度不等的楔形，其他部位无损伤。

2. 椎体粉碎性压缩骨折　重物落于肩部，使脊柱突然向前极度屈曲，造成椎体压缩后变宽变扁，或者成碎骨片分离，椎体后部向后凸起，形似爆破。突入椎管内的骨折片压迫脊髓，可发生不完全性截瘫，或者完全性截瘫。

3. 椎骨骨折脱位　强大的暴力自后向前作用于脊柱，使脊柱强烈地屈曲，椎体前部被压缩，或者导致崩裂，后部韧带断裂，关节突骨折脱位。因脱位，使椎管的连续性遭到破坏，常伴有脊髓损伤。

横突骨折，以 $L_{2\sim4}$ 最为常见。可为一侧性，也可为双侧性。棘突骨折、关节突骨折、椎间关节脱位等不容忽视。椎板峡部骨折、椎弓根骨折发生在第3腰椎以下，常发生外伤性滑椎。这种患者常以慢性腰痛或腰腿痛为主，或者表现为渐进性马尾神经损伤的症状。

（三）根据三柱理论分类

三柱结构理论认为，脊柱由3条纵行柱状结构构成。前纵韧带、椎体及椎间盘的前半部构成前柱；后纵韧带、椎体和椎间盘的后半部构成中柱；椎弓、黄韧带、关节突、关节、棘间、棘上韧带构成后柱。骨柱稳定性依赖于前中柱的形态，而不是后方韧带的复合结构。Denis 提出的三柱概念：①前纵韧带；②后纵韧带；③棘上韧带；④棘间韧带；⑤黄韧带；⑥椎间盘。

Denis 把脊柱不稳定分为3度：一度为机械性不稳定，为前柱和后柱损伤，或中柱和后柱损伤；二度为神经性不稳定，由于中柱受累，在椎体塌陷时，继发椎管变窄，而产生神经症状；三度为兼有机械性和神经性不稳定，见于三柱均遭到损伤，如骨折脱位。

椎体单纯性楔形压缩骨折，不破坏中柱，仅前柱受累称为稳定性骨折；爆裂性骨折，前柱、中柱均受累，称为不稳定骨折；屈曲牵张性损伤引起的安全带骨折，中柱和后柱破坏，也属于不稳定损伤；而骨折脱位，由于前、中、后柱均遭到破坏，自然属于不稳定损伤。

1. 稳定性损伤　包括：①所有轻微骨折、横突骨折、关节突骨折和棘突骨折；②椎体中度压缩骨折。

2. 非稳定性损伤　Ⅰ度：生理负荷情况下，发生脊柱弯曲或成角，严重压缩骨折和坐骨骨折；Ⅱ度：椎体爆裂骨折不复位，继发性晚期神经损伤；Ⅲ度：骨折脱位和严重的爆裂骨折并发神经损伤。

（四）AO 学派推荐的综合分类法

AO 学派认为，完整的胸腰椎结构具备抗压、抗拉和抗旋转的能力。基于这种认识，他们在脊柱损伤大量研究的基础上提出了自己的分类方法。这种分类法是将胸、腰椎骨折依据抗压、抗拉和抗旋转张力的丧失程度进行分类。这种分类法具有容易判断预后和方便记录的优点。

1. 类型 A　椎体压缩性骨折。

A1：椎体压缩性骨折。

A2：椎体劈裂性骨折。

A3：椎体爆裂性骨折。

2. 类型 B　前后结构的牵伸损伤。

B1：韧带破坏为主的后结构的牵伸损伤。

B2：骨性结构破坏为主的后结构的牵伸损伤。

B3：通过椎间盘的前结构的牵伸损伤。

3. 类型 C　旋转暴力导致的前后结构损伤。

C1：A 类骨折并发旋转暴力损伤。

C2：B 类骨折并发旋转暴力损伤。

C3：旋转剪切损伤。

（五）其他分类方法

如 Wolter 椎管受阻分类法、损伤机制分类法等。

第四节　腰椎损伤的临床诊断

腰椎损伤的临床诊断应根据临床症状、临床检查、影像学检查和其他辅助检查来综合判定。

一、临床表现

1. 患者有明确的外伤史　如从高处落下，重物砸于肩背部，塌方坠楼，车祸等。对外伤史要详细询问。

2. 患者主诉疼痛　患者神志清晰，主诉伤区疼痛，肢体麻木，活动无力，损伤平面以下感觉迟钝或消失。

3. 括约肌功能障碍　患者排便无力、尿潴留，或大小便失禁。男性患者阴茎不能有意识地勃起，如有脊髓圆锥部损伤，勃起功能完全丧失。

4. 局部检查　所见伤区皮下瘀血，脊柱后凸畸形，伤处有触痛，常可触及棘突有漂浮感觉。由于损伤的部位和程度不同，神经功能也有不同的反应，有的患者可有双下肢活动正常，有的患者出现双下肢完全性瘫痪。

二、临床检查

腰椎损伤常是由巨大暴力造成的。在收集患者受伤史和检查患者时，应该先注意有无休克和重要脏器的损伤，有无脊髓和神经损伤，以免耽误急救。在搬运伤员时，注重保持脊柱平直，以防加重骨折移位。

（1）在对腰椎进行检查时，勿忘全身各部位检查，以防漏诊其他部位的损伤。在做腰椎检查时，要重点解决 3 个问题。①寻找致伤暴力的作用部位，重物打击常常导致腰背部皮肤挫伤；高处坠落可并发跟骨骨折或下肢其他部位骨折，经认真分析，可找到暴力作用部位。②决定损伤的具体部位，根据致伤暴力的作用部位，患者疼痛部位、肌肉痉挛、压痛点及脊柱畸形，可以判定损伤部位。③判断损伤程度，查出棘突后凸表明椎体压缩，或者脊椎脱位；棘突周围肿胀表明肌肉韧带断裂，或者椎板骨折；棘突排列不在一条直线上，表明脊柱有旋转或有椎体侧方移位。

（2）在临床检查中，应特别注意有无脊髓损伤的体征。脊髓损伤的患者，常因脊柱损伤的部位、损伤的程度不同而出现不同的体征。

脊髓和马尾神经损伤，其主要体征是损伤平面下感觉运动和膀胱、肛门括约肌功能出现障碍，损伤的程度可以是不完全性的，也可以是完全性的，还可以是单纯的马尾神经损伤。作为临床工作者，必须仔细检查患者，做出科学的诊断。应该明了，腰椎段脊柱脊髓的损伤是重度创伤，其后果较为严重，可导致患者终身残疾。因此，应及时做出正确诊断，以便采取有效的诊疗措施。

在触诊检查时，应该检查患者肢体、躯干的痛觉和触觉反应，并做详细记录，以供前后对比。还应判明感觉节段的定位。

（3）运动和神经反射检查：仔细检查上下肢的运动情况；检查腱反射、下腹壁反射、提睾反射、Babinski 征、肛门反射等。

（4）其他部位检查：腰椎损伤的检查，切不可忽视腰椎以外的其他部位的检查，借以了解有无并发其他部位的损伤，特别应该注意脊柱的多处损伤，这有助于脊柱损伤治疗法的选择。

三、影像学检查及其他辅助检查

1. X 线片检查　X 线片检查所见对确定腰椎损伤部位、损伤类型和骨折脱位现状，以及指导治疗有重要价值，可以说 X 线片检查是腰椎骨折最基本的影像学检查手段，是检查的基础，应该作为常规应用。通常拍正侧位片，若需要观察椎间孔、小关节面和椎弓等，应加拍斜位片。腰椎压缩性骨折，正位X线片所见，椎体高度变扁，左右横径增宽；侧位可见椎体楔形变，脊柱后凸畸形，椎体后上缘骨折块向后上移位，处于椎间孔水平。腰椎爆裂型骨折，多发生终板骨折，并发椎间盘突入椎体中，然后使椎体爆裂。正位X线片表现为椎弓根间距增宽；侧位X线片表现为后凸畸形伴移位。粉碎压缩性骨折，椎体后部可向后呈弧形突出；骨折并发脱位时，椎体与椎体之间出现前后移位，关节突的解剖关系有改变，或有关节突骨折。

X线片检查所见，可反映脊柱稳定与否，小关节位移的程度、方向及腰椎骨折的特点。X线片测量所获得的数据资料，对腰椎骨折的诊断很有价值。

2. CT检查 CT检查比普遍X线片检查有很大的优越性。它是现代检查脊柱损伤的理想方法。CT检查能够提供椎体椎管矢状径的情况，能够反映脊椎轴径面骨折的移位程度、移位方向，脊髓受挤压程度及血肿大小。CT的空间分辨力和密度分辨力，对椎管内结构、椎间盘、黄韧带及其病变都可清晰地显示，定位较为正确。

CT检查对爆裂性骨折及其骨折片进入椎管的诊断很有意义，为临床施行紧急手术提供了依据。通过CT测量很容易测定并标明椎管的狭窄程度。

3. 磁共振检查（MRI） 该项检查对人体无放射性损伤。根据人体组织所含水分的不同，它能较清楚地显示椎管内软组织的病理损害情况，观察脊髓损伤的程度和范围较CT检查优越。对病变是否有手术价值，对病患预后可提供有力的依据。MRI检查可以准确判断脊髓圆锥位置，脊髓圆锥呈低位时，腰椎爆裂骨折需前路减压。

MRI检查也有不足之处，主要是：①断层间隙较大，不如CT扫描精细，容易漏掉细微的病变；②对骨折组织来说，MRI显影较差；③已做过内固定的伤员，体内损伤已有金属异物存在，不宜再做MRI检查。

多年来，脊柱外科的临床实践证明，CT检查是腰椎损伤最佳的辅助检查手段，而MRI的应用价值在于判断神经损伤。

4. 脊髓造影检查 又称椎管造影，它是将造影剂注入蛛网膜下隙用X线透视或照相借以了解椎管内病变，对诊断椎管内损伤和外伤所致的椎管变形有重要作用。但由于CT和MRI检查的应用，腰椎损伤进行脊髓造影检查受到限制，现主要用于陈旧性损伤或手术后患者。脊髓造影后，可见蛛网膜下隙不完全或完全梗阻。正位片造影剂于损伤部位呈蜂腰状变细，或者完全中断；侧位片显示造影剂柱后移、变细或中断。

5. 体感诱发电位检查 这种检查包括感觉诱发电位（SEP）和运动诱发电位（MEP）。SEP反映脊髓感觉通道，而MEP反映脊髓运动通道。诱发电位为正常波形者，表示脊髓后部传导功能存在，为非完全损伤，其功能可望恢复；凡无诱发电位者，诱发电位表现为一直线，表示完全性脊髓损伤，其功能恢复的可能性不大。

四、脊髓损伤程度的判定与脊髓休克

（一）脊髓损伤程度

脊髓损伤程度常分为以下3种类型。

1. 脊髓振荡 脊柱损伤的早期，常表现为不完全性瘫痪，在伤后24小时内开始恢复，3~6周神经功能完全恢复正常。此种类型脊髓振荡的诊断，只是一种回顾性诊断，当患者损伤完全恢复后才能做出。

脊髓振荡无明显的病理改变，在光镜下检查脊髓仅有小范围的渗出或散发的出血点，实际上脊髓振荡无实际性脊髓损伤。

2. 脊髓不完全损伤 这类损伤可分为4种类型：①脊髓半横贯伤；②中央型脊髓损伤；③脊髓前部损伤；④脊髓后部损伤。

3. 脊髓完全损伤 脊髓正常结构被完全破坏，损伤平面以下感觉、运动和括约肌功能完全丧失。

（二）脊髓休克

脊髓休克是脊髓横断损伤，导致脊髓损伤平面以下的脊髓神经反射活动暂时性丧失的临床征象。

一般来说，生理上及解剖学上的脊髓损伤横断程度越严重，脊髓休克的状态越深。脊髓休克可在脊髓损伤后立即发生，也可能因进行性加重而在数小时后发生。脊髓休克期间，自主神经反射可受到不同程度的影响，因为有脊髓外部神经结的存在。神经反射的引出，提示脊髓休克期的结束。

五、腰椎损伤临床检查应注意的事项

在检查腰椎损伤伤员时，要注意以下事项。

（1）脊柱损伤常是严重复合伤的一部分，检查前应详细询问外伤史，询问内容包括受伤原因，受伤时的姿势，直接受到暴力的部位，伤后有无感觉、运动障碍，还应询问现场抢救情况等。

（2）根据患者提供的病史资料，具体分析直接暴力和间接暴力可能造成损伤的部位，有目的地进行临床检查。复合伤的患者，如有颅脑损伤、脏器损伤和有发生休克的可能，应首先紧急处理，以抢救患者的生命，同时应注意查清脊柱的伤情。

（3）脊柱损伤的患者，医生在检查患者脊柱时，沿脊柱中线用手指自上而下逐个按压棘突，则可发现伤区的局部肿胀和压痛。腰椎损伤者可能触及后凸成角畸形，这对腰椎损伤诊断很有意义。

（4）认真检查是否存在脊髓损伤的体征，进行系统的神经学检查，包括感觉功能、运动功能、反射功能、括约肌功能和自主神经功能的检查。脊髓损伤的患者，常因脊柱损伤的部位、程度及损伤的原因不同而出现不同的体征，故应注意检查，切不可忽视。

腰椎损伤的诊断应坚持下列原则。

（1）在详细地收集病史、仔细查体、进行影像学检查及其他辅助检查之后，才能做出诊断。

（2）诊断应建立在鉴别诊断的基础之上，并且其诊断应包含解剖学部位、损伤的性质及其并发症3个方面。

（3）损伤的诊断，不只是指明损伤的具体部位，还要考虑骨结构及其韧带结构的损伤详情。

（4）诊断时应分析损伤类型及整体的稳定性，还要分析并发脊髓损伤的程度和原因。例如诊断"第1腰椎爆裂骨折伴截瘫"中包含：①解剖部位，第1腰椎；②损伤类型，爆裂骨折；③并发症，截瘫。这个诊断才是完整的。诊断之后还应通过必要的检查，例如MRI检查，进一步了解脊髓神经损伤的原因。

切记：只有获得正确的诊断，方可采取恰当的治疗方法。

第五节　腰椎损伤的治疗原则

一、紧急处理

有休克的伤员应首先抢救休克，并维护呼吸道的通畅。对伤员要检查颅脑、心肺和腹腔重要脏器有无并发损伤，有并发损伤者应紧急处理。

二、腰椎损伤非手术治疗

该治疗方法用于腰椎稳定性骨折，且不伴有神经损伤，例如椎体前部压缩<50%，腰椎附件单纯骨折。

1. 卧床　腰椎骨折后，让患者仰卧硬板床上，腰背后伸，在伤椎的后侧背部垫软垫（图11-13）。

根据腰椎压缩和脊柱后凸成角程度及患者的耐受程度，逐步增加枕头的厚度。12周内恢复椎体前部高度。当X线片证实脊柱后凸畸形已纠正，再继续卧床3周，然后在床上进行腰背肌锻炼。床上腰背肌锻炼法常用腰背肌功能训练，争取在3~6周运用，即骨折畸形愈合前完全达到功能锻炼的要求。目前三点俯卧躯干悬空法、悬吊过伸牵引法已很少用。

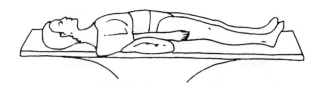

图 11-13　腰下垫软枕治疗腰椎压缩性骨折

2. 石膏背心固定法

（1）适应证：此法用于腰椎骨折脱位。但对老年人有呼吸器官、血循环障碍和肾功能障碍和怀孕期妇女，不宜采用。

（2）石膏包扎范围：前上端到胸骨上凹，前下端到耻骨联合；后上端到肩胛骨下，后下端到臀中缝上；侧上端到距离腋窝一手掌宽处，侧下端到腹股沟上缘。

（3）患者位置。

1）站位：骨折复位后，患者可取站位包扎一个石膏背心，患者可借石膏背心的支持而起床行走和进行功能运动训练。包扎石膏背心时，患者吊带两旁装有横柄，可两手抱住。这种石膏包扎的优点，患者可用吊带横柄而着力，使腹部向前挺起，保持脊柱在过伸的位置，有利于骨折复位。

2）俯卧悬挂位：骨折复位后让患者俯卧于手术台上，大腿和小腿用皮带固定于手术台上。用 10 cm 宽的长吊带在胸骨柄处沿胸围放置。吊带和身体之间放置棉垫，再将吊带和铁环连接，用滑车将上胸部和腹部慢慢地向后上方吊起，呈现悬挂姿势。放下手术床前端的台面，使大腿中 1/3 部正沿手术台边缘。在患者面前放一个比手术台略高的小桌，使患者双臂放在桌上。10 分钟后，开始石膏包扎。

3）俯卧两桌位：让患者俯卧于低桌上，大小腿固定于桌上。上肢和头部放在比低桌高 25～30 cm 的高桌上。10 分钟后开始石膏包扎。

4）仰卧悬挂位：局部麻醉后患者仰位，将小腿固定于手术台上。在骨折处放置长棉垫与复位帆布带。将石膏床升高到顶点后即拉紧吊带，再将石膏床缓慢地降至原位，以达到使胸腰段悬高 20～25 cm，此时，患者的头紧贴床面，骨折部位呈伸展位，以利于胸腰段骨折的复位。一般 10 分钟后骨折即可复位。可用透视和 X 线片判断分析复位情况。

5）骨折床仰卧位：让患者仰卧在钢条之上，调节钢条松紧度，使钢条凸起，以支起脊柱的过伸位。待骨折复位后，开始石膏包扎。

（4）石膏包扎方法：必须将事先准备好的棉纱套套于患者的躯干部。以仰卧悬挂法为例，说明石膏包扎的具体方法：先用 15 cm 宽的石膏绷带做躯干的缠包，用以固定衬垫物，再续用 15 cm 较胸围或腰围略宽的石膏条，由上至下对躯干部做环形包扎，共做三层；石膏条的两端于前胸或腹部重叠 10～15 cm，再用加层的石膏条自胸骨柄处开始绕过腰部，抵达耻骨联合处做 S 形包扎，两条石膏在腰部呈交叉状，并于胸骨柄和耻骨联合处相互重叠，以增强其牢固程度，最后再用 1～2 卷石膏绷带做全躯干缠包塑形；石膏包扎完毕，解除悬吊牵引和固定带，然后把床移至原位。

待石膏硬化之后，就可抽出悬吊躯干的帆布吊带。先将周围多余的石膏进行修削，然后慢慢地抽出帆布吊带，剪去外露的棉垫，用石膏条封闭端口，再进行修削、开窗。

修削和开窗的部位：①两侧腋下修削到石膏上缘离腋下一手掌宽的距离，使两侧关节可向任何方向活动；②两侧前下修削到髋关节，使之可 90°屈曲；③两侧后下修削到可使患者单独大便的程度，以到臀中缝上为度；④必要时在胸口至腰三棘突处开一个长 10 cm，宽 2～3 cm 的纵形长方窗口，以免骨折部的棘突受压迫；⑤腹部开一个 15 cm×18 cm 的纵形椭圆窗口，上缘到肋弓下，下缘到脐下两横指。最后将上下两端的纱套翻至石膏处，并用 1～2 卷石膏绷带固定。

（5）石膏背心固定法应注意的事项。

1）石膏背心固定的着力点，前方是胸骨上部和耻骨联合部，后方是腰椎棘突处，这三部的石膏包扎，要求坚固而且要与身体附贴。

2）在站位石膏包扎后，石膏未硬化前，如果要使患者的脊柱更加前凸，可用膝部抵住石膏背心的后腰或畸形凸出的病变部，用力扳患者的两肩向后，直到石膏硬化为止。

3）在石膏完全凝固之前，不让患者到处行走，以免腰部石膏撕裂。椎弓同时有骨折的患者，在起初的 6 周内，绝对不可起床，以免发生损伤的危险。

4）石膏包扎后，腰部加枕垫，平卧在木板床上，不能睡高枕头，或将头部抬高，以免折断胸骨柄部的石膏。

骨折患者在石膏凝固以后，应按病情进展程度，进行肢体肌肉和背部肌肉的活动练习，以防止肌肉萎缩。

第六节　腰椎损伤的手术治疗

一、减压方法的选择和内固定原则

（一）腰椎损伤可施行的减压方法

1. 椎板切除减压　这种减压法的优点是显露较简单，可用局部麻醉，手术中的失血量较少，椎板切除后硬膜及马尾显示清楚。这种减压方法的缺点是对前方压迫不能直接处理，后路固定的范围较大。此种减压法适用于严重的骨折脱位及椎板骨折所致的完全性截瘫；对脊髓的压迫，可通过骨折脱位整复而减压。椎板切除可以探察脊髓或马尾神经的损伤情况，并实施相应的治疗。

对于轻度骨折脱位，或椎间盘后突，或有骨折块突入椎管的爆裂骨折所导致的不完全瘫痪，则不适用于椎板减压术。

2. 椎管侧方减压　这种减压方法的优点是对从前方压迫脊髓的椎体后缘，爆裂骨折的骨折块或椎间盘能做到彻底的切除减压，同时可施行椎体间的融合，可融合 2 ~ 3 个节段。这种减压方法的缺点是不能探查脊髓和马尾情况，也不能针对其变化而进行治疗。这种减压方法适用于腰椎轻度骨折脱位所致的椎体后缘损伤，或者爆裂骨折片及椎间盘压迫脊髓前方的不完全截瘫。

3. 脊椎前方减压　这种减压法的优点是对脊髓前方的压迫物去除彻底，并可借助脊椎前路固定器矫正后凸畸形及固定脊柱，固定范围较后路固定为小，仅固定 2 ~ 3 个椎体，同时可做椎体间植骨融合。这种减压方法的缺点是不能探察脊髓和马尾，也不能对其损伤做相应的治疗。此减压法适用于从前方压迫脊髓的爆裂骨折、骨折脱位及椎间盘突出所致的完全或不完全截瘫。

腰椎骨折脱位，并发马尾损伤的治疗应该达到 4 个目的：①整复骨折脱位；②检查马尾损伤情况并给予治疗；③解除椎管内对马尾或神经根的压迫；④稳定脊柱。

椎管侧前方减压及脊椎前方减压均不能同时达到上述 4 项目的，椎板切除减压与后路固定可以同时达到上述 4 项目的，并可恢复马尾的断裂，因此应当首选此减压法。

（二）腰椎内固定的原则

腰椎损伤的内固定，是用坚固的内固定器械对脊柱进行可靠的固定，其目的在于防止进一步损伤，提高椎骨的融合率，便于术后护理和为伤员早期活动提供保障。

腰椎的内固定器械根据固定部位和范围不同可分为：①前路固定椎体的器械；②后路多节段的内固定器械，如哈氏（Harrington）棒；③借助于椎弓根进行内固定的器械，如 Roy-Camille 装置、Dick 钉等；④作用于棘突的器械，如棘突钢板、钢丝等。

从力学的角度考虑，内固定应符合张力带固定原则，脊柱前部损伤应固定前部，脊柱后部损伤应着重后部结构的重建，这样才能有良好的固定效果。脊柱内固定器的固定目标是保持骨折原有序列和对抗张力，可以说固定器械是对抗张力的装置，所以将固定器械置于骨折的张力侧效果最好。安装固定器械时，要考虑固定器械本身的力学性能。例如棘突钢丝固定和棘突双钢板固定，虽符合力学原则，但钢板强度不足，双钢板相距不足 1 cm，故两者均不能同时满足抗压、抗张力和抗旋转的需要。

在装置内固定器械时，要考虑内固定器械的稳固性。骨与器械之间的连结方式主要有两种：①器械与骨组织表面接触固定；②通过螺钉或其他形式，将器械插入骨内固定。前者固定器械与骨之间缺乏坚固的连结，靠软组织的张力保持稳定，如软组织被拉长时，这种连接就会松动，例如哈氏棒就是如此。装置内固定器械时，多点固定可以加强器械与骨组织之间的连接力，并可减少应力集中，增加固定效果，这应看作内固定的原则。例如，鲁克棒用椎板下钢丝多节固定，负荷分到多个平面，比哈氏棒更好。椎弓根是脊柱最强的部分，椎弓根螺钉有很好的固定效果。椎弓根的解剖位置和结构决定它能够控制脊柱运动，并将应力传递到前部椎体。因此，通过两侧椎弓根进入椎体的螺钉，不但可以与椎骨牢固结合，而且可以有效地控制整个椎体，具有三椎固定和矫形功能，这是借助椎弓根进行内固定的力学基础。

二、后路手术

后路手术方法，其步骤大同小异，主要包括：显露、减压与复位、内固定、植骨融合及术后处理。

（一）后路手术适应证

1. 腰椎不稳定性骨折　脊柱两柱损伤者可选用闭合复位或切开复位，三柱损伤者常有脱位，更适用于手术治疗。近年来，多数临床医生对腰椎不稳定性骨折多采用内固定术。这种内固定手术的优点有：①能准确复位，并恢复脊柱的正常姿势；②重建脊柱的稳定性，不再需要卧床数月；③能帮助腰椎损伤的老年人恢复体力劳动和体育锻炼。

2. 腰椎骨折脱位并伴截瘫　手术除重建脊柱稳定性外，还可恢复椎管的管径和解除脱位所造成的脊髓压迫，并可对椎管进行探查。

（二）手术时机的选择

腰椎损伤10天以内手术，多数病例可以获得复位；受伤后2~3周做手术，很难获得满意的复位效果。因此，腰椎损伤的患者，应抓紧时机尽早手术。

（三）腰椎后路手术常用的内固定方法

1. 钢丝固定　用钢丝捆扎脱位上下方脊椎的棘突和椎板。钢丝固定可以起到重建椎后韧带结构稳定性的作用，但钢丝固定的强度不够，在腰椎损伤中，通常只做内固定的辅助手段。

2. 钢丝与骨水泥固定　用钢丝或钢丝网与骨水泥做内固定。经临床医生多年的随访观察，发现晚期复发畸形比例较高，钢丝逐渐撕裂棘突，故此固定方法已很少应用。

3. 脊柱钢板与螺丝钉固定　此固定方法经临床观察，常发现螺丝钉撕裂棘突，钢板向后移位，使后凸加重。因此，这种固定方法已被哈氏棒器械、椎弓根螺钉固定器所代替。

4. 哈氏固定　此固定法被当今的脊柱外科医生常用。对于椎体压缩骨折，或爆裂骨折，选用两根等长的撑开器。在平移性脱位和屈曲牵张损伤，则应选择加压器。

5. 鲁克固定　鲁氏固定器械缺乏支撑力，在脊柱骨折的治疗中不能单独使用。椎板下钢丝，配合哈氏棒，可以组成既有支撑力又有节段固定作用的坚强的内固定系统，固定效果十分牢靠。这种固定术简称为"哈-鲁"手术。

（四）植骨融合术

在实施脊柱内固定术时，最好同期做骨折或脱位处的短节段植骨融合。有的骨科医生只做内固定而不做融合术。他们认为，骨折及脱位整复和内固定术后数月，骨折椎体修复或椎体间骨桥形成，便可重新获得脊柱的稳定性；术后1年左右拆除内固定器，即可恢复脊柱的正常活动性。但粉碎的椎体修复不良，无椎间的骨桥形成，韧带损伤留下的不稳定因素，可使坚固的内固定器在应力作用下松动或崩溃，因此内固定不如同期做融合术可靠。

（五）切开复位术

可采用局部浸润麻醉，但最好选用气管插管全身麻醉。做出切口画线后，消毒铺盖。

手术方法：以伤椎为中心做背部中心切口，切口长为 12～14 cm。若使用内固定器，其切口可根据需要加长。沿中线纵行切开棘上韧带，从上下方剥离椎旁肌肉，并填塞纱布止血。在损伤平面上下方各显露两个椎板，并各放置一副椎板自持拉钩，然后仔细剥离骨折或脱位处椎板，除去凝血块，查明脊椎骨附件骨折、关节突移位、棘间韧带和黄韧带断裂情况。为检查椎管内是否有损伤，可切除损伤的黄韧带及相邻的椎板边缘，一般不做椎板的广泛切除。

1. 整复脱位　手术室内准备两组人员，一组拉住患者的双足下牵引，一组抱住患者的腋下将患者肩部向上牵拉，牵拉要持续数分钟，术者用两把带齿钳分别夹住患者上下位的完整棘突，向背后提起，进行复位。

一侧关节突脱位时，可把手术床两端降低使脊柱屈曲，然后夹持棘突，或用骨膜削离器撬拨关节囊，以矫正旋转和侧方移位。复位后将手术床两端摇高，脊柱过伸时关节突回到正常复位，恢复正常解剖结构。

在双侧关节突交锁时，可以切除下位脊柱的一侧上关节突，然后复位与过伸，若不能整复时，可以切除双侧上关节突，然后再复位。

2. 内固定　宜选用哈-鲁手术，或者选用椎弓根螺钉系列固定器做内固定。

3. 植骨　从髂后上棘处取得，植骨融合器固定。

（六）双哈氏棒固定术

1. 显露　显露要以损伤区为中心，显露 6 节棘突和椎板。脊柱复位后，用锐利刮匙清除棘突和椎板上残留的软组织，查清附件及韧带损伤情况。若有关节突跳跃交锁，需做相应的上关节突切除。

2. 固定范围　多数学者主张哈氏棒固定范围是固定到伤椎的上方 3 节和下方 2 节。例如 L_1 骨折，上钩应挂住 T_{10} 的下关节突，下钩应接落在 L_3 椎板上缘。固定段太短则固定不牢靠，固定段太长使腰椎活动丧失。

3. 上钩的放置　上钩应准确地放置到上下关节突之间。用锐利刮匙清除置钩处的关节中，以便看清小关节间隙。放置钩端锐利的上钩时，套上送钩棒，把送钩棒和上钩插入关节间隙，使钩端旋转向上，并深入关节间隙。上钩放置的位置应是钩端位于上下关节突之间，紧紧托住下关节突和椎弓根，其位置应稍靠中线，紧靠棘突旁。注意上钩的位置偏向外侧，则有滑落的危险，而导致固定失败。上钩置入后，要认真检查是否误插到椎板和下关节突骨质之内，如果是误插容易发生钩部的骨质破裂而滑钩，此时最好将上钩位置再向上移动一个节段，或选用尖端较钝或中线带嵴的上钩，按上法再次置入。

4. 下钩的放置　在放置下钩的部位，咬去棘突的相邻部分，显露黄韧带。用宽头咬骨钳在中线上咬除部分黄韧带，通过黄韧带的裂口看到硬脊膜外脂肪。用椎间板咬骨钳向侧方切除黄韧带和关节突的内侧部分，并切平椎板上缘，才可能将下钩在椎板上安置妥当。

5. 放置哈氏棒　放置哈氏棒时，应选择哈氏棒的长度，其选择方法是量上下钩之间的距离，估计在复位后，上钩以下只留两齿，棒在上钩之上过长的部分应该剪去。在腰段，要把哈氏棒变成一定的前凸再行施用。在选用哈氏棒时，宜选用下端是方头的棒及具有相应方孔的下钩，以防止棒的旋转。

6. 哈氏棒骨折复位　在双侧放置钩与棒之后，把双侧上钩交替地向上撑开，使用伸展力整复椎体压缩骨折。撑开的力量不要过大，达到上下钩均能固定牢靠为限。为预防脊髓受到牵拉，可先用钢丝做伤椎的上下棘突或椎板间固定，然后再上棒（图 11-14）。在上钩下方的锯齿上放置卡环可捆扎钢丝，防止上钩滑脱。再用钢丝把双侧的哈氏棒拴在一起，并把双侧上钩捆在一起（图 11-15）。

7. 植骨融合　将椎板、关节突和横突背面的骨皮质去除。从髂骨后部切取自体髂骨，剪成火柴棍样，可在骨折或脱位处做局部脊柱融合，也可在哈氏棒固定的全长做植骨融合。

整个固定节段均已植骨融合者，不需拆除哈氏棒；只做骨折局部融合术者，术后骨折坚固愈合，应拆除哈氏棒。

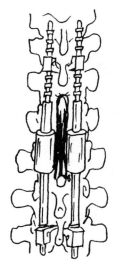

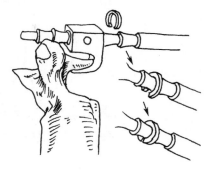

图 11-14　先做棘突间环绕钢丝固定，再安放棒套筒　　　　　　　　**图 11-15　安装卡环**

（七）哈-鲁手术

哈-鲁手术即哈氏棒与节段钢丝固定术。该手术的手术区显露操作，同上述手术。对骨折、脱位的初步整复，其方法见切开复位术。该手术的操作如下。

1. 剪去棘突　骨剪之剪口指向下方，和椎板成 45°～60° 夹角，剪去棘突，保留棘突底的上半部（图 11-16）。

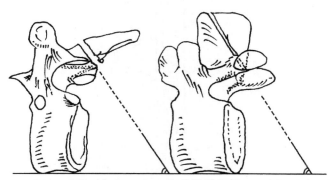

图 11-16　棘突的剪断（黑点）范围为黄韧带附着处

2. 切除黄韧带　用宽头咬骨钳在正中线上咬除部分黄韧带，再用窄头咬骨钳向左右两侧咬除黄韧带。

3. 安置椎板下钢丝　可选用直径 1.2 mm 的钢丝，将钢丝的头端由椎板下缘放入黄韧带的深处，由椎板上缘穿出。用 Kocher 钳的尖齿端夹住钢丝头端的小环孔。术者一手执钳牵拉钢丝的头端，另一手牵拉钢丝的尾部控制钢丝的进度。头端的牵拉力大于尾端，使钢丝能紧贴椎板深面，牵拉到椎板上下方的钢丝等长。然后，在紧贴椎板的背面合拢上下钢丝，使其不能退入到椎管内压迫脊髓。

安放椎板下钢丝的步骤：应用旋转动作，使钢丝头端紧贴椎板深面穿过；用手提拉钢丝头尾两端；及时将钢丝并合成环状；顺时针方向扭紧钢丝（图 11-17）。

4. 放置哈氏器械　哈氏钩与哈氏棒的放置方法详见双哈氏棒固定术。先在固定的上下界放置哈氏上下钩。哈氏棒的放置分侧进行。把一侧的钢丝头尾分别左右摆开，放置此侧的哈氏棒，并把每对钢丝在哈氏棒的背口相互扭结，顺时针方向扭转。同法放置另一侧的哈氏棒，并扭结钢丝。抖开哈氏棒使骨折复位，然后扭紧每对钢丝。剪去过长的钢丝，钢丝线端保留 1.2 cm，敲击钢丝残端使之整齐平列于钢棒背面（图 11-18）。

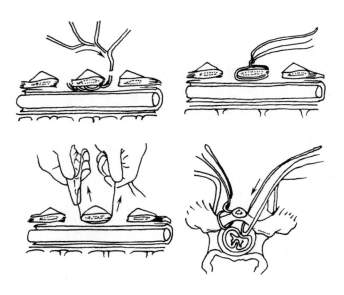

图 11-17　安放椎板下钢丝的步骤

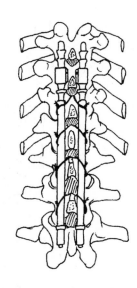

图 11-18　双哈氏棒与节段钢丝固定 L_1 骨折，上钩固定到 T_{10}，下钩坐落在 L_3

（八）哈氏棒加套筒固定术

哈灵顿（Harrington）器械在脊柱外科应用取得了良好的效果，由于采用两根直的哈氏撑开棒，在腰段仅能发挥纵向牵伸力，无脊柱过伸的作用，可使术后腰椎生理性前凸和椎管内径恢复不全造成腰部旋转和前后移位受限。为了克服哈氏棒的这种缺点，使其兼顾水平应力作用和过伸作用，Edeards 综合了 Harrington、Moe 和 Denis 器械的优点，设计出改良的哈氏棒——聚乙烯套筒器械，用以治疗不稳定骨折。

哈氏棒套筒固定术增加了骨折复位与固定的力点，可同时矫正轴向挤压、成角畸形、水平及旋转移位，并能起到脊柱的稳定作用。

棒套筒器械包括哈氏棒撑开棒，上、下钩，套筒 3 部分。套筒用超高分子聚乙烯制成，外观呈圆柱形，高 3 cm，直径有 12 mm、14 mm 和 16 mm3 种类型。

棒套筒器械具有 4 种应力效应。

第一是牵伸作用：通过上、下钩，提供等值而且相反的牵伸力，这可矫正伤椎大部分后凸畸形。

第二是间接的减压作用：应用该器械可使脊柱固定节段后伸，这可使后纵韧带绷紧，而使椎体后缘突向椎管的骨块复位；后伸又使脊髓相对后移，这就起到了减压作用。

第三是传递侧方推力：左右两侧棒套筒同时存在，在冠状面上产生方向相反而力量相等的平衡动力，加上矢状面上的两组力量，共组成四组综合的矫形应力（图11-19），能有效矫正脊柱的侧方移位和旋转畸形。

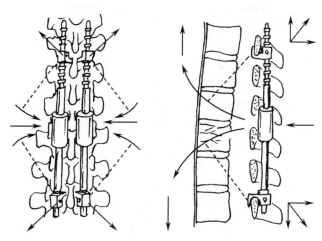

图11-19　棒套筒生物力学原理

第四是传递动力性稳定，维持复位的位置：前后纵韧带和椎间组织均属于弹性物质，在张力负荷下，会出现应力松弛而逐渐伸长，在哈氏棒牵引下均会发生伸长，造成复位不稳定；而采用棒套筒器械时，套筒单纯产生持续性的前推力，则可克服前纵韧带和椎间组织的应力松弛，起到动力性的稳定作用，而维持坚强的内固定。

1. 手术的基本步骤　麻醉，卧位，切口，显露，上、下钩床的准备，固定范围等与双哈氏棒固定术同。

在伤椎后凸畸形不重的情况下，可直接施行棒套筒器械固定术。先安放下钩，将哈氏棒插入下钩。哈氏棒套入上钩后，对着上钩床下缘向下加压，使上钩进入钩床，然后撑开16～24 mm。将套筒嵌压在伤椎椎板上部和上一椎板的下部。同法安置对侧棒套筒器械。

2. 外撑开器的应用　伤椎后凸畸形严重或侧方移位严重，致使安置固定器械有困难，可在一侧椎体旁使用螺纹式脊柱外撑开器，待脊柱畸形矫正后，在另一侧安置棒套筒固定器械。拆除外撑器后，再放第二根棒套筒器械（图11-20）。

3. 两对套筒的应用　如果患者伤椎的附件严重骨折，或有椎板切除，可应用两对套筒，分别嵌压于伤椎上、下各一个正常的椎板上（图11-21）。

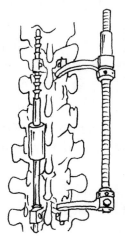

图11-20　使用外撑开器

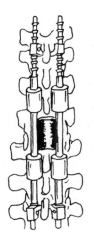

图11-21　椎板切除后使用两对套筒

4. 棘突间钢丝固定　如果患者脊柱的前、中、后三柱均遭到破坏，尤其是棘间韧带断裂，为防止过度牵伸，在应用套筒器械撑开之前，应在伤椎上、下完整的棘突基底部环扎钢丝固定，然后再安放棒套筒器械固定。

5. 术后处理　松解术后48小时拔除负压引流管，截瘫患者术后按截瘫护理，术后6周内患者慎做弯腰活动。

（九）后外侧减压固定术

在腰椎骨折或骨折脱位伴截瘫早期（伤后2周内），一些骨科医生在后路手术复位和内固定的同时，从椎管的后外侧到前外侧做椎体后方移位骨折切除。后外侧方减压固定术的方法常用 Erickson 法。患者俯卧，后正中线切口，以椎旁肌骨折椎为中心剥离显露6~7节椎板，而后如下操作。

1. 一侧放置哈氏棒　选择损伤较轻的一侧，先置上哈氏撑开棒，进行骨折复位。从损伤较重的一侧做后外侧减压，放置哈氏棒的方法见前所述。

2. 开窗减压　在哈氏棒的对侧，清除损伤平面的黄韧带，并做小区域的椎板切除，称为"开窗"。骨折复位后，通过"开窗"观察椎管内部情况。可用神经剥离器绕过硬骨膜外侧检查椎体后壁。若没发现骨折碎片进入椎管，即可安置此侧的哈氏钩和哈氏棒，完成固定和融合术。若发现椎体后壁骨折片突入椎管，则需从外侧绕到硬骨膜前方施行减压术。

3. 减压　向外侧扩大椎板间的"开窗"，用咬骨钳切除骨折处部分椎板和关节突，用尖头咬骨钳，或用电动磨钻，切除椎弓根，认清神经根，显露硬骨膜的外侧面，操作时尽可能不牵动或压迫硬膜囊。用弯头的神经剥离器检查硬膜的前方，若有松动的骨折片及破碎的椎间盘组织，可用钳夹取出。若椎体后壁隆凸入椎管，致使硬膜前方受压，则可用弯头的硬刮匙经椎弓根切除后的缺口进入椎体，刮去椎体后部的松质骨，使椎体后壁变成薄层骨壳，再用小型骨膜剥离器将椎体后壁向前压入椎体，椎体骨质渗血可用骨蜡填塞。减压后，在该侧安装哈氏棒，完成内固定，并做局部植骨融合。

4. 术后处理　术后处理与哈氏棒固定术相同。

（十）腰椎椎管次全环状减压术

胸腰椎骨折多伴有脊髓损伤，尤其是爆裂骨折，严重椎体压缩骨折及骨折脱位者最容易造成脊髓损伤。临床观察见到，不完全脊髓损伤者，多见于椎管前方有骨折致压物残留，这种致压残留物对脊髓功能恢复形成障碍，全环状减压术减压彻底，损伤较小，对脊柱稳定性影响不大。

1. 全环状减压术的适应证　腰椎陈旧性骨折并发不完全截瘫。X线片或CT扫描显示椎管前方或侧前方有骨性致压物存在。腰椎骨折并发完全性瘫痪，并伴有根性疼痛剧烈者，也可采用此减压术。

2. 手术部位的确定　为了确定手术减压的部位和范围，应仔细读片和分析历次X线片及CT扫描或MRI影像所见，尤其要重点分析初次手术和术前做的影像学检查，以便明确受伤当时的椎体变形程度及骨折碎片的移位方向；经多次治疗后伤椎残留畸形情况；目前病变椎体的畸形状态，是对脊髓造成压迫的确切部位和范围。必要时做椎管造影CT检查。这样才能确定手术减压的部位和范围。

3. 手术器械准备　除脊柱外科常用的手术器械外还应准备特殊手术器械（图11-22，图11-23）。

4. 手术方法　局部麻醉、硬膜外麻醉或全身麻醉，患者取俯卧位，脊柱中线旁1~1.5cm处切口，切口长10~16cm，切开皮肤和皮下，止血。

（1）显露的关键在于分离骶棘肌，暴露小关节。距棘突1~2cm处纵形切开骶棘肌筋膜，垂直向下分离达椎板外缘与横突交界处，用自动拉钩牵开，并将其附着点剥离。剥离的范围一般为2~3椎间隙，以充分暴露椎板外侧至小关节部骨质，以达到显露目的。

（2）进入椎管：用弯凿或小平凿在横突根部与小关节内侧缘中点进凿，稍向内斜，进凿深度约1cm，凿拔出后，再在稍内方向1cm凿出骨片，将该部骨质凿成V形缺口。继续用弯凿，将内侧壁骨质分离凿除。当椎管壁凿穿或接近凿穿时，改用小刮匙开窗，以明确椎管部位。对椎弓根底部上、下两端的脊神经根应进行保护，切勿损伤。

（3）切除致压骨质：这是椎管次全环状减压的主要手术步骤。用平头冲击式咬骨钳自窗口深入，先纵向咬除椎管侧后方骨质，露出硬骨膜，并将其分离，再将椎管侧后方与侧方骨质扩大咬除范围，用生理盐水冲洗手术野。椎管周围用棉片保护后，将脊神经轻轻牵向对侧，用神经剥离子顺椎管前壁纵向滑动，并仔细检查与判定有无骨性后突及其范围与程度。在病变上、下正常椎管处的椎板后缘与硬膜之间，放置棉片起分界和保护作用。然后用弯凿和梯形铲，迅速而准确地将椎管前方多余的骨质全部凿除（图11-24）。操作需谨慎仔细。如果患者伴有粘连性蛛网膜炎，则应进行粘连松解术，并辅以其他疗法。

（4）术后处理：应用抗生素预防感染，卧床期间鼓励患者床上运动，卧床休息结束后坚持功能训练。

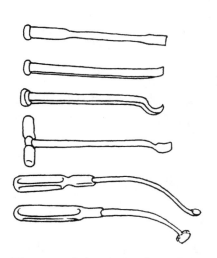

图 11-22　次全环状减压术特种器械

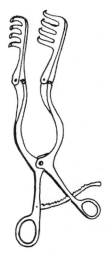

图 11-23　不对称式切口牵开器

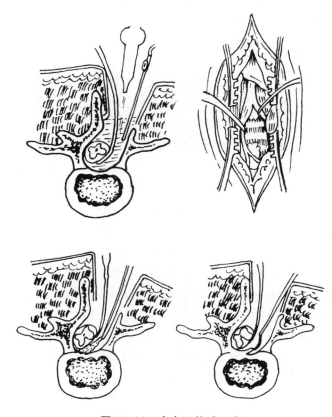

图 11-24　次全环状减压术

三、前路手术

由于影像学检查的进步，特别是 CT 和 MRI 的应用，使骨科临床医师认识到，后路椎板切除减压术对腰椎骨折并发截瘫的患者多不适用，而施行前路减压术常获得好的效果，故近年来腰椎前路减压的合理性获得了公认。

一般认为，前路减压的效果是：①在不完全截瘫患者，可以获得很高的神经功能改善率（80% ~ 100%）；②脊髓圆锥损伤患者，有半数恢复大小便控制能力；③在前路减压的同时，行椎体间植骨融合及固定术可重建脊柱的稳定性；对损伤 1 年以内的患者，可以同时矫正后凸畸形；④前路减压是在直视下操作，术中不牵动硬膜囊，不会加重神经症状，并能保证减压的彻底性；⑤经 CT 检查证实，前路减压时椎管神经在术后均恢复正常，不会残留椎管狭窄。

（一）手术入路

前路手术入路途径有 4 种，可根据骨折部位来选用。

1. 经胸入路　可显露 T_4 到 T_{12} 椎体，分开膈肌角可显露 L_1 椎体。适用于 T_5 到 T_{11} 的骨折。

2. 胸-腹膜后入路　适用于 T_{12}、$L_{1~2}$ 的骨折。若同时显露 $L_{3~5}$ 椎体，切口可延伸到腹直肌外缘，再向下行 5 ~ 6 cm。

3. 胸膜外-腹膜后入路　适用于 T_{12}、$L_{1~2}$ 骨折。

4. 肾区切口　用于 L_2 以下的骨折。经 12 肋下方进入腹膜后，为显露 L_1 椎体，必要时可在剥离骨膜后切断 11 肋后部，以扩大手术野。

（二）椎体显露

1. 椎旁分离　在腰椎椎体段做腰大肌表面分离。从腰大肌前缘把肌肉向后外侧拉开，也可在椎体的侧前方纵行分开腰大肌，在深面向前后分离，不可将腰大肌向前剥离。注意切勿损伤深层的神经干。结扎节段血管之后，可在血管深面与椎体骨膜之间，或骨膜深面分离到椎体对侧。

2. 结扎节段血管　切开壁层胸膜或牵开腰大肌后，可见到椎间盘的膨隆，而椎体相对凹陷，在椎体中有节段血管（腰动静脉）紧贴椎体横向行走。可用直角钳在椎体侧方分离血管，然后用钳夹切断、结扎，可以减少出血。

3. 剥离椎体骨膜　从椎体侧方开始，向前、向后剥离椎体骨膜，然后在椎体与椎间盘的交接处用刀切开骨膜的紧密附着。逐一剥离椎体骨膜，显露出椎体前方与手术侧的骨面。

4. 切除椎间盘　切除骨折椎体上下方的椎间盘，为植骨融合术做好准备。光用刀切开椎间盘的上下缘，再用咬骨钳切除纤维环组织，然后用锐利骨刀撬起椎体上下面软骨板，用锐利刮匙清除残留的软骨板，使椎体终板骨质外露。

（三）手术要点

1. 直视下硬脊膜前方减压　为了消除硬脊膜前方的压迫因素，手术的重点是切除向后移位的椎体骨折片及椎间盘碎片。在损伤后数日内手术，椎体的粉碎骨片容易夹出，而达到硬骨膜前方减压；而陈旧性损伤则需要用锐利的骨刀、骨凿或电动磨钻仔细地逐步切除。

为了在伤椎上、下位正常椎体间植骨，常需切除伤椎的部分椎体，以便放置移植的骨块，同时，切除伤椎的上下椎间盘，以利移植骨的愈合。用宽骨刀从椎体的侧方做大块切骨，再用锐骨刀削去剩下的椎体后壁，每次只削 1 ~ 2 mm 薄片骨质，分多次切除，直到切透椎体后壁的一处。可经此孔隙见到后纵韧带或硬骨膜，此时用椎板咬骨钳经此骨质缺口逐步扩大切骨范围，再除去最后残留的椎体后壁。

2. 畸形的矫正　为了矫正后凸畸形和恢复伤椎原本应有的高度，可以采用下列方法。

（1）体外推压，即从背部后凸处向伤椎推压复位。

（2）使用椎体间撑开器。

（3）使用椎体螺钉撑开器。

（4）采用新型椎体钉固定器时，可以拧动螺钉向上下移动撑开。

3. 椎体间植骨　主要采用三面皮质骨的髂骨块，顺脊柱纵轴做嵌入植骨加用碎骨块做补充材料。

4. 椎体间内固定　多数脊柱外科工作者在做前减压手术的同时做椎体间的内固定术，以期立即重建脊柱的稳定性，加速重复进程。固定器械有多种，有的放在椎体的前外侧，大多放在椎体侧方。

前路手术的方法有许多创新，诸如日本北海道大学的金田清光设计了金田器械（Kaneda device）进行前路固定，为胸腰椎爆裂骨折伴神经损伤的患者施行前路减压术。该前路减压需用 Kaneda 固定器。Yuan 等设计了"工"形钢板，进行前路减压与椎体钢板固定术，适用于 $T_{12} \sim L_3$ 新鲜爆裂骨折伴有不完全瘫痪。

参考文献

[1] MARK D. Miller, A. Bobby Chhabra, JAMES A. Browne, et al. 骨科手术入路 [M]. 罗卓荆, 胡学昱, 译. 北京: 人民军医出版社, 2015.

[2] 郭维淮, 郭艳幸. 平乐正骨骨伤学 [M]. 北京: 中国中医药出版社, 2019.

[3] 布林克尔. 创伤骨科学精要 [M]. 章莹, 夏虹, 尹庆水, 译. 北京: 科学出版社, 2018.

[4] 李增春, 陈峥嵘, 严力生, 等. 现代骨科学 [M]. 北京: 科学出版社, 2018.

[5] 张光武. 骨折、脱位、扭伤的救治 [M]. 郑州: 河南科学技术出版社, 2018.

[6] 邱贵兴. 中华骨科学 [M]. 北京: 人民卫生出版社, 2017.

[7] 姜文晓. 常见足踝损伤的诊疗及足踝关节镜技术 [M]. 北京: 科学技术文献出版社, 2017.

[8] 洪光祥. 手外科手术要点难点及对策 [M]. 北京: 科学出版社, 2018.

[9] 艾尼·米吉提, 沈洪涛, 陈聪. 临床骨科学 [M]. 厦门: 厦门大学出版社, 2020.

[10] 王一民, 刘黎军, 邓雪峰. 实用创伤骨科学 [M]. 北京: 科学技术文献出版社, 2019.

[11] 史建刚, 袁文. 脊柱外科手术解剖图解 [M]. 上海: 上海科学技术出版社, 2015.

[12] 裴国献. 显微骨科学 [M]. 北京: 人民卫生出版社, 2016.

[13] 巴韦. 现代脊柱外科技术 [M]. 梁裕, 译. 上海: 上海科学技术出版社, 2016.

[14] 刘尚礼, 戎利民. 脊柱微创外科学 [M]. 北京: 人民卫生出版社, 2017.

[15] 梅西埃. 实用骨科学精要 [M]. 戴闽, 姚浩群, 译. 北京: 人民军医出版社, 2016.

[16] 西格尔. 创伤骨科微创手术技术 [M]. 周方, 译. 济南: 山东科学技术出版社, 2016.

[17] 霍存举, 吴国华, 江海波. 骨科疾病临床诊疗技术 [M]. 北京: 中国医药科技出版社, 2016.

[18] 胥少汀, 葛宝丰, 徐印坎. 实用骨科学 [M]. 4版. 郑州: 河南科学技术出版社, 2019.

[19] 邱贵兴, 戴尅戎. 骨科手术学 [M]. 北京: 人民卫生出版社, 2016.

[20] 裴福兴, 陈安民. 骨科学 [M]. 北京: 人民卫生出版社, 2016.

[21] Jason C Eck, Alexander R Vaccaro. 脊柱外科手术学 [M]. 皮国富, 刘宏建, 王卫东, 译. 郑州: 河南科学技术出版社, 2017.

[22] 泽口毅. 钢板固定骨折手术技巧 [M]. 沈阳: 辽宁科学技术出版社, 2016.

[23] 任高宏. 临床骨科诊断与治疗 [M]. 北京: 化学工业出版社, 2016.

[24] 汤锦波. 手外科技术 [M]. 济南: 山东科学技术出版社, 2017.

[25] 王坤正, 王岩. 关节外科教程 [M]. 北京: 人民卫生出版社, 2020.

[26] 雒永生. 现代实用临床骨科疾病学 [M]. 西安: 西安交通大学出版社, 2014.

[27] 田伟. 实用骨科学 [M]. 2版. 北京: 人民卫生出版社, 2018.

[28] RACHEL M. Frank, BRIAN Forsythe, MATTHEW T. Provencher. 骨科手术核心技术 [M]. 翁习生, 于鹏, 译. 北京: 科学出版社, 2021.

[29] JAMES P. Stannard, ANDREW H. Schmidt, PHILIP J. Kregor. 创伤骨科手术学 [M]. 裴国献, 译. 济南: 山东科学技术出版社, 2016.

[30] RICHARD E. Buckley, CHRISTHER G. Moran, THEERACHAI Apivatthakakul. 骨折治疗的 AO 原则 [M]. 危杰, 刘璠, 吴新宝, 译. 上海: 上海科学技术出版社, 2019.